编写人员

主　　编　边虹铮　卢海刚

编写人员（以姓氏笔画为序）

　　　　　卢海刚　边虹铮　刘丽芳
　　　　　杨　琇　张晓媛　侯志飞
　　　　　蒋翠岚　薛　娜

主　　审　王欣明

"十四五"职业教育国家规划教材

药物分析检测技术

第三版

边虹铮　卢海刚　主编
王欣明　主审

化学工业出版社
·北京·

内容简介

本教材以培养学生的职业能力和实践技能，强化教学的实践性、开放性和职业性为突破口，以《中华人民共和国药典》(2020)所收载的内容及新规定为主要依据，按照学生的认知规律，由浅入深，主要内容包括药物分析检测的基本知识，药物的性状、鉴别、纯度检查、剂型检查、含量测定及药品的生物测定等检测专项知识与技术，代表性药物及其制剂的质量分析与检测，药物检测方法设计等。同时设置"思想加油站""先锋阅读角"等栏目，将党的二十大报告中体现的新思想、新理念与专业知识、技能有机融合。

本教材可供高职高专药学、药物分析、药物制剂技术、生化制药技术等专业作为教材使用。

图书在版编目（CIP）数据

药物分析检测技术/边虹铮，卢海刚主编. —3版. —北京：化学工业出版社，2022.2（2024.6重印）
ISBN 978-7-122-40660-6

Ⅰ. ①药… Ⅱ. ①边… ②卢… Ⅲ. ①药物分析－教材②药品检定－教材 Ⅳ. ① R917② R927.1

中国版本图书馆 CIP 数据核字 (2022) 第 016965 号

责任编辑：王　芳　张双进　窦　臻
责任校对：宋　夏
装帧设计：关　飞

出版发行：化学工业出版社
　　　　　（北京市东城区青年湖南街 13 号　邮政编码 100011）
印　　刷：三河市航远印刷有限公司
装　　订：三河市宇新装订厂
787mm×1092mm　1/16　印张 14¼　字数 334 千字
2024 年 6 月北京第 3 版第 7 次印刷

购书咨询：010-64518888
售后服务：010-64518899
网　　址：http：//www.cip.com.cn

凡购买本书，如有缺损质量问题，本社销售中心负责调换。

定　　价：39.00 元　　　　　　　版权所有　违者必究

前言

药物分析检测技术是高职高专药学和药物制剂技术以及生化制药技术专业的重要专业课程,是一门理论性和实践性都很强的职业技术类课程。教材建设是高职高专课程建设体系中的重要环节。为进一步提高高等职业教育教学质量,我们以培养从事药品检验、质量管理等工作岗位,具有一定药物分析理论知识,掌握药品检验基本技能的应用型技术人才为目标,以培养学生的职业能力和实践技能,强化教学的实践性、开放性和职业性为突破口,特编写本教材。

本教材以《中华人民共和国药典》(2020)所收载的内容及新规定为主要依据,按照认知规律,主要内容包括:药物分析检测的基本知识;药物的性状、鉴别、纯度检查、剂型检查、含量测定及药品的生物测定等检测专项知识与技术;代表性药物及其制剂的质量分析与检测;药物检测方法设计等。本书具有以下几个特色。

1. 简化基础理论,侧重知识应用,突出高职特色

目前我国高职高专院校培养的目标是高级技术应用型人才,教材在编写过程中,注意贯彻"基础理论教学要以应用为目的,以必须、够用为度,以掌握概念、强化应用、培养技能为教学重点"的原则,突出应用能力和综合素质的培养,反映高职高专特色。

2. 校企共建教材,突出行业企业特色

为了培养制药企业高素质高技能人才,实现与就业岗位的"零对接",一方面,高校教师深入企业,搜集、整理一手资料,另一方面,邀请有经验的企业人员参与教材编写。在编写过程中,紧密结合企业工作实际,大量引入企业一手资料,突出体现行业企业特色,使学生在走上相关工作岗位之后,能够尽快适应岗位的要求,满足社会对高级技术应用型人才的需求。

3. 内容突出典型药物,触类旁通

教材共十二章,前七章为总论部分,是对药物分析检验工作的基本性质、内容、要求以及从事相应工作应具备的基础知识和基本技能的介绍和要求,既是学生学习的教材,又可作为企业职工培训材料,具有普遍性。后五章为各论,介绍典型结构药物分析方法,旨在通过典型药物分析方法的学习,让学生触类旁通,兼顾学会同类其他药物的分析方法,提高今后解决问题的能力。

4. 课程思政、富媒体资源和专业知识有机融合,培养高素质综合型人才

教材严格按照课程标准和课程大纲,遵循学生的学习规律,通过"先锋阅读角"和"思想加油站"弘扬爱国情怀,树立民族自信,厚植社会主义核心价值观,将党的二十大报告中体现的新思想、新理念与专业知识、技能有机结合;通过"学习目标""课堂互动""知识拓展""实例解析"等多个模块,拓展专业知识、突出考核重点;通过动画、微课等多形态的富媒体资源,开展线上线下、课上课下的学习新模式,进一步丰富学习内容,提升学习兴趣。

华北制药集团王欣明高级工程师审阅全书，对本书提出了很多宝贵意见，在此表示诚挚的感谢。具体分工：河北化工医药职业技术学院卢海刚编写第一章和附录一、二、三，张晓媛编写第二章，边虹铮编写第三、四、五、七、八章和附录七，刘丽芳编写第九章，薛娜编写第十章，侯志飞编写第十一章，蒋翠岚编写第十二章，华北制药集团质量管理部杨琇编写第六章和附录四、五、六。

教材在编写过程中参考了有关专著、教材、论文等资料，在此向有关专家、老师、作者致以衷心的感谢。由于编者学识水平和时间有限，书中疏漏在所难免，欢迎广大读者提出宝贵意见。

编者

第一版前言

教材建设是高职高专课程建设体系中的重要环节。为进一步贯彻落实教育部《关于全面提高高等职业教育教学质量的若干意见》（教高 [2006]16 号文件）精神，将教材建设与强化学生职业技能培养工作紧密结合起来，为制药企业培养高素质、高技能人才，我们以培养从事药品检验、质量管理等工作岗位，具有一定药物分析理论知识，掌握药品检验基本技能的应用型技术人才为目标，以培养学生的职业能力和实践技能，强化教学的实践性、开放性和职业性为突破口，编写了本教材。

药物分析检测技术是高职高专药学和药物制剂技术以及生化制药技术专业的重要专业课程，是一门理论性和实践性都很强的职业技术类课程。本教材以《中华人民共和国药典》（2010）所收载的内容及新规定为主要依据，按照认知规律，设计了 8 个典型教学项目，以点带面，涵盖药物分析检测的基本知识、药物的性状、鉴别、纯度检查、剂型检查、含量测定等检测专项知识与技术。本书在编写过程中注重突出以下几个特色。

1. 项目教学，以点带面

教材在编写过程中，注意贯彻"基础理论教学要以应用为目的，以'必需、够用'为度，以'掌握概念、强化应用、培养技能'为教学重点"的原则，突出应用能力和综合素质的培养，反映高职高专特色。教材打破传统的教材模式，以 8 个典型项目为代表，系统讲解原料药及其制剂的质量控制，强化学生对重点内容的掌握。同时，在所选药物的编排顺序上坚持由易到难，教学内容螺旋式上升，既有重复又有提高，强化学生掌握核心内容。

2. 校企共建教材，突出行业企业特色

为了培养制药企业高素质、高技能人才，实现与就业岗位的"零对接"，一方面，高校教师深入企业，搜集、整理一手资料，另一方面，邀请有经验的企业高级工程师参与教材编写。教材在编写过程中，紧密结合企业工作实际，大量引入企业一手资料，突出体现行业企业特色，使学生在走上相关工作岗位之后，能够尽快适应岗位的要求，满足社会对高级技术应用型人才的需求。

3. 教材编排版面丰富，形式多样

教材严格按照课程标准和课程大纲，突出分析检测关键能力的培养，同时遵循学生的学习规律，适当引入相关内容，为今后的自主学习打下基础。在编排形式上，设置"学习目标""课堂互动""知识拓展"和"课外实训"等多个模块，最后通过"学习小结"和"目标检测"，对所学内容进行全面总结、回顾。

华北制药集团王欣明高级工程师对本书提出了很多宝贵意见，在此表示诚挚的感谢。

参加编写的人员有河北化工医药职业技术学院刘丽芳（项目一）、薛娜（项目二、项目八）、侯志飞（项目四、项目七）、边虹铮（项目五、实训内容）、马亚萍（附录），石药集团维生药业（石家庄）有限公司王焕（项目三）和齐春燕（项目六）。河北化工医药职业技术学院卢海刚对本教材进行了全面审阅。

教材在编写过程中参考了有关专著、教材、论文等资料,在此向有关专家、老师、作者致以衷心的感谢。由于编者学识水平和时间有限,书中缺陷在所难免,欢迎广大读者提出宝贵意见。

编者

2013年2月

第二版前言

药物分析检测技术是高职高专药学和药物制剂技术以及生化制药技术专业的重要专业课程，是一门理论性和实践性都很强的职业技术类课程。教材建设是高职高专课程建设体系中的重要环节。为进一步提高高等职业教育教学质量，我们以培养从事药品检验、质量管理等工作岗位，具有一定药物分析理论知识，掌握药品检验基本技能的应用型技术人才为目标，以培养学生的职业能力和实践技能，强化教学的实践性、开放性和职业性为突破口，特编写本教材。

本教材以《中华人民共和国药典》(2015年版)所收载的内容及新规定为主要依据，按照认知规律，主要内容包括：药物分析检测的基本知识；药物的性状、鉴别、纯度检查、剂型检查、含量测定及药品的生物测定等检测专项知识与技术；代表性药物及其制剂的质量分析与检测；药物检测方法设计等。本书在编写过程中注重突出以下几个特色。

1. 简化基础理论，侧重知识应用，突出高职特色

目前我国高职高专院校培养的目标是高级技术应用型人才，即在学生学历层次上要体现出高等性，而在所学专业知识方面又要体现出其职业性。教材在编写过程中，注意贯彻"基础理论教学要以应用为目的，以必须、够用为度，以掌握概念、强化应用、培养技能为教学重点"的原则，突出应用能力和综合素质的培养，反映高职高专特色。

2. 校企共建教材，突出行业企业特色

为了培养制药企业高素质高技能人才，实现与就业岗位的"零对接"，一方面，高校教师深入企业，搜集、整理一手资料，另一方面，邀请有经验的企业人员参与教材编写。在编写过程中，紧密结合企业工作实际，大量引入企业一手资料，突出体现行业企业特色。使学生在走上相关工作岗位之后，能够尽快适应岗位的要求，满足社会对高级技术应用型人才的需求。

3. 内容既突出典型药物，又兼顾其他

教材共十二章，前七章为总论部分，是对药物分析检验工作的基本性质、内容、要求以及从事相应工作应具备的基础知识和基本技能介绍和要求，既是学生的教材，又可作为企业职工培训材料，具有普遍性。后五章为各论，介绍典型结构药物分析方法，突出典型药物，同时兼顾同类其他药物进行概括性介绍，提高学生理论知识。

4. 学习内容设置丰富，形式多样

教材严格按照课程标准和课程大纲，突出分析检测关键能力的培养，同时遵循学生的学习规律，适当引入相关内容，为今后的自主学习打下基础。在编排形式上，设置学习目标、课堂互动、知识拓展、实例解析和课外实训等多个模块，最后通过"学习小结"和"目标检测"，对所学内容进行全面总结、回顾。

华北制药集团王欣明高级工程师审阅全书，对本书提出了很多宝贵意见，在此表示诚挚的感谢。

参加编写的人员有河北化工医药职业技术学院卢海刚（第一章、附录一、二、三）、张晓媛（第二章）、边虹铮（第三、四、五、七、八章、附录七）、刘丽芳（第九章）、薛娜（第十章）、侯志飞（第十一章）、蒋翠岚（第十二章），石药集团维生药业（石家庄）有限公司李志巧（第六章、附录四、五、六）。

教材在编写过程中参考了有关专著、教材、论文等资料，在此向有关专家、老师、作者致以衷心的感谢。由于编者学识水平和时间有限，书中缺陷在所难免，欢迎广大读者提出宝贵意见。

编者
2016年10月

目录

第一章 绪论 / 001

第一节 药物分析检测技术认知 / 001
  一、药物分析检测技术的性质与任务 / 001
  二、课程主要内容、学习目标及职业要求 / 003
第二节 药品和药品质量检验 / 004
  一、药品和药品质量检验定义 / 004
  二、药品质量检验的基本职能 / 005
  三、药品质量检验的分类 / 005
  四、药品质量检验的工作要求 / 006
  五、药品监督检验的分类 / 007
  六、QA 及 QC 认知 / 008
第三节 药品质量标准 / 011
  一、药品质量标准的定义、类别 / 012
  二、药品质量标准的主要内容 / 013
第四节 《中华人民共和国药典》认知 / 015
  一、历史沿革 / 015
  二、结构组成 / 017
第五节 常用国外药典 / 020
  一、美国药典 / 020
  二、英国药典 / 020
  三、欧洲药典 / 021
  四、日本药典 / 021
第六节 药品检验工作的基本程序 / 021
  一、掌握标准 / 022
  二、取样 / 022
  三、检验 / 022
  四、结果处理及出具检验报告 / 022
学习小结 / 023
目标检测 / 023

第二章 药物分析检测滴定分析技术 / 025

第一节 概述 / 025
  一、滴定分析的基本术语 / 025
  二、滴定分析法的分类 / 026
  三、滴定反应要求和滴定方式 / 026
第二节 基准物质和标准滴定溶液 / 027
  一、基准物质 / 028
  二、标准溶液的配制及标定 / 028
学习小结 / 029
目标检测 / 029

第三章 药物分析检测仪器分析技术 / 031

第一节 折光率与比旋度 / 031
  一、折光率 / 031
  二、比旋度 / 033
第二节 光谱法的应用 / 035
  一、紫外-可见分光光度法 / 035
  二、红外分光光度法 / 038
第三节 色谱法的应用 / 041
  一、薄层色谱法 / 041
  二、高效液相色谱法 / 044
  三、气相色谱法 / 047
学习小结 / 050
目标检测 / 050

第四章　药物的鉴别技术 / 051

第一节　药物的性状检测技术 / 051
　一、外观性状检测 / 051
　二、溶解度 / 052
　三、物理常数检测 / 052
第二节　药物的鉴别技术 / 053
　一、化学鉴别法 / 053
　二、光谱鉴别法 / 056
　三、色谱鉴别法 / 057
学习小结 / 058
目标检测 / 058

第五章　药物的杂质检查技术 / 060

第一节　杂质的限量检查 / 061
　一、杂质的种类及来源 / 061
　二、杂质的限量检查及计算 / 063
第二节　药物的一般杂质检查法 / 064
　一、氯化物检查法 / 064
　二、硫酸盐检查法 / 065
　三、铁盐检查法 / 066
　四、重金属检查法 / 068
　五、砷盐检查法 / 070
　六、其他杂质检查法 / 073
第三节　药物的特殊杂质检查法 / 079
　一、薄层色谱法 / 079
　二、高效液相色谱法 / 080
　三、紫外分光光度法 / 082
　四、其他方法 / 083
学习小结 / 084
目标检测 / 085

第六章　药品的生物检测技术 / 086

第一节　热原检查技术 / 087
　一、概述 / 087
　二、家兔检查法 / 087
　三、细菌内毒素检查法 / 088
第二节　无菌检查技术 / 091
　一、检查前的准备工作 / 092
　二、方法验证试验 / 093
　三、供试品的无菌检查 / 093
　四、培养及观察 / 095
　五、结果判断 / 096
学习小结 / 096
目标检测 / 097

第七章　药物制剂检测技术 / 098

第一节　药物制剂分析的特点 / 098
　一、制剂分析 / 098
　二、制剂分析的特点 / 099
第二节　片剂分析 / 099
　一、片剂的组成及分析步骤 / 100
　二、片剂的常规检查 / 100
第三节　注射剂分析 / 105
　一、注射剂的组成及分析步骤 / 105
　二、注射剂的常规检查 / 106
第四节　胶囊剂分析 / 107
　一、胶囊剂的组成及分析步骤 / 107
　二、胶囊剂的常规检查 / 108
学习小结 / 110
目标检测 / 110

第八章 维生素类药物的质量分析 / 112

第一节 维生素 C 原料药的分析 / 113
  一、结构及理化性质 / 113
  二、鉴别试验 / 114
  三、杂质检查 / 115
  四、含量测定 / 116

第二节 维生素 C 片的分析 / 117
  一、性状 / 117
  二、鉴别 / 117
  三、检查 / 120
  四、含量测定 / 120

第三节 维生素 C 注射液的分析 / 121
  一、性状 / 121
  二、鉴别 / 121
  三、检查 / 121
  四、含量测定 / 122

第四节 维生素 B_1 原料药的分析 / 122
  一、结构及理化性质 / 123
  二、鉴别试验 / 123
  三、杂质检查 / 125
  四、含量测定——非水滴定法的应用 / 126

第五节 维生素 B_1 片的分析 / 127
  一、性状 / 127
  二、鉴别 / 127
  三、检查 / 127
  四、含量测定 / 128

第六节 维生素 B_1 注射液的分析 / 129
  一、性状 / 129
  二、鉴别 / 129
  三、检查 / 129
  四、含量测定 / 130

学习小结 / 131
目标检测 / 132

第九章 水杨酸类药物的质量分析 / 133

第一节 概述 / 134
  一、化学结构 / 134
  二、理化性质 / 134

第二节 阿司匹林原料药的分析 / 135
  一、结构及理化性质 / 135
  二、鉴别试验 / 135
  三、杂质检查 / 136
  四、含量测定 / 137

第三节 阿司匹林肠溶片的分析 / 138
  一、性状 / 138
  二、鉴别 / 138
  三、检查 / 138
  四、含量测定 / 139

第四节 阿司匹林栓剂的分析 / 142
  一、性状 / 142
  二、鉴别 / 142
  三、检查 / 142
  四、含量测定 / 142

学习小结 / 143
目标检测 / 143

第十章 芳胺类药物的质量分析 / 144

第一节 概述 / 144
  一、结构及理化性质 / 144
  二、鉴别试验 / 145
  三、杂质检查 / 146
  四、含量测定 / 147

第二节 对乙酰氨基酚及其制剂的质量分析 / 149
  一、对乙酰氨基酚原料药的分析 / 149
  二、对乙酰氨基酚片的质量分析 / 152
  三、对乙酰氨基酚胶囊的质量分析 / 154

学习小结 / 156
目标检测 / 156

第十一章　巴比妥类药物的质量分析 / 157

第一节　概述 / 157
　一、化学结构 / 158
　二、理化特性 / 158
　三、鉴别试验 / 161
　四、特殊杂质的检查 / 165
　五、含量测定 / 165
第二节　苯巴比妥原料药的分析 / 168
　一、性状 / 168
　二、鉴别 / 169
　三、检查 / 169
　四、含量测定 / 170
第三节　注射用苯巴比妥钠分析 / 171
　一、性状 / 172
　二、鉴别 / 172
　三、检查 / 172
　四、含量测定 / 173
第四节　司可巴比妥钠原料药的分析 / 173
　一、性状 / 173
　二、鉴别 / 173
　三、检查 / 174
　四、含量测定 / 174
学习小结 / 175
目标检测 / 176

第十二章　头孢菌素类药物的质量分析 / 178

第一节　概述 / 178
　一、结构及理化性质 / 179
　二、鉴别试验 / 180
　三、检查 / 181
　四、含量测定 / 183
第二节　头孢拉定原料药的分析 / 183
　一、性状 / 184
　二、鉴别 / 184
　三、检查 / 184
　四、含量测定 / 187
第三节　头孢拉定胶囊的分析 / 188
　一、鉴别 / 188
　二、检查 / 188
　三、含量测定 / 188
第四节　注射用头孢拉定的分析 / 189
　一、鉴别 / 189
　二、检查 / 189
　三、含量测定 / 190
学习小结 / 190
目标检测 / 191

附录 / 192

附录一　《中国药典》(2020) 凡例 / 192
附录二　物料取样 SOP / 199
附录三　中间品、半成品、成品取样标准操作 SOP / 201
附录四　××××药业有限公司成品检验报告书 / 203
附录五　××××药业有限公司药品检验记录管理规程 / 204
附录六　××××药业有限公司检验原始记录、检验报告书管理规定 SOP / 206
附录七　药典正文品种实例 / 207

参考文献 / 209

二维码一览表

序号	二维码名称	页码
1	药品和药品质量检验	004
2	药品质量标准类别	012
3	药品质量标准内容	013
4	凡例	018
5	标准品和对照品	018
6	杂质限量及限量检查法	064
7	氯化物检查法	064
8	硫酸盐检查法	065
9	铁盐检查法	066
10	硫代乙酰胺法检查重金属	068
11	水分测定法	074
12	特殊杂质检查法	079
13	维生素 C 的含量测定	117
14	紫外分光光度法测定维生素 B_1 片的含量	129
15	高效液相色谱法测定阿司匹林肠溶片的含量	139
16	两步滴定法测定阿司匹林的含量	141
17	巴比妥类药物的性质与鉴别	161

第一章
绪论

学习目标

通过学习药品质量检验的定义、分类、基本职能及要求，初步认识药物分析检测的工作性质和内容；通过对药品质量标准和药品检验程序的学习，熟悉药物分析检测工作的基本内容，为后续的学习、工作打下基础。

知识要求

熟悉药品质量检验的基本职能、分类和工作要求；掌握药品质量标准的类别、主要内容；熟悉药物分析检测基本程序；掌握 SOP。

能力要求

能正确应用不同类别的药品质量标准；熟练应用药典查找有关药品质量标准；能按照药品质量标准及标准操作规程要求做好相关准备工作；能有效安排药物检测工作程序；通过岗前培训，能正确完成取样操作。

第一节　药物分析检测技术认知

一、药物分析检测技术的性质与任务

药物分析检测技术是药学和药物制剂技术专业的核心课程，它是一门在基础化学、仪器分析、药物化学等课程学习的基础上进行教学的理论性和实践性都很强的职业技术类课程。它主要运用化学、物理化学或生物化学的方法和技术研究化学结构已经明确的合成药物或天然药物及其制剂的质量控制方法，也研究有代表性的中药制剂和生化药物及其制剂的质量控制方法。因此，药物分析检测技术是一门研究与发展药品质量控制的"方法学科"，包括检

测药物的性状、鉴别药物的真伪、检查药物的纯度和安全指标，以及测定药物有效成分的含量。同时，也是一门与药物分析工职业资格密切相关的职业培训课程。

药品不同于一般产品，是用于防病、治病、诊断疾病、增强机体抵抗力的特殊商品。药品质量直接关系到人民的健康和生命的安危，为了全面控制药物的质量，保障人民用药的安全有效，在药品的研制、生产、供应以及临床使用过程中都应该执行严格的科学管理制度，并采用各种有效的分析方法对药品进行严格的分析检验，从而对各个环节全面地保证、控制与研究提高药品的质量，实现药品的全面质量控制。在药物研制过程中，必须根据药物的结构及理化性质，确定药物有效成分及有关物质的检测方法，建立稳定的药品质量标准；在药物生产过程中积极从事药物生产全过程的质量控制，按照药品质量标准的有关规定对药品生产过程中的原辅料、中间品及成品进行质量检测，从而发现问题，促进生产、提高质量；在药物的储存过程中要确定适宜的储存条件，对药品的质量及稳定性进行考察，为科学合理储藏药品提供依据；也应与供应管理部门协作，注意药物储存过程的质量考察，从而研究改进药物的稳定性，采取科学合理的管理条件与方法，以保证与提高药物的质量。更为重要的是，为保障安全合理用药，还要广泛开展临床用药的分析检测，研究药物在体内的吸收、分布、代谢、排泄等情况，从而达到合理用药，更好地发挥药效。

药物分析检测的基本任务是检验药品质量、药物生产过程的质量控制、药物储存过程的质量考察及临床药物分析检测工作。这些都为更好合理用药，确保用药安全、合理、有效，研究发现新药等工作提供科学的依据。

药品的特殊性在于它作用于患者，但患者无法辨认其内在质量。药品质量不能保证或使用不当，不仅不能"治病"，还可能"致病"，甚至危及生命安全。因此，我们必须确保药品的安全、有效、均一、稳定。作为人类生命健康的保卫者，保护人类的身体健康是我们每一个医药人应尽的职责。医药事业关系到人民的身体健康和生命安危，是涉及千家万户悲欢离合的大事，因而也就对从事医药工作的人员提出了更高的要求。我们的职业崇高、责任重大，我们的使命就是要保障人民用药的安全有效。作为医药人，我们每一个从业者都应该热爱医药工作，要树立崇高的职业理想，要有奉献与献身精神。

先锋阅读角

屠呦呦与青蒿素

屠呦呦，浙江宁波人。2015年10月，因发现青蒿素治疗疟疾的新疗法获诺贝尔生理学或医学奖。屠呦呦是第一位获得诺贝尔科学奖项的中国本土科学家，第一位获得诺贝尔生理学或医学奖的华人科学家。对于荣誉，她想到更多的不是个人的付出，而是团队的贡献。在诺贝尔奖基金会授予她2015年生理学或医学奖时，她说："这不仅是授予我个人的荣誉，也是对全体中国科学家团队的嘉奖和鼓励。没有大家无私合作的团队精神，我们不可能在短期内将青蒿素贡献给世界。"

可以得此殊荣的人，必定有着不同常人的坚定毅力，做研究要耐得住寂寞。1955年，屠呦呦大学毕业，1969年，屠呦呦临危受命，从事抗疟新药的研究。从1969年到2015年是46年的漫长历程，是46年的坚守，更是46年的默默无闻、无私奉献，这并不是每个人都能做到的。2016年2月屠呦呦获"感动中国"2015年度人物。2016年3月，获影响世界华人终身成就奖。

我们当代青年，就要争做屠呦呦这样的人，做脚踏实地、埋头苦干的人，做不为个人"争名夺利"而一心要为国家、为民族"争名争利"的人。

二、课程主要内容、学习目标及职业要求

药物分析检测技术是一门理论与实践相结合的专业性、实践性课程，适合采用基于工作过程的项目教学法。课程设计为要求学生通过本课程的学习，树立强烈的药品质量观念，能综合运用药物分析与检验技术，从事药品检验与质量控制工作，分析解决实际问题。主要内容包括：药物分析检测的基本知识；药物的性状、鉴别、纯度检查、剂型检查、含量测定及药品的生物测定等检测专项知识与技术；代表性药物及其制剂的质量分析与检测；药物检测方法设计等。

本课程主要培养药品检验一线的高素质高技能人才，使学生掌握一定的药物检验知识，具备熟练的药品检验操作技能与解决常见技术问题的能力，使学生树立较强的质量观念和意识，掌握药物检测的基本方法和实操技能，培养分析和解决药物质量问题的能力，能在药品生产和监督管理过程中，根据有关质量标准独立进行检测操作，有效完成药物检测任务；同时要培养学生具备良好的职业道德意识、严谨的工作作风和务实的工作态度，为将来开展药物检测工作奠定基础。

通过本课程的学习，具备药物分析检测工作的基本要求：
① 树立质量第一、质量为本的工作意识；
② 良好的实验习惯和科学严谨、实事求是的科学态度；
③ 精益求精、务实肯干的工作态度；
④ 良好的合作意识和创新精神；
⑤ 具有良好的医药职业道德和行为规范，提高职业素养。

具备如下知识与技能培养目标：
① 掌握《中华人民共和国药典》中常用药物的鉴别、检查和含量测定的原理和操作方法；
② 掌握药品检验工作的基本技能，熟悉各种分析方法在具体药物中的应用；
③ 熟悉药物结构-性质-分析方法之间的关系；
④ 正确理解、准确执行药典的能力，具备独立完成药品全检的实际工作能力；
⑤ 选用合适的技术和方法进行药物质量分析的能力；
⑥ 应用科学的方法解决实际问题的能力。

思想加油站

培养高尚的职业道德

药品质量至关重要，人是影响药品质量诸因素中最活跃、最积极的因素。医药类专业的学生是未来医药领域的从业者，作为关键因素的人员因素，是各项因素的保证者和执行者，一系列的管理规范、操作规程只有人严格去遵守、去执行才能得以实现。我们的一举一动无不影响着药品的质量，无不关系着人民的生命安危和健康。我们的工作往往是枯燥的、甚至是机械性的，但我们肩负的责任却是重大的，我们的职业是崇高的。我们除了要具备基础理论知识和实际操作技能外，更应具备良好的职业道德。

（1）规范操作，确保安全　无论是生产环节还是检验过程，都要严格遵守管理规范，严格执行各种标准化操作规程。

（2）诚实守信，保证质量　药品的生产过程、质量管理，环环相扣，每一个微小的细节都需要把握好，稍有不慎便会造成事故隐患，甚至威胁用药人的安全。因此，靠诚信抓质量，用质量保诚信，是每一个制药人的职责。

（3）谦虚谨慎，团结协作　要孜孜不倦地钻研业务知识，以谦虚谨慎的态度树立终身学习观念，同时，谦虚也是团结协作的基础。药品生产过程涉及仓库管理、中间体检查、QC化验等多部门、多岗位。任何一款合格药品的出厂离不开各相关岗位之间的精诚合作，唯有合作才能保证生产的顺利进行，才能使出现的问题又快又好地被解决。

（4）忠于职守，勇于担责　积极认真对待所从事的工作，爱岗敬业，维护企业利益。具有担当精神，勇于承担本职工作中的责任，不推诿、不扯皮。勇于承担不良后果，敢于面对出现的问题，及时报告，不逃避、不掩盖。

第二节　药品和药品质量检验

一、药品和药品质量检验定义

药品和药品质量检验

《中华人民共和国药品管理法》中关于药品的定义：药品，是指用于预防、治疗、诊断人的疾病，有目的地调节人的生理功能并规定有适应证或者功能主治、用法用量的物质，包括中药材、中药饮片、中成药、化学原料药及其制剂、抗生素、生化药品、放射性药品、血清、疫苗、血液制品和诊断药品等。一般来说，药品可直接用于临床，而药物有时须经加工后再用于临床，药物包括生产过程中的原辅料、中间产品等。药品是特殊商品，为确保人民用要的安全有效，在药品的研制、生产、流通、使用以及监督管理等各个环节，都需要进行药品的质量控制和管理。药品质量检验是根据有关的药品质量标准，对药物的组成、理化性质、真伪、纯度、安全性及有效成分的含量等进行测定，并判断该药品质量是否符合规定的一种技术活动。狭义的药品质量检验主要是指对原料药及其制剂质量的检测，广义的药品质量检验还包括原辅料、包装材料、中间产品、成品及工艺用水的检测，通常将其称为药物质量检验。

思想加油站

药品质量重于泰山

药品质量重于泰山。从药品的研发到药品的生产、经营，每一个环节都会影响到药品质量。作为药品质量控制的重要环节，药品生产过程是否符合规定，直接影响到药品的质量。任何药品生产企业必须严格遵守相关法律法规，规范生产，保证生产出的药品是合格的。

药品的质量靠的是科学严谨的设计研发，靠的是规范的生产工艺路线。在整个生产过程中，作为质量检验人员的我们应该时时刻刻遵守规范，确保不合格的原料不投入生产，不合格的产品不流入下一个程序，不合格的产品不得出厂，而这每一个环节，都离不开质量检验人员严谨认真、公正准确的工作。

同学们一定要从第一堂课开始，牢牢树立药品生产、检验的质量意识和安全意识。

二、药品质量检验的基本职能

药品生产企业、经营企业和医院制剂室都有自己的药品质量检验机构，并配备相应的药品检验人员，对原辅料、中间产品、成品及工艺用水等进行质量控制。药品质量检验的基本职能包括：

1. 保证职能

保证职能是药品质量检验最基本、最重要的职能。通过对原辅料、中间产品以及成品的检验和判定，保证不合格的原辅料不投入生产使用，不合格的中间产品不流入下一工序，不合格的产品不出厂。

2. 预防职能

预防职能是通过检验获得大量的数据和信息，经过分析整理及时发现质量变化的规律，为质量控制提供依据，防止可能出现的质量问题，消除质量隐患。

3. 报告职能

报告职能是为了使企业领导和有关职能部门及时而正确地掌握药品生产过程、储藏保管过程、流通使用过程的质量状态，平价和分析质量的绩效，质量检验控制部门必须将检验结果和数据经过整理、分析，形成质量信息并向有关领导和职能部门报告，以便采取改进和监控措施，以保证和提高药品质量。

三、药品质量检验的分类

根据药品生产、流通、监督管理与使用等环节，药品质量检验分为以下几类：

1. 药品生产检验

药品生产检验指制药企业为保证其产品的质量而主动承担的对药品生产各个相关环节的检验。一般来说，制药企业设有车间化验室和质控中心，共同完成药品生产检验。车间化验室主要负责生产过程中的中间产品和副产物的质量检测，保证每一道生产工序的稳定；质控中心即中心化验室，负责全厂原辅料、包装材料、制药用水、成品质量检验及产品稳定性的考察。

2. 药品验收检验

药品验收检验指药品经营企业在购进药品时，按照 GSP 和合同规定的质量条款对购进、销后退回药品进行逐批号验收。同时，对药品的包装、标签、说明书及有关要求的证明和文件进行逐一检查。验收药品时，除对药品包装、标签、说明书标明内容进行验收外，还应检查其他有关药品质量、药品合法性的证明文件。对质量有怀疑或性质不稳定的药品进行外观质量抽查。首营品种的首批到货药品入库验收时，应有生产企业同批号药品的检验报告书。对内在质量有怀疑时，应送县级以上药品检验机构检验确定。

3. 药品监督检验

由国家设置的法定性专业检验机构即各级药品检验所承担。监督检验是药品检验所依据国家相关法律规定，对研制、生产、经营、使用的药品进行质量检测。药品监督检验具有权威性、仲裁性和公正性。根据其目的和处理方法不同，药品监督检验可以分为抽查性检验、注册检验、国家检验、委托检验、进口检验和复验 6 种类型。

> **思想加油站**
>
> **警钟长鸣——"齐二药"事件给我们的思考**
>
> 2006 年，齐齐哈尔第二制药厂生产的亮菌甲素注射液导致十几人死亡。经调查，最终确定是由于用工业原料二甘醇替代药用辅料丙二醇作为溶剂使用所致。采购员从不法商家购入假冒的药用辅料丙二醇，假冒原料进厂后，化验室检验相关人员严重违反操作规程，未将检测图谱与标准图谱进行对比鉴别，并在发现检验样品相对密度与标准严重不符的情况下，将其改为正常值，签发合格证。最终工业二甘醇代替丙二醇作为溶剂生产亮菌甲素注射液并"检验合格"销售。
>
> 国家有关部门调查结果表明："齐二药"生产和质量管理混乱，检验环节失控，检验人员将二甘醇判为丙二醇投料生产，造成假药案件的发生。由于相关人员的基本职业道德丧失，不法商人、采购人员为私利销售购买非法药用辅料，企业的物料验收、生产以及检验等环节如同虚设，甚至弄虚作假，修改检测结果，致使假冒辅料投入生产，制造出毒药亮菌甲素注射液并投入市场，最终酿成惨剧。
>
> 作为药学工作者，我们要牢记肩上的使命和责任，作为一个有良知的人，要遵守道德底线，坚决不做见利忘义的事情。坚守实事求是、恪守职业道德、遵纪守法的职业精神。让我们牢记：严守职业道德和操守，求真求实，守好药品质量控制的最后一道防线。

四、药品质量检验的工作要求

药品质量检验工作的基本任务就是通过检验对被检药品的质量水平做出公正的、科学的、准确的评价和判定。药品质量检验必须确保工作质量，保证检验结果的准确可靠，为达到这一目的，对药品的质量检验工作提出以下基本要求。

> **先锋阅读角**
>
> **人命至重，有贵千金**
>
> ——药王孙思邈的故事
>
> 中国唐代名医、被后人尊称并供奉为"药王"的孙思邈，具有高尚的医药道德，他集前贤千年智慧对医药道德的论述以及自己崇高无上的医疗行为，在我国医药道德思想发展史上树起了一座丰碑。其编撰的医学巨著《千金方》是中国历史上第一部临床医学百科全书，被国外学者推崇为"人类之至宝"。在《千金方》自序中指出："人命至重，有贵千金，一方济之，德逾于此"，意思是：人的生命十分宝贵，比千金还要贵重，若有人能用一剂药方帮助患者，那此人的品德比千金还要珍贵。
>
> 孙思邈以人命贵于千金为比喻，处处为患者着想，对前来求医的人，不分高低贵贱、贫富老幼、亲疏远近，皆平等相待。他出外治病，不分昼夜，不避寒暑，不顾饥渴和疲

劳，问诊时不考虑个人得失，不嫌脏臭污秽，专心救治。他认为，治病时不能借机索要财物，应该无欲无求，展现了敬畏生命的思想境界，成为德术并济、内化于心、外化于行的典范。这些高尚的行为品质，正是我们当代医药人应该努力坚守和大力弘扬的。

> **课堂互动**
> 要想成为一名合格的药品质量检查员，需要具备哪些素质？

1. 公正性

公正性即原则性，这是对质检人员最基本的要求，也是质检人员必须具备的职业道德。质检人员必须严格执行质量法规和技术标准，严格执行检验制度，做到有法必依，执法必严，客观判定。对质检机构来说，必须对受检单位提供同等的质量服务，维护质检人员工作的独立性，不准任何人进行行政干预，影响检验结果的判定。

2. 准确性

要通过科学的检验方法、精密的检测设备和较高的检测水平，保证药品检验结果的准确性。质检人员必须确保提供的检验数据准确可靠，即在同一条件下能重复，在一定条件下能再现。药品质量检验工作的准确性取决于质检人员的高度责任心、严谨的科学态度和对检验业务的精益求精。质检人员要严格执行技术标准、抽样方法、检验规程、检验方法和各种管理制度，严格执行检验工作程序和质量责任制，坚持"以数据说话"的科学态度。

3. 权威性

药品质量检验部门的权威性是其职能决定的。在机构的检验能力上，有完善的检测手段；在保证工作质量上，有一套科学完善的质量保证措施，出具的检验报告准确可靠。对于质检人员来说，必须在坚持公正性的前提下，保证检验结果的准确可靠，以认真负责的工作态度，科学严谨的工作作风和准确无误的工作结果，树立起工作的权威。

五、药品监督检验的分类

1. 抽查性检验

由药品监督管理部门授权的药品检验机构，根据药品监督管理部门抽检计划，对药品生产、经营、使用单位抽出样品实施检验。发现质量问题和倾向，指导并加强国家对药品质量的宏观控制，督促企业、事业单位按药品标准生产、经营、使用合格药品。抽查检验属于药品监督管理部门的日常监督，抽查检验结果由政府药品监督管理部门发布药品质量检验公告，并依法处理不合格药品的生产、经营和使用者。

> **课堂互动**
> 药品生产、经营企业如何对自己产品进行监督检验，意义何在？

2. 注册检验

注册检验是指审批新药和仿制已有国家标准药品品种进行审批时的检验，以及审批进口药品所需进行的检验。承担注册检验的药品检验机构应当在规定的时限内完成检验，出具药品注册检验报告，上报药品监督管理部门。

3. 国家检验

国家检验指国家法律或药品监督部门规定某些药品在销售前必须经过指定的政府药品检验机构检验，合格后才准予销售。对于这种药品，虽然已经取得了药品生产批准证明文件，但是，如果在销售前没有经过药品检验机构对其药品实施检验，则该销售行为被认为是违法行为，属于强制性检验，主要是对一些存在安全性隐患需要加强管理的品种实施上市前的检验行为。欧美许多国家的药事法中都有强制性检验的规定，我国于2001年开始实施，简称为"批检"。

4. 委托检验

行政、司法等部门涉案样品的送检；药品生产企业、经营企业和医疗机构因不具备检验技术和检验条件而委托药品检验所检验的药品均属委托检验。

5. 进口检验

进口检验是对进口药品实施的检验。国家设立口岸药品检验所，按照《药品进口管理办法》及相关规定，由口岸药检所对进口药品进行检验。

6. 复验

药品被抽检者对药品检验机构的检验结果有异议，应在《中华人民共和国药品管理法》规定的时限内，向原药品检验机构或者上一级药品监督管理部门设置或确定的药品检验机构申请复验，也可以直接向国务院药品监督管理部门设置或确定的药品检验机构申请复验。复验是为了保证药品检验结果的真实、准确，保护当事人的合法权益。

> **思想加油站**
>
> **作为医药人，我们承担的使命**
>
> 我们作为药品的制造者，可以说是人类身体健康的保卫者，应当承担什么样的使命呢？在生产系统中，我们的任务是生产出合格的产品。因此生产过程中必须严格按照标准进行操作，必须严防污染、混淆、差错的发生，确保生产出来的产品安全、有效、均一、稳定。在质量系统中，我们承担着质量控制和质量保证工作。QA人员监控整个生产过程，确保质量体系的稳定运行，QC人员一线操作，按质量标准进行检验，确保每一项数据的客观可靠，判定质量是否符合要求等。然而，药品质量事故中，人为差错占据很大比重。人为差错出现的原因包括：人员心理、生理疲劳，弄虚作假，认识不到位，工作责任心不强，工作能力不够，培训不到位等。
>
> 作为一名医药人，你能做到多少呢？要想成为一名合格的医药人，我们要挑起肩上的担子，不能有一丝松懈啊！

六、QA及QC认知

药品作为特殊的商品，其质量特性并不局限在"符合标准"这一狭窄的范围。为满足药品质量特性，企业必须建有严谨的质量管理体系并确立质量目标。广义的质量管理体系更多地被称为质量保证系统（QA），其涵盖了生产质量管理（GMP）和质量控制（QC）。

1. 质量保证（quality assurance，QA）

一般药品企业均会建立质量保证部门或者在质量管理部门下设有质量保证的分支。因此，质量保证系统职责和质量保证部职责应加以区分，明确概念，防止出现职责空缺。

质量保证系统没有固定的模式，应根据企业的实际规模、企业文化等因素进行确立，例如在国内许多企业实施的"全面质量管理（TQM）"。至少应当确立一名质量负责人全面管理企业的质量保证系统，以约束质量管理的广度和深度，避免出现"不受控"或者"质量过剩"的情况。质量负责人可以确认各部门的质量职责，授权多人完成质量管理目标，但要明确"授权不授责"的原则，避免各职能部门或个人为"免责"而推诿工作，造成质量隐患甚至质量事故。

质量保证系统应当确保：
（1）药品的设计与研发考虑 GMP 和 GLP 的要求；
（2）明确生产管理和质量控制活动，并实施 GMP；
（3）管理职责明确；
（4）采购和使用的原辅料和包装材料正确无误；
（5）中间产品得到有效控制，并实施其他中间控制；
（6）确认、验证的实施；
（7）严格按照规程进行生产、检查、检验和复核；
（8）每批产品经质量受权人批准后方可放行；
（9）在储存、发运和随后的各种操作过程中有保证药品质量的适当措施；
（10）按自检操作规程，定期检查评估分厂内质量保证系统的有效性和适用性。

2. 质量控制（quality control，QC）

质量控制即实验室管理，曾经作为"质量管理"的重要组成部分，具有很强的独立性，其文件系统、组织机构、验证管理、偏差变更等质量管理要求均严格于生产质量管理要求。企业必须单独设立质量控制部门，不得干预实验室对样本检验结果的判定。

在企业中，质量控制部门（QC）和质量保证部门（QA）之间既有关联又有区分：QC 负责发合格报告，QA 负责发放行报告，具有合格报告仅为签发放行报告的充分条件而非必要条件。例如：某企业采购丁基胶塞，经 QC 检验，由于"塞柱"超出国家标准 5% 而判定该批不合格。QA 对不合格项进行判定，认为"塞柱"的尺寸超标范围并不影响设备的运行，也不会对产品密封性造成影响，因此签发放行报告，但向供应商发出警告信，指明其质量控制出现偏差。

企业的质量控制基本要求：
（1）应配备适当的设施、设备、仪器和经过培训的人员，有效、可靠地完成所有质量控制的相关活动；
（2）应有经批准的操作规程，用于原辅料、包装材料、中间产品、待包装产品和成品的取样、检查、检验以及产品的稳定性考察，必要时进行环境监测，以确保符合本规范的要求；
（3）经授权的人员按照规定的方法对原辅料、包装材料、中间产品、待包装产品和成品取样；
（4）检验方法应当经过验证或确认；
（5）取样、检查、检验应当有记录，偏差应当经过调查并记录；

（6）物料、中间产品、待包装产品和成品必须按照质量标准进行检查和检验，并有记录；

（7）物料和最终包装的成品应当有足够的留样，以备必要的检查或检验；除最终包装容器过大的成品外，成品的留样包装应当与最终包装相同。

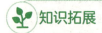 **知识拓展**

药品检查验收的具体内容

1. 药品质量检查项目

对购进药品及销后退回药品进行质量检查验收时，除了包装、标签、说明书及有关证明文件外，对质量有怀疑或性质不稳定的药品应进行外观质量抽查，检查时，可以《中华人民共和国药典》通则规定的制剂性状为基本依据，同时注意制剂变质的有关性状。对内在质量有怀疑时，应送县级以上药品检验机构检验确定。对药品的外观质量进行检查验收时，应根据验收养护室所配备的设施设备条件及企业实际管理的需要，确定质量检查项目，一般应对澄明度、装量差异、片重差异等项目进行检查。

2. 包装质量检查

① 外包装检查内容：包装箱是否牢固、干燥；封签、封条有无破损；包装箱有无渗液、污损及破损。外包装上应清晰注明药品名称、规格、生产批号、生产日期、有效期、储藏、包装、批准文号及运输注意事项或其他标记，如特殊管理药品、外用药品、非处方药标识等，有关特定储运图示标志的包装印刷应清晰标明，危险药品必须符合危险药品包装标志要求。

② 内包装检查内容：容器应用合理、清洁、干燥、无破损；封口严密；包装印字应清晰，瓶签粘贴牢固。

3. 包装标签和说明书检查

药品包装必须按照规定印有或者贴有标签并附有说明书。标签或者说明书上必须注明药品的通用名称、成分、规格、生产企业、批准文号、产品批号、生产日期、有效期、适应证或者功能主治、用法、用量、禁忌、不良反应和注意事项。对安瓿、注射剂瓶、滴眼剂瓶等因标签尺寸限制无法全部注明上述内容的，至少应标明品名、规格、批号三项；中药蜜丸蜡壳至少须注明药品名称。

4. 产品合格证

药品的每个整件包装中，应有产品合格证；合格证的内容一般包括药品的通用名称、规格（含量及包装）、生产企业、生产批号、化验单号、检验依据、出厂日期、包装人、检验部门和检验人员签章。

5. 进口药品

① 应有《进口药品注册证》或《医药产品注册证》《进口药品检验报告书》或《进口药品通关单》；

② 包装和标签应以中文标明药品的名称、主要成分、"进口药品注册证号"或"医药产品注册证号"、生产企业名称等；

③ 进口药品包装应附有中文说明书；

④ 进口预防性生物制品、血液制品应有《生物制品进口批件》复印件；

⑤ 进口药材应有《进口药材批件》复印件；

⑥ 以上文件应加盖供货单位质量管理机构原印章。

6. 首批到货药品

首营品种的首批到货药品入库验收时应有生产企业同批号药品的检验报告书。

7. 销后退回的药品

对销后退回的药品，无论何种退货原因，均应按规定的程序逐批验收。鉴于销后退回药品物流过程的特殊情况，为有效地发现非正常原因引起的意外质量问题，对销后退回药品的质量验收，应在具体操作中有针对性地进行检查验收，如核实退回药品是否为本企业售出药品、加大抽样量、必要的外观检查等。

8. 中药材和中药饮片

① 应有包装，并附质量合格的标志；

② 中药材每件包装上应标明品名、产地、发货日期、供货单位；

③ 中药饮片每件包装上应标明品名、生产企业、生产日期等。其标签必须注明品名、规格、产地、生产企业、产品批号、生产日期；

④ 实施批准文号管理的中药材和中药饮片，在包装上应标明批准文号。

购进药品检查验收是药品经营过程中的关键环节，《药品管理法》规定，药品经营企业购进药品，必须建立并执行检查验收制度，验明药品合格证明和其他标识，不符合规定要求的，不得购进。

第三节 药品质量标准

药品是用于防病、治病、诊断疾病、改善体质、增强机体抵抗力的物质。为了保证药品质量，必须按照国家规定的药品质量标准进行药品检验和质量控制。《中华人民共和国药品管理法》（下称《药品管理法》）规定："药品必须符合国家药品标准"，不合格的药品不得出厂、销售、使用。国家设有专门负责药品检验的法定机构，即各级药品检验所、药厂、医药公司以及医院药房等单位也设立药品质量检查部门。

思想加油站

有法可依，服务人民，不断推进法治化进程

2019年8月26日，第十三届全国人大常委会第十二次会议表决通过《中华人民共和国药品管理法》修订案，自2019年12月1日起施行。作为药品管理的基本法律，这是《药品管理法》自1984年颁布实施以来的第二次修订，是我国法治建设的又一重要成果。它与其他法律一样，是我国社会主义法律体系中的一个重要组成部分。就药品管理而言，《药品管理法》是根本大法，它围绕着药品质量这个重大问题，规定了医药事业活动的基本准则和行为规范。

新的《药品管理法》坚持以习近平新时代中国特色社会主义思想为指导，始终坚持问题导向和目标导向，充分尊重药品监管科学和监管规律，对推进我国药品安全治理体系和治理能力现代化具有重要而深远的时代意义。在新的历史时期，我国已基本建立了以《中华人民共和国药品管理法》为核心的涵盖研制、生产、经营、使用等的全生命周期的药品监管法律、规范和标准体系，为科学监管及推动行业规范发展提供了重要保障。

药品管理应当以人民健康为中心，即药品管理是为社会公众服务的。这是以人民为中心的思想和总体国家安全观在药品立法中的充分体现：一方面体现了不断完善、不断规范的法制体系，另一方面更是体现了法治管理的核心，以人为本。新的《药品管理法》的实施，从药品管理的角度，体现了在新的历史时期，我们国家治理体系治理能力的不断提升。在未来，《药品管理法》还会修订，还会更好地保障和维护公民的健康和生命安全。我们更要适应社会治理体制的不断发展，不断增强法治意识，不断强化德育思想，不断培育和弘扬社会主义核心价值体系和核心价值观，为形成良好的社会道德风尚、增强社会凝聚力贡献力量。

一、药品质量标准的定义、类别

药品质量标准是国家对药品质量规格及检验方法所做的技术规定，是药品生产、销售、使用、检验和管理部门必须共同遵循的法定依据。我国的药品生产必须执行国家药品标准。药品质量标准是现代化药品生产企业和经营企业质量管理的重要组成部分，也是药品生产和临床用药水平的重要标志，对于保证药品质量，保障人民用药安全有效，维护人民身体健康具有重要作用。

国家和政府为了确保药品质量，制定出每种药品的管理依据，即药品质量标准。2019年8月26日第十三届全国人民代表大会常务委员会第十二次会议对《药品管理法》进行了第二次全面修订，修订后的《药品管理法》于2019年12月1日实施。本法明确规定"药品必须符合国家药品标准"，国务院药品监督管理部门颁布的《中华人民共和国药典》和药品标准为国家药品标准。

根据使用范围的不同，药品质量标准分为以下几种。

药品质量标准类别

（一）法定药品质量标准

1.《中华人民共和国药典》

《中华人民共和国药典》简称《中国药典》，其后注明是哪一年版，如《中国药典》2020年版，本书统一表述为《中国药典》（2020）。《中国药典》由国家药品监督管理局会同国家卫生健康委员会批准颁布后施行，是我国用于药品生产和管理的法典。《中国药典》主要由凡例、通用技术要求和品种正文构成。

2.《中华人民共和国食品药品监督管理局标准》（简称《局标准》）

《局标准》由药典委员会编纂出版，药品监督管理局颁布执行。《局标准》通常用于疗效较好、在国内广泛应用、准备今后过渡到药典品种的质量控制标准。有些品种虽不准备上升到药典，但因国内有多个厂家生产，有必要执行统一的质量标准，因而也被收入《局标准》。此外，《局标准》中还收载了少数上一版药典收载，而新版药典未采用的品种。

（二）临床研究用药品质量标准

根据我国药品管理法的规定，已在研制的新药，在进行临床试验或使用之前应先得到药品监督管理局的批准。为了保证临床用药的安全和使临床的结论可靠，药品监督管理局需要新药研制单位根据药品临床前的研究结果制定一个临时性的质量标准，该标准一旦获得药品监督管理局的批准，即为临床研究用药品质量标准。临床研究用药品质量标准仅在临床试验期间有效，并且仅供研制单位与临床试验单位使用。

（三）暂行、试行药品质量标准

新药经临床试验或使用后，报试生产时所制定的药品质量标准称"暂行药品标准"。该标准执行两年后，如果药品质量稳定，则药品转为正式生产，此时药品标准称为"试行药品标准"。如该标准执行两年后，药品的质量仍很稳定，则"试行药品标准"将经国家药品监督管理局批准上升为局标准。

（四）企业标准

由药品生产企业自己制定并用于控制相应药品质量的标准，称为企业标准或企业内部标准。企业标准仅在本厂或本系统的管理中有约束力，属于非法定标准。企业标准一般属于两种情况之一：它们或是所用检验方法虽不够成熟，但能达到某种程度的质量控制；或是高于法定标准的要求（主要是增加了检验项目或提高了限度要求）。企业标准在企业竞争、创优，特别是保护优质产品、严防假冒等方面均起到了十分重要的作用。

> **知识拓展**
>
> **药品质量的全面管理**
>
> 药品是一种特殊的商品，《中华人民共和国药品管理法》明确规定："药品必须符合国家药品标准"。但是要确保药品的质量能符合药品质量标准的要求，仅仅依靠检测是远远不够的，必须对药物的研制，药品的生产、供应、临床使用以及监督管理等各个环节加强质量管理，对药品实行全过程质量监控与管理。
>
> 到目前为止，我国陆续已公布的药品质量监督管理相关法令性文件包括：《药物非临床研究质量管理规范》（Good Laboratory Practices，简称 GLP）；《药品生产质量管理规范》（Good Manufacture Practices，简称 GMP）；《药物临床试验管理规范》（Good Clinical Practices，简称 GCP）；《药品经营质量管理规范》（Good Supply Practices，简称 GSP）等。
>
> GLP、GMP、GCP、GSP 四个科学管理规范的执行，加强了药品的全面质量控制，有利于加速我国医药产业的发展，提高我国药业的国际竞争力。

二、药品质量标准的主要内容

我国的药品生产必须执行国家药品标准。药品质量标准主要由如下项目组成。

> **课堂互动**
>
> 提供药典，由学生查找任意一个药品的质量标准，并结合实例回答：（1）药品质量标准包括哪些基本内容？（2）在药物质量检测中必须完成的项目有哪些？

1. 名称

名称包括中文名称、英文名称和化学名称。中文名称按照《中国药品通用名称》推荐的名称和命名原则命名，一般与外文名称相对应（即音对应、意对应）；英文名称一般采用世界卫生组织编订的《国际非专利药名》（International Nonproprietary Names for Pharmaceutical Substances，

药品质量标准内容

INN）；化学名称则是根据中国化学会编写的、科学出版社出版的《有机化学命名原则》，并参考国际纯粹与应用化学联合会（International Union of Pure and Applied Chemistry，简称IUPAC）公布的有机化学命名原则命名。

2. 性状

药品的性状是药品质量的重要表征之一。性状项下记述了药品的外观、臭、味、一般稳定性、溶解度以及物理常数等。其中，外观指药品存在状态、颜色，臭、味是药品本身固有的气、味，非指因混入残留有机溶剂而带入的异臭和异味。一般稳定性指药物是否具有引湿、风化、遇光变质等与储藏有关的性质。溶解度、物理常数一定程度上反映了药品的纯度。臭、味、稳定性、溶解度等属于一般性描述，一般不作为检测项目。性状项下规定的内容不仅对药物具有鉴别意义，也在一定程度上反映药品的纯度及疗效。

3. 鉴别

药物的鉴别试验是依据化学结构和理化性质进行某些化学反应，测定某些理化常数和光学特征，来证明已知药物的真伪。当进行药物分析时，必须在鉴别无误后，再进行检查、含量测定等分析，否则是没有意义的。所用鉴别方法应侧重具有一定的专属性、再现性和灵敏度，操作应简便、快速。在鉴别时，对某一药品不能以一个鉴别试验作为判断的唯一根据，同时须考虑其他有关项目的试验结果，全面考察，才能得出结论。常用的药品鉴别方法有化学鉴别法、光谱鉴别法、色谱鉴别法以及生物鉴别法。

4. 检查

药品的检查项包括了有效性、均一性、纯度要求与安全性四个方面。有效性是指检查与药物疗效有关，但在鉴别、纯度检查和含量测定中不能控制的项目；均一性是指检查生产出来的同一个批号药品的质量，如含量均匀度、溶出度、重量差异等是否均一；安全性是指检查药物中存在的某些痕量的、对生物体产生特殊生理作用，严重影响用药安全的杂质；纯度要求主要指对药物中杂质的控制，如酸碱度、溶液的澄清度与颜色，无机阴离子、干燥失重或水分、炽灼残渣、有害残留溶剂、金属离子或重金属、硒和砷盐的检查等。

5. 含量测定

含量测定是指对药品中有效成分的测定，一般采用化学、仪器或生物测定的方法。药品的含量是评价药品质量、保证药品疗效的重要方面。含量测定必须在鉴别无误、杂质检查合格的基础上进行。

6. 类别

类别主要指药品的主要用途或作用分类。如对乙酰氨基酚的类别为"解热镇痛药"，尼群地平的类别为"钙通道阻滞药"。

7. 规格

规格指以每片、每个胶囊或每支等为单位的制剂内含有效成分的量。如头孢拉定胶囊的"规格"有 0.125g、0.25g 和 0.5g 三种。

8. 储藏

药品的储藏条件是药品能否有效用于临床的重要因素之一，药品储藏项下的规定是对药品储存与保管的基本要求。药品是否需要低温储藏，温度、湿度、光照等储藏条件对药物存在形式有无影响等，通常通过药品稳定性试验来确定。药品的稳定性试验包括影响因素试验、加速试验以及长期试验。上述各项目应采用专属性强、准确、精密、灵敏的分析方法进行,并需对方法进行验证,以保证测试结果的可靠性。

9. 制剂

对于原料药,在正文最后一般还标有制剂项,显示该药物常见的剂型品种。如辛伐他汀"制剂"项下列出辛伐他汀片、辛伐他汀胶囊。

以上项目中,性状项下的外观和物理常数、鉴别、检查及含量测定属于法定性检测内容,类别、规格、储藏、制剂等属于指导性条文。

> **先锋阅读角**
>
> **全国先进工作者张赟华**
>
> 张赟华,1977年2月出生,中共党员,长期从事国家药品抽验检验和质量分析工作,承担血塞通注射剂、陈香露白露片以及中药材三七、天麻等多项中药品种的质量研究工作。在新冠肺炎疫情防控中,他多次在药品应急检验工作中表现突出,多次为涉药紧急事件及时准确地提供检验数据和高质量的技术支持。
>
> 张赟华同志扎根药品检验一线21年,辛勤工作,默默奉献,严谨认真,求实创新,在药品国家抽验工作中成绩突出、成果丰富,承担及参与抽验的多个中成药品种在全国评议中均获优秀,他在中药质量控制方法、中药质量标准的建立、中药质量评价体系等研究领域,做了大量创新性的探索,取得了可喜的成绩。2020年11月,荣获"全国先进工作者"荣誉称号。全国劳动模范和先进工作者每五年评选表彰一次,代表着我国劳动者的最高荣誉。我们要向当代先进看齐,大力弘扬劳模精神、劳动精神、工匠精神,在日常的学习工作中撒下拼搏的汗水。

第四节 《中华人民共和国药典》认知

一、历史沿革

《中华人民共和国药典》(以下简称《中国药典》,Chinese Pharmacopoeia,缩写为 Ch.P)是国家监督管理药品质量的法定技术标准,由国家药典委员会编纂出版,并经国家药品监督管理部门批准颁布实施。《中国药典》收载的药品都是疗效确切、被广泛应用、能批量生产、质量水平较高、并有合理的质量控制手段的品种。

> **课堂互动**
>
> 《中国药典》的历史意义。

(一)中华人民共和国成立以来《中国药典》的出版情况

中华人民共和国成立以来,我国已经出版了十一版药典,分别为1953年、1963年、1977年、1985年、1990年、1995年、2000年、2005年、2010年、2015年和2020年版。

现行版为 2020 年版，第十一版《中国药典》。从 2005 年版开始，药典分成一部、二部和三部，首次将《中国生物制品规程》并入药典；《中国药典》（2015 年版）首次将上版药典附录整合为通则，与药用辅料单独成卷作为四部，自 2015 年 12 月 1 日起实施。各版《中国药典》收录药品情况见表 1-1。除特别注明版次外，本书中《中国药典》均指现行版，即《中国药典》（2020）。

表 1-1 《中国药典》版次及收载品种比较

版次	收载品种
1953 年版	收载品种 531 种。其中化学药 215 种，植物药与油脂类 65 种，动物药 13 种，抗生素 2 种，生物制品 25 种，各类制剂 211 种
1963 年版	分两部，收载品种 1310 种。一部收载中药材 446 种和中药成方制剂 197 种；二部收载化学药品 667 种
1977 年版	收载品种 1925 种。一部收载中草药材（含少数民族药材）、中草药提取物、植物油脂和单味药材制剂等 882 种，成方制剂（含少数民族成方）270 种，共 1152 种；二部收载化学药品、生物制品等 773 种
1985 年版	收载品种 1489 种。一部收载中药材、植物油脂及单味制剂 506 种，中药成方 207 种，共 713 种；二部收载化学药品、生物制品 776 种
1990 年版	收载品种 1751 种。一部收载 784 种，其中中药材、植物油脂 509 种，中药成方及单味制剂 275 种；二部收载化学药品和生物制品 967 种
1995 年版	收载品种 2375 种。一部收载 920 种；其中中药材、植物油脂等 522 种，中药成方及单味制剂 398 种；二部收载 1455 种
2000 年版	收载品种 2691 种。一部收载 992 种；二部收载 1699 种
2005 年版	收载品种 3214 种。一部收载 1146 种；二部收载 1967 种；三部收载 101 种
2010 年版	收载品种 4567 种。一部收载 2165 种；二部收载 2271 种；三部收载 131 种
2015 年版	收载品种 5608 种。一部收载 2598 种；二部收载 2603 种；三部收载 137 种，四部辅料收载 270 种
2020 年版	收载品种 5911 种。一部收载 2711 种；二部收载 2712 种；三部收载 153 种，四部辅料收载 335 种

《中国药典》（2020）由一部、二部、三部和四部构成，收载品种 5911 种。其中新增 319 种，修订 3177 种，不再收载 10 种，因品种合并减少 6 种。一部中药收载 2711 种，其中新增 117 种，修订 452 种。二部化学药收载 2712 种，其中新增 117 种、修订 2387 种。三部生物制品收载 153 种，其中新增 20 种、修订 126 种；新增生物制品通则 2 个、总论 4 个。四部收载通用技术要求 361 个，其中制剂通则 38 个（修订 35 个）、检测方法及其他通则 281 个（新增 35 个、修订 51 个）、指导原则 42 个（新增 12 个、修订 12 个）；药用辅料收载 335 种，其中新增 65 种、修订 212 种。

（二）《中国药典》（2020）特点

《中国药典》（2020）在凡例、品种的标准要求、附录的制剂通则和检验方法等方面均有较大的改进和发展，进一步健全药品标准体系，特别是对药品的安全性、有效性和质量可控性方面尤为重视。《中国药典》（2020）具有以下几个特点：

1. 稳步推进药典品种收载

及时收载新上市药品标准，充分体现我国医药创新研发最新成果。品种收载以临床应用为导向，不断满足国家基本药物目录和基本医疗保险用药目录收录品种的需求，进一步保障了临床用药质量。

2. 健全国家药品标准体系

通过完善药典凡例以及相关通用技术要求，进一步体现药品全生命周期管理理念。结合中药、化学药、生物制品各类药品特性，将质量控制关口前移，强化药品生产源头以及全过程的质量管理，逐步形成以保障制剂质量为目标的原料药、药用辅料和药包材标准体系，为推动关联审评审批制度改革提供技术支撑。

3. 继续扩大成熟分析技术应用

扩大了成熟检测技术在药品质量控制中的推广和应用，检测方法的灵敏度、专属性、适用性和可靠性显著提升，药品质量控制手段得到进一步加强。如新增聚合酶链式反应法、DNA测序技术指导原则等分子生物学检测技术在中药饮片、动物组织来源材料、生物制品起始材料、微生物污染溯源鉴定中的应用等。

4. 全面提高药品安全和有效控制要求

进一步加强了对药材饮片重金属及有害元素、禁用农药残留、真菌毒素以及内源性有毒成分的控制；对注射剂等高风险制剂增订了与安全性相关的质控项目；加强了生物制品病毒安全性控制；建立和完善了中药材与饮片专属性鉴别方法。提升辅料标准水平，重点增加制剂生产常用药用辅料标准的收载，逐步健全药用辅料国家标准体系。

5. 加强国际协调，强化药典导向，完善工作机制

加强与国外药典的比对研究，注重国际成熟技术标准的借鉴和转化，紧跟国际药品标准发展的趋势，兼顾我国药品生产的实际状况，在药品监管理念、质量控制要求、检测技术应用、工艺过程控制、产品研发指导等方面不断加强。坚持公开、公正、公平的原则，更多的药品生产企业、行业组织和社会各界积极参与国家药品标准制修订工作。

> **思想加油站**
>
> **《中国药典》的不断变化**
>
> 《中华人民共和国药典》简称《中国药典》，自1953年出版以来，先后经历了1963年版、1977年版、1985年版、1990年版、1995年版、2000年版、2005年版、2010年版、2015年版，以及现行的2020年版。随着社会的发展，还会相应每5年出现新的改版。各版《中国药典》中收录的均是疗效确切、社会应用广泛、质量稳定可靠的药品，那为何药典中收录的药品品种会不断的发生变化呢？同时，我们也会发现，同样的品种，各版药典中收载的检测项目、检测要求和检查方法也会有所不同，这又说明了什么呢？以药典收载的分析方法为例，初期主要应用化学分析方法对药物进行定性和定量分析测定，在1990年版《中国药典》之前，容量分析法在药物分析技术中一直占据主导地位。从20世纪90年代开始色谱和光谱等仪器分析技术逐步成为药物质量分析和控制的主要技术手段。而近年来的《中国药典》更是明显加大了现代仪器分析技术在药物质量控制中的应用。
>
> 从中我们不难发现，药典作为国家判定药品的法定依据，既要满足当时的客观实际，坚持实事求是，又要服从不断发展、变化的客观规律。这也正是唯物辩证法发展观中"事物是运动变化发展"的最真实的体现。同样，更是提醒我们，要坚持与时俱进，以发展的眼光看待事物，用辩证的思想解决问题。

二、结构组成

《中国药典》（2020）主要包括凡例、品名目次、品种正文和索引四部分。本书重点介绍《中国药典》（2020）二部的主要组成。

> **课堂互动**
>
> 利用多媒体教室,学生自己动手从网上搜索药典,并查阅相关内容。
>
> 1. 结合药品质量标准实例与凡例,由学生解释"凉暗处""含量限度""制剂规格""冷水"等含义,老师或其他同学进行点评。
> 2. 查找"试药""缓冲溶液""滴定液"等内容,并回答这些术语分别提供了哪些信息?
> 3. 甲醛硫酸试液、氯化钠试液如何配制?氢氧化钠滴定液如何配制和标定?稀盐酸、稀硫酸浓度分别是多少,如何配制?

(一) 凡例

凡例是解释和正确使用《中国药典》进行质量检定的基本原则,并把与正文品种、附录及质量检定有关的共性问题加以规定,避免在全书中重复说明。凡例中的有关规定具有法定约束力。

凡例

为了便于查阅和使用,《中国药典》将凡例按内容归类,并冠以标题,分别是:名称及编排,项目与要求,检验方法和限度,标准品、对照品,计量,精确度,试药、试液、指示剂,动物试验以及说明书、包装、标签等,总计九类二十八条。正确理解凡例中有关规定,是解读药品质量标准内涵的第一步,必须全面掌握,详细内容见本教材附录一。

1. 关于溶解度、水浴温度等的定义

药品的溶解度定义为:当1g或1mL溶质在不到1mL溶剂中溶解时,为极易溶解;当1g或1mL溶质在100~1000mL溶剂中溶解时,为微溶。

通常试样所用的"水浴温度"是指98~100℃;"室温"是指10~30℃;"冷水"是指2~10℃;"冰浴"是指0℃等。

"溶液的滴"是指20℃时,1.0mL的水相当于20滴。溶液后记示"1→10"的含义是:"固体溶质1.0g或液体溶质1.0mL加溶剂,使成10mL的溶液"。

2. 关于标准品、对照品与试药

标准品、对照品与试药是药典中具有不同含义的三个名词。

标准品是指用于生物鉴定,生化药品或抗生素效价测定的标准物质,以国际标准品进行标定,用效价单位或"μg"计。

标准品和对照品

对照品除另有规定外,指均按干燥品(或无水物)进行计算后使用的标准物质。对照品含量以绝对值(μg)表示,用化学方法标定或与其他的对照品比较确定。对照品可用于药物的含量测定、纯度检查和鉴别试验。药典所用的标准品和对照品均由国家药品监督管理部门指定的单位制备、标定和供应,并附有使用说明、质量要求、使用期效和装量等。

试药则是指符合国家标准或国家有关规定标准的不同等级的化学试剂。

实验中,除"效价测定"采用标准品,某些"检查"或"含量测定"采用对照品外,要尽可能不用标准物质,以减少其对测定的限制。

3. 关于取样量的精密度

药典规定:试验中的供试品与试液等"称重"或"量取"的量,均以阿拉伯数字表示,

其精密度可根据数值的有效数字来确定。如"精密称定"是指称取质量应准确至所取质量的千分之一;"称定"是指称取质量应准确至所取质量的百分之一。"精密量取"是指量取的体积的准确度应符合国家标准中对该体积移液管的精密度要求。

4. 关于恒重、按干燥品（或无水物，或无溶剂）计算以及空白试验

药典方法中，为保证试验的精密度，常涉及"恒重""按干燥品（或无水物，或无溶剂）计算"以及"空白试验"等规定。

除另有规定外，"恒重"是指供试品经连续两次干燥或炽灼后的质量差异在0.3mg以下的状态。

"按干燥品（或无水物，或无溶剂）计算"，除另有规定外，是指取未经干燥（或未去水，或未去溶剂）的供试品进行试验，测得干燥失重（或水分，或溶剂），再在计算时从取用量中扣除。

"空白试验"是指试验中不加供试品，或以等量的溶剂替代供试品溶液，或试验中不加有关试剂，按供试品溶液同样方法和步骤操作。

《中国药典》的标准中规定了各种纯度和限度数值以及制剂的质（装）量差异，它们用上限、下限或中间数值表示。这些数值不论是百分数还是绝对数字，其最后一位数字都是有效位。

5. 关于含量表示

原料药的含量（%），除另有注明外，均按质量计。如规定的上限在100%以上时，是指采用该药典规定的分析方法测定时可能达到的数值。该数值为药典规定的限度或允许偏差，并不是真实含有量；若无具体的上限值，则表示上限不超过101.0%。制剂的含量限度范围，是根据主药含量的多少，测定方法、生产过程和储存期间可能产生的偏差或变化而制定的。

（二）品名目次

《中国药典》二部的品名目次分正文品种第一部分和正文品种第二部分。第一部分主要为化学药品、抗生素、生化药品；将放射性药品单独排序放入正文品种第二部分，原第二部分药用辅料相关标准放入新版药典第四部。

（三）品种正文

正文为药品标准的主体，药典正文部分为收载的具体药物或制剂的质量标准，又称各论。药典各部收载的正文内容略有差异，以二部为例，根据品种和剂型的不同，每一品种项下按顺序可分别列有：品名（包括中文名、汉语拼音名、英文名或拉丁名）、有机药物的结构式、分子式与分子量、来源或有机药物的化学名称、含量或效价规定、处方、制法、性状、鉴别、检查、含量测定或效价测定、类别、规格、贮藏、制剂及杂质信息等。

药物制剂的质量标准编排在相应药物质量标准之后，所含项目与原料药质量标准相近，但不列出有效成分的分子式和分子量，同时在检查项下增加制剂的检查项目。应指出的是：药典质量标准所涉及的分析方法并不一定采用同一时期药品质量控制的最新技术和仪器，其质量要求也不是最完备的，而是根据所在国家的生产工艺、检验条件和水平以及综合国力等多方面的因素来选择和建立。具体实例参见本教材"附录六"。

（四）索引

《中国药典》（2020）正文品种除了"品名目次"按笔画顺序排列外，书末分列"中文索引"和"英文索引"。中文索引按汉语拼音顺序排列，英文索引按英文字母顺序排列。这两个索

引与药典正文前的"品名目次"相配合,可快速查询有关药物品种的质量标准。实际工作时,可以结合"品名目次"方便、快速地查阅有关内容,如"青霉素钠"可以通过索引或品名目次查阅。

第五节 常用国外药典

一、美国药典

《美国药典》全称为 The United States Pharmacopeia,缩写为 USP,由美国药典委员会编辑出版;《美国国家处方集》全称为 The National Formulary,缩写为 NF。为了减少重复,方便读者使用,自1980年起NF并入USP,合称为美国药典-国家处方集,简称为《美国药典》,英文缩写为 USP-NF。目前,USP-NF 每年发行1版,最新版本为 USP(44)-NF(39),于2021年5月1日生效。USP-NF 是美国食品药品管理局(FDA)对药品质量标准和检定方法作出的技术规定,也是药品生产、使用、管理、检验的法律依据。USP-NF 的基本内容包括:凡例、通则和标准正文。USP 收载有原料药(Drug Substances)和剂型(Dosage Forms)的标准;NF 则收载药用辅料(Excipients)的标准;食品补充剂(Dietary Supplements)的标准列于 USP 标准之后。USP(44)-NF(39)分为4卷,第1卷除前言(Front Matter)外,收载有:USP 凡例(General Notices)、USP 通则(General Chapters)、食品补充剂通则(Dietary Supplements General Chapters)、试剂(Reagents)和参考表格(Tables);第2卷收载有法定名称首字母 A~I 的 USP 药品标准正文;第3卷收载有法定名称首字母 J~Z 的 USP 药品标准正文;第4卷收载有:食品补充剂标准正文(Dietary Supplements Monographs)、NF 注释(NF Admission)辅料(Excipients)及 NF 标准正文(NF Monographs)。为便于使用和参考,所有4卷均含有总索引(Conbined Index),以及 USP 凡例和总则指南(Guide to General Chapters)。其中,第4卷收载的辅料部分列表给出了按功能分类的药用辅料,其标准正文主要收载于 NF 标准正文,当某些辅料亦作为原料药使用时,在 USP 标准正文中给出其作为辅料使用的标准。

USP-NF 正文收载品种按法定名称首字母顺序排列,同一品种的原料药标准在前、制剂标准在后,记载内容略有差异。其中,原料药标准列有:法定名称(英文名称)、结构式、分子式、分子量、化学名、CA 登记号、成分和含量限度、鉴别、含量测定、检查,以及包装与储藏、USP 参考标准物质等辅助信息;药物制剂标准的组成包括:法定名称、含量限度、鉴别、含量测定、检查,以及包装与储藏、标签说明、USP 参考标准物质等辅助信息。

二、英国药典

《英国药典》(British Pharmacopeia,缩写为 BP)由英国药典委员会编制,是英国制药标准的唯一法定来源。目前,最新版为 BP(2021),2020年10月出版,2021年1月生效。BP(2021)收载有欧洲药典 10.0 至 10.2 版的所有正文品种。该药典由6卷组成,第1卷和第2卷收载:原料药、药用辅料;第3卷和第4卷收载:制剂通则、药物制剂、血液制品、免疫制品、放射性药品、手术用品、植物药和辅助治疗药品;第5卷收载:标准红外光谱、附录和指导原则；第 6 卷为兽药典。前 5 卷的总索引位于第 5 卷末。

BP 的凡例与 USP-NF 不同，共分为 3 部分。第 1 部分说明 BP 收录欧洲药典品种的标识；第 2 部分为 BP 的凡例内容；第 3 部分为欧洲药典的凡例内容。统一的凡例内容编排在各卷收载正文品种之前。BP 正文各品种标准记载的内容与 USP-NF 基本一致，但 BP 收载有可能的杂质结构式与化学命名。其中，原料药标准的内容包括：法定名称（英文名称）、欧洲药典收载标识与编码（欧洲药典正文品种）、结构式、分子式、分子量、CA 登记号、作用与用途、制剂、化学名称与含量限度、性状、鉴别、检查、含量测定、储藏、可能的杂质结构式与化学命名；制剂标准的组成包括：法定名称、作用与用途、性状、含量限度、鉴别、检查、含量测定、储藏、标签等。若 BP 正文收载的某一品种也被欧洲药典收载，则该品种自"化学名称"项下起的内容直接采用欧洲药典标准内容。

三、欧洲药典

《欧洲药典》全称 European Phannacopoeia（缩写为 Ph.Eur. 或 EP），由欧洲药品质量理事会（EDQM）编辑出版，有英文和法文两种法定版本。《欧洲药典》具有法律约束力，是在欧洲上市药品强制执行的法定标准。Ph.Eur. 目前出版周期为 3 年，每年发行 3 个增补本。最新版为 2020 年 1 月 1 日生效的第 10 版（缩写为 Ph.Eur.10.0 或 EP 10.0）。Ph.Eur.10.0 分为 2 卷，第一卷收载有：凡例、附录方法、制剂通则、指导原则等。Ph.Eur. 不收载制剂，但收载有制剂通则，包括：定义、生产和检查三项内容；第二卷为药品标准，收载有原料药的标准，正文的内容包括：法定名称（英文或法文名称和拉丁名称）、结构式、分子式、分子量、CA 登记号、化学名称、含量限度、性状、鉴别、检查、含量测定、储藏、可能的杂质结构与化学命名。另外，在药品名称的右上角标注有文本的修订日期与版本。

四、日本药典

日本药典的名称是《日本药局方》，英文名称是 Japanese Phamiacopoeia（缩写为 JP），由日本药局方编辑委员会编制。目前的最新版是 2016 年 4 月生效的第 17 版，记为 JP（17）。JP 收载内容包括：凡例、原料药通则、制剂通则、通用试验方法、正文、红外光谱集、紫外 - 可见光谱集、一般信息、附录（原子量表）。JP 原料药的质量标准的内容有：英文名称（INN 名称）、日文名称、结构式、分子式和分子量、化学名称及 CA 登记号、含量限度、性状、鉴别、物理常数、检查、含量测定、容器与储藏，少量品种列出了有效期；制剂正文项下列有：英文名称（INN 名称）、日文名称、含量限度、制法、性状、鉴别、检查、含量测定、容器与储藏。

第六节 药品检验工作的基本程序

药品检验工作是药品质量控制的重要组成部分。不同类别的药品质量检验的工作内容和程序是不相同的。现以企业的药品生产检验为例，介绍药物分析检验的基本程序。

一、掌握标准

首先,必须熟悉和掌握技术标准和有关规定。在进行药品检验工作之前,必须根据检测对象和检测目的,确定检测质量标准或检测标准操作规程,明确抽样方法、检验方法和有关规定,明确产品合格的判定原则。

二、取样

取样是指从批量物料中抽取能够代表物料特性的样品,并做好取样记录。取样对检验结果判定的可靠性具有至关重要的作用,要考虑到取样的科学性、真实性和代表性。一般来说,药品生产企业针对不同物料种类编写有相应的取样标准操作规程(sandard operation procedure,SOP)。取样 SOP 参见附录二、三。

批的概念。

三、检验

在规定的检验条件下,按规定的检验方法对抽取的样品进行检验,所得到的检验数据与检验结果必须满足误差限度的要求,并如实记录。药品质量检验的内容一般包括性状、鉴别、检查和含量测定等项目。对药物进行外观性状观测是进行药品检验工作的第一步,应根据相应质量标准的规定内容和方法,观测并记录检品的外观、色泽、臭、味及有关物理常数,进而进行相应的鉴别、检查和含量测定等项目。在检验过程中应将观察到的现象、检验数据、结果、结论、处理意见等完整书写,一般不得涂改。检验原始记录一定要保证数据的原始性、真实性、完整性和简明规范,能有效地追溯检品的质量状况及检验情况。

四、结果处理及出具检验报告

运用科学的方法对检测数据进行必要的处理,要注意有效数字的运用及标准偏差对结果准确度和精密度的影响。最终根据检测结果填写检验报告书,出具检验报告。检验报告应完整、无破损缺页,字迹清楚,文字简洁,意思全面。检验报告要有检验依据、检验项目及结论等信息,必须经检验人、复核人签名,最后由质量管理部门负责人审核盖章。对不符合规定的药品,除以上涉及的内容外,还应提出处理意见,供有关部门参考。成品检验报告参见附录相关内容。

知识拓展

取样(抽样)和取样管理

分析任何药品首先要取样。要从大量的样品中取出能代表样本整体质量的少量样品进行分析。药品检验除个别项目外,均属破坏性检验,为此,药品检验采用抽样检验。

1. 抽样的概念

抽样指在规定限度内具有同一性质和质量,并在同一连续生产周期中生产出来的一定数量的药品。

（1）抽样　指从一批产品中，按抽样规则抽取一定数量，并具有代表性的样品。

（2）样品　指为了检验药品的质量，从整批产品中采取足够检验用量的部分。

（3）产品　对输入的原材料按预定目的进行加工后输出的成果。一般指具有实物形态的物品。

（4）成品　单位已完成该种产品的全部生产过程，经检验合格已入库，可交付使用或销售的产品。

（5）抽样检验　抽样检验是以抽取样品的检验数据，作为判定整批质量的一种质量检验方式。所抽取样品的代表性如何，对判定结果的准确性影响极大。由抽样不均匀、分配不随机而引起的抽样误差，会影响检验结果的准确性。

2.取样管理

（1）取样方式及取样数量必须符合《取样标准操作规程》（编码 CQ/MS0105801）中的相关要求。

（2）原料、辅料、包装材料均须按批进行取样检验。

（3）取样、送样必须及时。

（4）取样环境必须同相应的生产环境一致，取样过程不得对物料或产品造成污染，取样后必须按规定进行封口和贴好标示。

（5）请检和取样程序。

① 物料进厂后，由仓库保管员负责用黄色绳围定，挂上"待验"标志，填好请验单请检。

② 质量管理部接到请验单后，派人取样。

③ 取样员按相应要求取样，取样完后，对所取样物料进行封口或密封，并在所取样物料包装上贴上取样证。

④ 所取样品经检验出结果后，取样员将检验报告单送往仓库。仓库保管员根据检验结果在物料包装上挂上"合格"标志或"不合格"标志。

⑤ 不合格的物料由仓库保管员和送料员转往不合格区，贴上不合格证。

⑥ 合格的物料由仓库保管员负责将黄色绳取下，挂上"合格"标志。

学习小结

通过本项目的学习实训，能够认知药品质量检验、药品质量标准及《中国药典》，熟悉药品质量检验的工作要求和基本程序。在此基础上，掌握药典的结构编排，药典凡例、通则中的有关规定，正确熟练使用《中国药典》。

目标检测

一、多项选择题

1.我国现行药品质量标准包括（　　）。

A.《中华人民共和国药典》

B.国务院药品监督管理部门颁布的药品标准

C. 临床研究用药品质量标准
D. 暂行或试行药品标准
E. 省级药品标准
2.《中国药典》主要内容包括（　　）。
　A. 凡例　　　B. 品名目次　　　C. 品种正文　　D. 通用技术要求　　　E. 索引
3. 药品的法定检测项目包括（　　）。
　A. 性状　　　B. 鉴别　　　C. 检查　　　D. 含量测定　　　E. 储藏
4. 对于药品生产企业，药物检测工作的基本程序指（　　）。
　A. 通知检测　　　　　　　B. 取样　　　　　　　C. 检测并记录
　D. 数据处理及撰写检验报告书　　　E. 发送报告书
5. 药品监督检验是药品检验所依据国家相关法律规定，对研制、生产、经营、使用的药品进行质量检测，根据其目的和处理方法不同，分为（　　）等类型。
　A. 生产检验　　　　　B. 抽查性检验　　　　C. 评价性检验
　D. 仲裁性检验　　　　E. 国家检验
6. 药品质量标准的制订要充分体现下列方针（　　）。
　A. 不断完善　　　　　B. 便于实施　　　　　C. 安全有效
　D. 技术先进　　　　　E. 经济合理
7. 药物的稳定性考察包括（　　）。
　A. 强光照射试验　　　B. 高温试验　　　　　C. 高压试验
　D. 高湿度试验　　　　E. 长期留样考察
8. 物理常数是指（　　）。
　A. 熔点　　　B. 比旋度　　　C. 相对密度　　　D. 晶型　　　E. 吸收系数

二、简答题
1. 何谓药品质量检验？药品质量检验主要包含几种类型？
2. 简述药品检验工作的基本程序。
3. 简述药品质量标准定义、分类及主要内容。
4. 什么是取样？有何管理规定？

第二章
药物分析检测滴定分析技术

学习目标

滴定分析是定量化学分析中重要的分析方法,通过本章的学习,了解滴定分析方法的特点和分类;掌握滴定分析法对滴定反应的要求;掌握滴定分析中常用的四种滴定方式的特点和适用范围。

知识要求

理解直接滴定、间接滴定等滴定方式的应用;掌握滴定度的概念;熟练掌握有关滴定分析的各种计算。

能力要求

能准确配制并标定标准溶液,能准确进行滴定操作并合理判断滴定终点。

第一节 概述

一、滴定分析的基本术语

滴定分析是将已知准确浓度的标准溶液滴加到被测物质的溶液中直至所加溶液物质的量按化学计量关系恰好反应完全,然后根据所加标准溶液的浓度和所消耗的体积,计算出被测物质含量的分析方法。由于这种测定方法是以测量溶液体积为基础,故又称为容量分析。

在进行滴定分析过程中,将用标准物质标定或直接配制的已知准确浓度的试剂溶液称为标准滴定溶液,简称标准溶液,又因将其装在滴定管中滴定常称为滴定剂。将滴定剂通过滴定管逐滴加入盛有一定量被测物溶液的锥形瓶中进行测定的过程称为"滴定"。当加入的标准滴定溶液的量与被测物的量恰好符合化学反应式所表示的化学计量关系量时,称反应到达化学计量点(简称计量点),即反应终点。在化学计量点时,反应往往没有易被人察觉的外部特征，因此通常是加入某种试剂，利用该试剂的颜色突变来判断。这种能改变颜色的试剂称为指示剂。滴定时，指示剂改变颜色的那一点称为滴定终点（简称终点）。滴定终点往往与理论上的反应终点不一致，它们之间存在有很小的差别，由此造成的误差称为"终点误差"。终点误差是滴定分析误差的主要来源之一，其大小决定于化学反应的完全程度和指示剂的选择。另外也可以采用仪器分析法来确定终点。

为了准确测量溶液的体积和便于滴定，在实际操作中，滴定分析需要使用滴定管、移液管和容量瓶等容量仪器。

二、滴定分析法的分类

滴定分析法以化学反应为基础，根据所利用的化学反应的不同，滴定分析一般可分为以下四大类。

1. 酸碱滴定法（acid-base titration method）

它是以酸、碱之间质子传递反应为基础的一种滴定分析法。可用于测定酸、碱和两性物质。其基本反应为

$$H^+ + OH^- = H_2O$$

2. 配位滴定法（complexometry）

它是以配位反应为基础的一种滴定分析法。可用于对金属离子进行测定。若采用 EDTA 作配位剂，其反应为：

$$M^{n+} + Y^{4-} = MY^{(n-4)-}$$

式中，M^{n+} 表示金属离子，Y^{4-} 表示 EDTA 的阴离子。

3. 氧化还原滴定法（oxidation reduction tiration）

它是以氧化还原反应为基础的一种滴定分析法。可用于对具有氧化还原性质的物质或某些不具有氧化还原性质的物质进行测定，如重铬酸钾法测定铁，其反应为：

$$Cr_2O_7^{2-} + 6Fe^{2+} + 14H^+ = 2Cr^{3+} + 6Fe^{3+} + 7H_2O$$

4. 沉淀滴定法（precipitation titration）

它是以沉淀生成反应为基础的一种滴定分析法。可用于对 Ag^+、CN^-、SCN^- 及类卤素等离子进行测定。如银量法，其反应为：

$$Ag^+ + Cl^- = AgCl \downarrow$$

三、滴定反应要求和滴定方式

1. 滴定分析法对滴定反应的要求

滴定分析虽然能利用各种类型的反应，但不是所有反应都可以用于滴定分析。适用于滴定分析的化学反应必须具备下列条件。

① 反应要按一定的化学反应式进行，即反应应具有确定的化学计量关系，不发生副反应。

② 反应必须定量进行，通常要求反应完全程度 ≥ 99.9%。

③ 反应速率要快。对于速率较慢的反应，可以通过加热、增加反应物浓度、加入催化剂等措施来加快。

④ 有适当的方法确定滴定的终点。

凡能满足上述要求的反应都可采用直接滴定法。

2. 滴定方式

在进行滴定分析时,滴定的方式主要有如下几种。

(1) 直接滴定法(direct titration)　凡能满足滴定分析要求的反应都可用标准滴定溶液直接滴定被测物质。例如,用 NaOH 标准滴定溶液可直接滴定 HAc、HCl、H_2SO_4 等试样;用 $KMnO_4$ 标准滴定溶液可直接滴定 $C_2O_4^{2-}$ 等;用 EDTA 标准滴定溶液可直接滴定 Ca^{2+}、Mg^{2+}、Zn^{2+} 等;用 $AgNO_3$ 标准滴定溶液可直接滴定 Cl^- 等。直接滴定法是最常用和最基本的滴定方式,简便、快速,引入的误差较少。

如果反应不能完全符合上述要求时,则可选择采用下述方式进行滴定。

(2) 返滴定法(back-titration)　返滴定法(又称回滴法)是在待测试液中准确加入适当过量的标准溶液,待反应完全后,再用另一种标准溶液返滴剩余的第一种标准溶液,从而测定待测组分的含量。这种滴定方式主要用于滴定反应速率较慢或反应物是固体,加入符合计量关系的标准滴定溶液后,反应常常不能立即完成的情况。例如,Al^{3+} 与 EDTA(一种配位剂)溶液反应速率慢,不能直接滴定,可采用返滴定法。即在一定的 pH 条件下,于待测的 Al^{3+} 试液中加入过量的 EDTA 溶液,加热促使反应完全。然后再用另外的标准锌溶液返滴剩余的 EDTA 溶液,从而计算出试样中铝的含量。

有时返滴定法也可用于没有合适指示剂的情况,如用 $AgNO_3$ 标准溶液滴定 Cl^-,缺乏合适指示剂。此时,可加入一定量过量的 $AgNO_3$ 标准溶液使 Cl^- 沉淀完全,再用 NH_4SCN 标准滴定溶液返滴过量的 Ag^+,以 Fe^{3+} 为指示剂,出现 $Fe(SCN)^{2+}$ 淡红色为终点。

(3) 置换滴定法(replacement titration)　置换滴定法是先加入适当的试剂与待测组分定量反应,生成另一种可滴定的物质,再利用标准溶液滴定反应产物,然后由滴定剂的消耗量,反应生成的物质与待测组分等物质的量的关系计算出待测组分的含量。这种滴定方式主要用于因滴定反应没有定量关系或伴有副反应而无法直接滴定的测定。例如,用 $K_2Cr_2O_7$ 标定 $Na_2S_2O_3$ 溶液的浓度时,就是以一定量的 $K_2Cr_2O_7$ 在酸性溶液中与过量的 KI 作用,析出相当量的 I_2,以淀粉为指示剂,用 $Na_2S_2O_3$ 溶液滴定析出的 I_2,进而求得 $Na_2S_2O_3$ 溶液的浓度。

(4) 间接滴定法(indirect titeation)　某些待测组分不能直接与滴定剂反应,但可通过其他的化学反应,间接测定其含量。例如,溶液中 Ca^{2+} 几乎不发生氧化还原的反应,但利用它与 $C_2O_4^{2-}$ 作用形成 CaC_2O_4 沉淀,过滤洗净后,加入 H_2SO_4 使其溶解,用 $KMnO_4$ 标准滴定溶液滴定 $C_2O_4^{2-}$,就可间接测定 Ca^{2+} 含量。

由于返滴定法、置换滴定法和间接滴定法的应用,大大扩展了滴定分析的应用范围。

滴定分析适用于常量组分的测定。测定准确度较高,一般情况下,测定误差不大于 0.1%,并具有操作简便、快速,所用仪器简单的优点。

第二节　基准物质和标准滴定溶液

滴定分析中,标准滴定溶液的浓度和用量是计算待测组分含量的主要依据,因此正确配制标准滴定溶液,准确地确定标准滴定溶液的浓度以及对标准溶液进行妥善保存,对于提高滴定分析的准确度有重大意义。

一、基准物质

可用于直接配制标准溶液或标定溶液浓度的物质称为基准物质。作为基准物质必须具备以下条件。

① 组成恒定并与化学式相符。若含结晶水，例如 $H_2C_2O_4 \cdot 2H_2O$、$Na_2B_4O_7 \cdot 10H_2O$ 等，其结晶水的实际含量也应与化学式严格相符。

② 纯度足够高（达 99.9% 以上），杂质含量应低于分析方法允许的误差限。

③ 性质稳定，不易吸收空气中的水分和 CO_2，不分解，不易被空气所氧化。

④ 有较大的摩尔质量，以减少称量时相对误差。

⑤ 试剂参加滴定反应时，应严格按反应式定量进行，没有副反应。

常用的基准物有 $KHC_8H_4O_4$（邻苯二甲酸氢钾）、$H_2C_2O_4 \cdot 2H_2O$、Na_2CO_3、$K_2Cr_2O_7$、$NaCl$、$CaCO_3$、金属锌等。基准物在使用前必须以适宜方法进行干燥处理（常用的基准物的干燥条件请参阅配套实验教材）并妥善保存。

二、标准溶液的配制及标定

1. 配制

标准溶液的配制方法有直接法和间接法两种。

（1）直接法　准确称取一定量的基准物质，经溶解后，定量转移于一定体积容量瓶中，用去离子水稀释至刻度。根据溶质的质量和容量瓶的体积，即可计算出该标准溶液的准确浓度。

（2）间接法　用来配制标准滴定溶液的物质大多数是不能满足基准物质条件的，如 HCl、$NaOH$、$KMnO_4$、I_2、$Na_2S_2O_3$ 等试剂，它们不适合用直接法配制成标准溶液，需要采用间接法（又称标定法）。这种方法是：先大致配成所需浓度的溶液（所配溶液的浓度值应在所需浓度值的 ±5% 范围以内），然后用基准物质或另一种标准溶液来确定它的准确浓度。例如，欲配制 0.1mol/L NaOH 标准滴定溶液，先用 NaOH 饱和溶液稀释配制成浓度大约是 0.1mol/L 的稀溶液，然后称取一定量的基准试剂邻苯二甲酸氢钾进行标定，根据基准试剂的质量和待标定标准溶液的消耗体积计算该标准滴定溶液的浓度。

有时也可用另一种标准溶液标定，如 NaOH 标准滴定溶液可用已知准确浓度的 HCl 标准滴定溶液标定。方法是移取一定体积的已知准确浓度的 HCl 标准滴定溶液，用待定的 NaOH 标准溶液滴定至终点，根据 HCl 标准溶液的浓度和体积以及待定的 NaOH 标准溶液消耗体积计算 NaOH 溶液的浓度。这种方法准确度不及直接用基准物质标定的好。

实际工作中，为消除共存元素对滴定的影响，有时也选用与被分析试样组成相似的"标准试样"来标定标准溶液的浓度。另外，有的基准试剂价格高，为降低分析成本也可采用纯度较低的试剂用标定法制备标准溶液。

2. 标定

标定系指用间接法配制好的滴定液，必须由配制人进行滴定度测定。

3. 标定份数

标定份数系指同一操作者，在同一实验室，用同一测定方法对同一滴定液，在正常和正确的分析操作下进行测定的份数。不得少于 3 份。

4. 复标

复标系指滴定液经第一人标定后，必须由第二人进行再标定。其标定份数也不得少于 3 份。

5. 误差限度

（1）标定和复标　标定和复标的相对偏差均不得超过 0.1%。

（2）结果　以标定计算所得平均值和复标计算所得平均值为各自测得值，计算两者的相对偏差，不得超过 0.15%。否则应重新标定。

（3）结果计算　如果标定与复标结果满足误差限度的要求，则将两者的算术平均值作为结果。

6. 使用期限

滴定液必须规定使用期。除特殊情况另有规定外，一般规定为 1～3 个月，过期必须复标。出现异常情况必须重新标定。

7. 范围

滴定液浓度的标定值应与名义值相一致，若不一致时，其最大与最小标定值应在名义值的 ±5% 之间。

学习小结

本章介绍了滴定分析的基本概念，通过本章的学习，理解滴定分析的特点及要求，重点掌握滴定分析中常用的滴定方法，能用滴定度进行含量计算，为药物制剂的含量测定打好基础。

目标检测

一、单项选择题

1. 滴定管可估读到 ±0.01mL，若要求滴定的相对误差小于 0.1%，至少应耗用体积（　　）mL。

A.10　　　　　　　　B.20　　　　　　　　C.30　　　　　　　　D.40

2. 在滴定分析中，一般用指示剂颜色的突变来判断化学计量点的到达，在指示剂变色时停止滴定。这一点称为（　　）。

A. 化学计量点　　　B. 滴定误差　　　C. 滴定终点　　　D. 滴定分析

3. 直接法配制标准溶液必须使用（　　）。

A. 基准试剂　　　B. 化学纯试剂　　　C. 分析纯试剂　　　D. 优级纯试剂

4. 将称好的基准物倒入湿烧杯，对分析结果产生的影响是（　　）。

A. 正误差　　　B. 负误差　　　C. 无影响　　　D. 结果混乱

5. 硼砂（$Na_2B_4O_7 \cdot 10H_2O$）作为基准物质用于标定盐酸溶液的浓度，若事先将其置于干燥器中保存，则对所标定盐酸溶液浓度的结果影响是（　　）。
　　A. 偏高　　　　　　B. 偏低　　　　　　C. 无影响　　　　　D. 不能确定
　　6. 0.2000mol/L NaOH 溶液对 H_2SO_4 的滴定度为（　　）g/mL。
　　A.0.00049　　　　B.0.0049　　　　C.0.00098　　　　D.0.0098

二、简答题

滴定分析法对滴定反应的要求有哪些？

第三章
药物分析检测仪器分析技术

学习目标

掌握主要仪器分析技术在药物分析检测中的应用。

知识要求

熟悉各种分析方法的特点、使用范围及对象；掌握各种分析方法的原理、检测流程及分析结果处理等；熟悉仪器的基本结构及使用注意事项。

能力要求

能依据药品质量标准利用仪器进行药物分析；会使用仪器，并能进行仪器的基本维护；能对检测结果进行分析，并对生产或相关环节提出初步指导意见。

仪器分析技术被广泛应用于药物质量检测中，如物理常数的测定、药物的鉴别、杂质检查及含量测定等。其中，物理常数如比旋度、折光率等测定所用的一般仪器分析技术，紫外-可见分光光度法、红外分光光度法、薄层色谱法、气相色谱法和高效液相色谱法等仪器分析技术最常用。本章将重点介绍这些方法的基本概念、测定方法、应用等。

第一节 折光率与比旋度

一、折光率

1. 定义、原理

折光率是有机化合物的重要物理常数之一，折光率的数值可作为液体纯度的标志。光线从一种透明介质（空气）进入另一种透明介质（水）时，它的传播方向发生改变的现象，叫作光的折射。这种现象的产生是由于光线在各处不同的介质中传播速度不同所造成的。所谓折光率是指光线在空气中（严格地讲应在真空中）传播的速度与在其他介质中传播速度之比值。由于光线在空气中传播的速度最快，因而任何介质的折光率都大于1。折光率通常用 N 表示，其值随测量温度，及入射光波长的不同而有所变化。通常在字母 N 的右上角注出的数字表示测量时的温度，右下角字母代表放射光的波长。例如水的折光率 $N_D^{20}=1.3330$，表示在20℃用钠光灯照射下（钠光谱中 D 线波长为 589.3nm）测得的数值。

通常用阿贝折光仪来测量液体的折光率，这种折光仪仅需几滴液样，测量速度快，准确度高（能测出 5 位有效数字）。因此测量液体的折光率比测量液体的沸点更为可靠。所以折光率的测定在中间产品的质量控制和成品的质量分析中有重要的作用。

2. 测定仪器

测定仪器为阿贝折光仪，其结构和光学系统如图 3-1 所示。

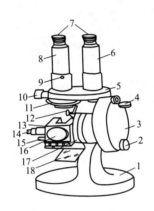

1—底座；2—棱镜转动手轮；3—圆盘组(内有刻度板)；
4—小反光镜；5—支架；6—读数筒；7—目镜；
8—望远镜筒；9—示值调节螺钉；10—阿米西棱镜手轮；
11—色散值刻度盘；12—棱镜锁紧手柄；13—棱镜组；
14—温度计座；15—恒温水浴接头；16—保护罩；
17—主轴；18—反光镜

1—反光镜；2—进光棱镜；3—折射棱镜；
4—阿米西棱镜；5,10—物镜 6,9—划板；
7—目镜；8—放大镜；11—转向棱镜；
12—照明盘；13—毛玻璃；14—小反光镜

图 3-1 阿贝折光仪结构和光学系统

（1）仪器的校正　将折光仪置于光线充足的地方，与恒温水浴连接，使折光仪棱镜的温度为 20℃，然后将下棱镜（反光镜 18）打开，向后扭转约 180°。把上棱镜（折射棱镜）和校正用的标准玻璃用丙酮洗净烘干。将一滴 1-溴代苯滴在标准玻璃的光滑面上，然后贴在上棱镜面上，用手指轻压标准玻璃的四角，使棱镜与标准玻璃之间铺有一层均匀的溴苯。转动反光镜，使光射在标准玻璃的光面上，调节棱镜转动手轮 2，使目镜望远视野分为明暗两部分，再转动阿米西棱镜手轮 10，消除虹彩并使明暗分界清晰，使明暗分界线对准在十字线上若有偏差，可调节示值调节螺钉 9，使明暗分界线恰处在十字线上，此时由读数视野读出折光率，在与标准玻璃上所刻数值比较，两者相差不大于 ±0.0001，校正结束，也可用纯水校正。

（2）测定　将进光棱镜和折射棱镜用丙酮或乙醚洗净，用擦镜纸擦干或吹干，注入数滴样品，立即闭合棱镜，使样品与棱镜于 20℃保持数分钟，然后按前述方法调节，记录读数，读数应准确至小数点后第四位（最后一位为估计数字）。轮流从一边再从另一边将分界线对准在十字线上，重复观察记录读数 3 次，读数间差数不大于 ±0.0003。所得读数平均值即为样品的折光率。

测得完毕后，打开棱镜纸轻轻擦干，不论在任何情况下，不允许用擦镜纸以外的任何东西接触到棱镜，以免损坏它的光学平面。

二、比旋度

1. 定义、原理

当有机化合物分子中含有不对称碳原子时，就表现出具有旋光性。例如蔗糖、葡萄糖、薄荷脑等多种物质都具有旋光性，可叫作旋光性物质。

旋光性物质的旋光特性，可通过比旋度来测定。比旋度和物质的熔点、沸点等物理常数一样，可作为旋光性物质的一个特性常数。因此，通过比旋度的测定，可以鉴别旋光性物质的纯度。

通常，自然光是在垂直于光线进行方向的平面内，沿各个方向振动，如图3-2所示。

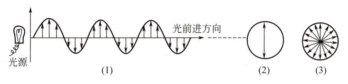

图3-2　光传播示意图

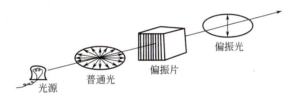

图3-3　自然光通过偏振片变为偏振光

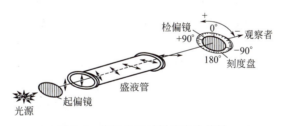

图3-4　偏振光经过样液发生偏转

当自然光射入某种晶体（如冰晶石）制成的偏振片或人造偏振片（聚碘乙烯醇薄膜）时，透出的光线只有一个振动方向，称为偏振光，如图3-3所示。当偏振光经过旋光性物质时，其偏振光平面可被旋转，产生旋光现象，如图3-4所示。此时偏振光平面旋转的角度称为旋光度。在一定温度（通常用 t 表示，可为20℃或25℃）一定波长光线（黄色钠光，可用D表示，波长为589.3nm）下，偏振光透过的每毫升含1g旋光性物质，其厚度为1dm（10cm）溶液时的旋光度，叫作比旋度（或称旋光率、旋光系数）。可按下式计算：

$$[D]_D^t = \frac{\alpha \cdot 100}{lc}$$

式中，$[D]_D^t$ 为温度 t 时，在黄色钠光波长下测定的比旋度；α 为在旋光仪上测得的旋光度，旋光方向可用＋或R表示右旋（顺时针方向旋转），用－或L表示左旋（逆时针方向旋转）；

c 为溶液的浓度（g/100mL）；l 表示偏振光所经过的液层厚度（dm）。应当指出，旋光性物质在不同溶剂中制成的溶液，其旋光度和旋光方向是不同的。

对于纯液体的比旋度，可用下式计算：

$$[D]_D^t = \frac{\alpha}{l\rho}$$

式中，ρ 为纯液体在温度 t 时的密度（g/mL），其他符号含义同上式。

根据国家标准 GB 3102.8—1993 规定，摩尔旋光本领 α_n 和质量旋光本领（或称比旋光本领）α_m 作为法定计量单位，其各自定义如下：

$$\alpha_n = \frac{\alpha A}{n}$$

式中，α 为旋光角，rad；n 为旋光性组元在横截面积 A 的线偏振光束途径中之物质量，rad·m²/mol。

$$\alpha_m = \frac{\alpha \times A}{m}$$

式中，α 为旋光角，rad；m 为旋光性组元在横截面积 A 的线性偏振光束途径中之质量，rad·m²/kg。

2. 测定仪器

常用仪器以国产 WXG-4 型旋光仪为主。由光源发出的光经聚光镜、滤色镜、起偏器变为平面偏振光再经过半荫片呈现三分视场。当通过含有旋光活性物质的旋光测定管时，偏振面发生旋转，光线经检偏器、物镜，通过焦手轮调焦可清晰地看到三分视场，再通过转动测量手轮调节使三分视场明暗程度一致。此时就可以从放大镜读出读数盘游标上的旋转角度——旋光度。

起偏器和检偏器为两个偏振片。当钠光射入起偏器，再射出的为偏振光，此偏振光又射入检偏器。如果这两个偏振片的方向相互平行，则偏振光可不受阻碍地通过检偏器。观测者在检偏器后可看到明亮的光线。当慢慢转动检偏器，观测者可看到光线逐渐变暗，当旋至 90°，即两个偏振片的方向互为垂直时，则偏振光完全被检偏器阻挡，视野呈现全黑。

如果在测量光路中先放入装有旋光物质的测定管和半荫片，此时转动检偏器使其与起偏器振动方向互相垂直，则偏振光不通过检偏器，在目镜看不到光亮，视野全黑。此时读数度应指示为零，即为仪器的零点。然后将装有旋光性物质的旋光测定管装入光路中，由于偏振光被旋光性物质旋转了一个角度，使光线部分地通过检偏器，目镜又呈现光亮。此时再旋转检偏器，使检偏器的振动方向与透过旋光物质以后的偏振光方向相互垂直，则目镜视野再次呈现全黑。此时检偏器在读数度盘上旋转过的角度，即为旋光性物质对偏振光的旋光度，可由读数度盘直接读出。

精密称取适量样品，用适当溶剂溶解样品，放置、稀释至一定体积，混匀。测定时，待光源稳定，先将旋光测定管放入溶解样品的溶剂，旋转检偏器，直到三分视场中间、左、右三部分明暗程度相同，记录刻度盘读数，若仪器正常，此读数即为零点。然后将配好的样品溶液放入已知厚度的旋光测定管中，此时三分视场的左、中、右的亮度出现差异，再旋转检偏器，使三分视场的明暗程度均匀一致，记录刻度盘读数，精确至 0.01°。前后两次读数之差即为被测样品的旋光度。可重复测定三次，记录平均值。应注意刻度盘的转动方向，顺时针为右旋，逆时针为左旋。将测得旋光度数值代入前述公式就可求出比旋度。

第二节 光谱法的应用

目前,药物分析中常用的光谱分析技术主要包括紫外-可见分光光度法、红外分光光度法、原子吸收分光光度法、荧光分析法和火焰光度法。本节重点介绍紫外-可见分光光度法和红外分光光度法。

> **课堂互动**
> 请同学们根据已学知识,思考光有哪些特性,生活或生产中,如何应用光的特性?你还有哪些新的设想?

一、紫外-可见分光光度法

(一)基本原理

紫外-可见分光光度法是根据物质分子对波长为200～760nm这一范围的电磁波的吸收特性所建立起来的一种定性、定量和结构分析方法。操作简单、准确度高、重现性好。分光光度测量是关于物质分子对不同波长和特定波长处的辐射吸收程度的测量。描述物质分子对辐射吸收的程度随波长而变的函数关系曲线,称为吸收光谱或吸收曲线。紫外-可见吸收光谱通常由一个或几个宽吸收谱带组成。最大吸收波长(λ_{max})表示物质对辐射的特征吸收或选择吸收,它与分子中外层电子或价电子的结构(或成键、非键和反键电子)有关。

当一束平行的单色光垂直照射到一定浓度的均匀透明溶液时,入射光被溶液吸收的程度与溶液厚度的关系为

$$\lg \frac{I_0}{I_t} = kbc$$

式中,$\lg \frac{I_0}{I_t}$为光线通过溶液时,被吸收的程度,通常用A表示,称吸光度;b为溶液层厚度,或称光程长度;k为比例常数,它与入射光波长和物质性质有关而与光强度、溶液浓度及溶液厚度无关,其物理意义是:单位的浓度的溶液液层线厚度为1cm时,在一定波长下测得的吸光度;c为溶液浓度。按吸光度定义上式也可写为

$$A = kbc$$

上述光的吸收定律也称为朗伯-比尔定律。朗伯-比尔定律是分光光度法和比色法的基础。这个定律表示:当一束具有I_0强度的单色辐射照射到吸收层厚度为b,浓度为c的吸光物质时,辐射能的吸收依赖于该物质的浓度与吸收层的厚度。

朗伯-比尔定律应用的条件:一是必须使用单色光,二是吸收发生在均匀的介质中,三是吸收过程中,吸收物质相互不发生作用。

在多组分的体系中,在某一波长下,如果各种对光有吸收的物质之间没有相互作用,测体系在该波长的总吸光度等于各组分吸光度的和,即吸光度具有加和性,称为吸光度加和性原理,可表示如下:

$$A_{总}=A_1+A_2+\cdots\cdots A_n=\sum A_n$$

式中，各吸光度的下标表示组分 1，2，…，n。吸光度的加和性对多组分同时定时测定、校正干扰等都极为有用。

大多数有机药物分子中含有芳香环或共轭双键，在紫外光区有吸收，一些外观有颜色的药物在可见光区有吸收，它们都可用紫外-可见分光光度法进行分析。而且该方法操作简单、仪器使用方便，因此该法是药物分析中广泛应用的一种光学分析方法。

（二）仪器

在紫外及可见光区用于测定溶液吸光度的分析仪器称为紫外-可见分光光度计（简称分光光度计），目前，紫外-可见分光光度计的型号较多，但它们的基本构造相似，都由光源、单色器、吸收池、检测器和显示装置等五大部件组成，框图见图3-5。

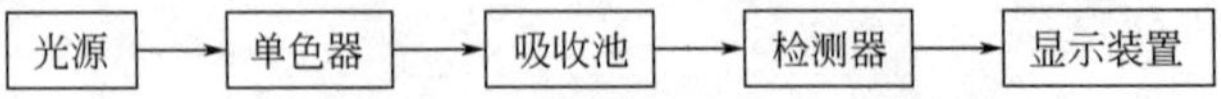

光源 → 单色器 → 吸收池 → 检测器 → 显示装置

图 3-5 分光光度计组成部件框图

由光源发出的光，经单色器获得一定波长单色光照射到样品溶液，被吸收后，经检测器将光强度变化转变为电信号变化，并经信号批示系统调制放大后，显示或打印出吸光度 A（或透射比 T），完成测定。

光源必须具有稳定的、有足够输出功率的、能提供仪器使用波段的连续光谱，如钨灯、卤钨灯（波长范围 350～2500nm），氘灯或氢灯（180～460nm），或可调谐染料激光光源等；单色器，由入射、出射狭缝，透镜系统和色散元件（棱镜或光栅）组成，是用以产生高纯度单色光束的装置，其功能包括将光源产生的复合光分解为单色光和分出所需的单色光束；吸收池，又称试样容器，供盛放试液进行吸光度测量之用，分为石英池和玻璃池两种，前者适用于紫外到可见区，后者只适用于可见区。容器的光程一般为 0.5～10cm；检测器，又称光电转换器，常用的有光电管或光电倍增管，后者较前者更灵敏，特别适用于检测较弱的辐射。近年来还使用光导摄像管或光电二极管矩阵作检测器，具有快速扫描的特点；显示装置发展较快，较高级的光度计，常备有微处理机、荧光屏显示和记录仪等，可将图谱、数据和操作条件都显示出来。

紫外-可见分光光度计按使用波长范围可分为：可见分光光度计和紫外-可见分光光度计两类。前者的使用波长范围是 400～780nm；后者的使用波长范围为 200～1000nm。可见分光光度计只能用于测量有色溶液的吸光度，而紫外-可见分光光度计可测量在紫外、可见光及近红外有吸收的物质的吸光度。

仪器类型则有：单波长单光束直读式分光光度计，单波长双光束自动记录式分光光度计和双波长双光束分光光度计。

（三）应用

分光光度法应用范围包括：

① 定量分析，广泛用于各种物料中微量、超微量和常量的无机和有机物质的测定；

② 定性和结构分析，紫外吸收光谱还可用于推断空间阻碍效应、氢键的强度、互变异构、几何异构现象等；

③ 反应动力学研究，即研究反应物浓度随时间而变化的函数关系，测定反应速率和反应级数，探讨反应机理；

④ 研究溶液平衡，如测定络合物的组成，稳定常数、酸碱离解常数等。

不同的有机化合物具有不同的吸收光谱，因此根据化合物的紫外吸收光谱中特征吸收峰的波长和强度可以进行物质的鉴定和纯度的检查。对于未知试样的定性鉴定，一般采用比较光谱法。即将经提纯的样品和标准物用相同溶剂配成溶液，并在相同条件下绘制吸收光谱曲线，比较其吸收光谱是否一致。若紫外光谱曲线完全相同（包括曲线形状、λ_{max}、λ_{min}，吸收峰数目、拐点及 ε_{max} 等），可初步认为是同一种化合物，为进一步确认可更换一种溶剂重新测定后再作比较。紫外吸收光谱在研究化合物结构中的主要作用是推测官能团、结构中的共轭关系和共轭体系中取代基的位置、种类和数目。

紫外分光光度定量分析与可见分光光度定量分析的定量依据和定量方法相同。但在进行紫外定量分析时应选择好测定波长和溶剂，一般选择 λ_{max} 作测定波长，若在 λ_{max} 处共存的其他物质也有吸收，则应另选 λ 较大，且共存物质没有吸收的波长作测定波长；选择溶剂时须注意所用溶剂在测定波长处应没有明显的吸收，且对被测物溶解性要好，不和被测物发生作用，不含干扰测定的物质。

1. 仪器的校正和检定

（1）波长校正　由于环境因素对机械部分的影响，仪器的波长经常会略有变动，因此除应定期对所用的仪器进行全面校正检定外，还应于测定前校正测定波长。常用汞灯中的较强谱线 237.83nm、253.65nm、275.28nm、296.73nm、313.16nm、334.15nm、365.02nm、404.66nm、435.83nm、546.07nm 与 576.96nm，或用仪器中氘灯的 486.02nm 与 656.10nm 谱线进行校正，钬玻璃在 279.4nm、287.5nm、333.7nm、360.9nm、418.5nm、460.0nm、484.5nm、536.2nm 与 637.5nm 波长处有尖锐吸收峰，也可作波长校正用，但因来源不同或随着时间的推移会有微小的差别，使用时应注意。

（2）吸光度准确度检定　吸光度的准确度可用重铬酸钾的硫酸溶液检定。取在 120℃ 干燥至恒重的基准重铬酸钾约 60mg，精密称定，用 0.005mol/L 硫酸溶液溶解并稀释至 1000mL，在规定的波长处测定并计算其吸收系数，并与规定的吸收系数比较，应符合表 3-1 中的规定。

表 3-1　吸光度准确度检定对照表

波长 /nm	235（最小）	257（最大）	313（最小）	350（最大）
吸收系数的规定值	124.5	144.0	48.62	106.6
吸收系数的许可范围	123.0～126.0	142.8～146.2	47.0～50.3	105.5～108.5

（3）杂散光的检查　可按表 3-2 的试剂和浓度，配制成水溶液，置 1cm 石英吸收池中，在规定的波长处测定透光率，应符合表 3-2 中的规定。

表 3-2　杂散光检查对照表

试剂	浓度 /%	测定用波长 /nm	透光率 /%
碘化钠	1.00	220	<0.8
亚硝酸钠	5.00	340	<0.8

2. 对溶剂的要求

含有杂原子的有机溶剂，通常均具有很强的末端吸收。因此，当作溶剂使用时，它们的使用范围均不能小于截止使用波长。例如甲醇、乙醇的截止使用波长为 205nm。另外，当溶剂不纯时，也可能增加干扰吸收。因此，在测定供试品前，应先检查所用的溶剂在供试品所用的波长附近是否符合要求，即将溶剂置1cm石英吸收池中，以空气为空白（即空白光路中不置任何物质）测定其吸收度。溶剂和吸收池的吸光度，在220～240nm范围内不得超过0.40，在241～250nm范围内不得超过0.20，在251～300nm范围内不得超过0.10，在300nm以上时不得超过0.05。

3. 测定法

测定时，除另有规定外，应以配制供试品溶液的同批溶剂为空白对照，采用1cm的石英吸收池，在规定的吸收峰波长±2nm以内测试几个点的吸光度，或由仪器在规定波长附近自动扫描测定，以核对供试品的吸收峰波长位置是否正确，除另有规定外，吸收峰波长应在该品种项下规定的波长±2nm以内，并以吸光度最大的波长作为测定波长。一般供试品溶液的吸光度读数，以在0.3～0.7之间的误差较小。

本方法主要用于药物的鉴别、特殊杂质限量检查、溶出度的测定和含量测定等。

二、红外分光光度法

红外光谱分布在可见光区和微波区之间，其波长范围为0.75～1000nm。根据实验技术和应用的不同，通常将红外光谱划分为三个区域，如表3-3所示。

表3-3　红外光区的划分

区域	波长 λ/nm	波数 ν/cm^{-1}	能级跃迁类型
近红外光区	0.75～2.5	13300～4000	分子化学键振动的倍频和组合频
中红外光区	2.5～25	4000～400	化学键振动的基频
远红外光区	25～1000	400～10	骨架振动、转动

物质在红外光照射下选择性地吸收其中与分子振动、转动频率相同的红外线，而形成一些吸收谱带，称为红外光谱。不同结构的分子具有不同的振动能级，因而出现代表分子结构的各不相同的特征红外光谱，由此可进行分子的定性与定量分析。有机物中大多数基团相对独立地在红外光谱的一定频率范围内出现其特征吸收峰，从而可鉴定分子中的基团。广泛用于制药、染料、石油、高分子、半导体及环境中有机污染物的分析鉴定。

（一）基本工作原理

用一定频率的红外线聚焦照射被分析的试样，如果分子中某个基团的振动频率与照射红外线相同就会产生共振，这个基团就吸收一定频率的红外线，把分子吸收的红外线的情况用仪器记录下来，便能得到全面反映试样成分特征的光谱，从而推测化合物的类型和结构。

通常把红外吸收光谱中波数4000～1330cm^{-1}范围叫特征频率区或特征区。在特征区内吸收峰数目较少，易于区分。各类有机物中共有的官能团的特征频率峰皆位于该区，原则上每个吸收峰都可找到它的归属。特征区可作为官能团定性分辨的主要依据。

红外吸收光谱中波数在1330～670cm^{-1}范围内称为指纹区。在此区域内各官能团吸收峰的波数不具有明显的特征性，由于吸收峰密集，如人的指纹，故称指纹区。有机物分子结构上的微小变化都会引起指纹区吸收峰的明显改变。将未知物红外光谱的指纹区与标准红外光谱图比较，可得出未知物与已知物是否相同的结论。因此指纹区在分辨有机物的结构时，也有很大的价值。

利用红外吸收光谱鉴定有机化合物结构，须熟悉重要的红外区域与结构（基团）的关系。

通常中红外光区分为四个吸收区域，如表3-4所示。熟记各区域包含哪些基团的哪些振动，可帮助我们对化合物的结构作出判断非常有益。

表3-4 中红外光区四个区域的划分

区域	基团	吸收频率/cm^{-1}	振动形式	吸收强度	说明
第一区域	—OH（游离）	3650～3580	伸缩	m, sh	判断有无醇类，酚类和有机酸的重要依据
	—OH（缔合）	3400～3200	伸缩	s, b	
	—NH_2，—NH（游离）	3500～3300	伸缩	m	
	—NH_2，—NH（缔合）	3400～3100	伸缩	s, b	
	—SH	2600～2500	伸缩		不饱和C—H伸缩振动出现在3000cm^{-1}以上
	C—H伸缩振动 不饱和C—H				末端 =CH_2 出现在3085cm^{-1}附近
	≡C—H（叁键）	3300附近	伸缩	s	强度上比饱和C—H稍弱，但谱带较尖锐
	=C—H（双键）	3010～3040	伸缩	s	饱和C—H伸缩振动出现在3000cm^{-1}以下
	苯环中C—H	3030附近	伸缩	s	（3000～2800cm^{-1}），取代基影响较小
	饱和C—H				
	—CH_3	2960±5	反对称伸缩	s	
	—CH_3	2870±10	对称伸缩	s	
	—CH_2	2930±5	反对称伸缩	s	三元环中的CH_2出现在3050cm^{-1}
	—CH_2	2850±10	对称伸缩	s	—C—H出现在2890cm^{-1}，很弱
第二区域	—C≡N	2260～2220	伸缩	s 针状	干扰少
	—N≡N	2310～2135	伸缩	m	
	—C≡C—	2260～2100	伸缩	v	R—C≡C—H，2100～2140；R—C≡C—R′，2190～2260；若R′=R，对称分子无红外谱带
	—C=C=C—	1950附近	伸缩	v	
第三区域	C=C	1680～1620	伸缩	m, w	苯环的骨架振动
	芳环中C=C	1600，1580	伸缩	v	
		1500，1450			其他吸收带干扰少，是判断羰基（酮类、酸类、酯类、酸酐等）的特征频率，位置变动大
	—C=O	1850～1600	伸缩	s	
	—NO_2	1600～1500	反对称伸缩	s	
	—NO_2	1300～1250	对称伸缩	s	
	S=O	1220～1040	伸缩	s	
第四区域	C—O	1300～1000	伸缩	s	C—O键（酯、醚、醇类）的极性很强，故强度强，常成为谱图中最强的吸收
	C—O—C	900～1150	伸缩	s	醚类中C—O—C的v_m=1100±50是最强的吸收。C—O—C对称伸缩在900～1000，较弱
	—CH_3，—CH_2	1460±10	—CH_3反对称变形，CH_2变形	m	大部分有机化合物都含有CH_3、CH_2基，因此此峰经常出现
	—CH_3	1370～1380	对称变形	s	
	—NH_2	1650～1560	变形	m, s	
	C—F	1400～1000	伸缩	s	
	C—Cl	800～600	伸缩	s	
	C—Br	600～500	伸缩	s	
	C—I	500～200	伸缩	s	
	=CH_2	910～890	面外摇摆	s	
	—$(CH_2)_n$—，$n>4$	720	面内摇摆	v	

注：s—强吸收；b—宽吸收带；m—中等强度吸收；w—弱吸收；sh—尖锐吸收峰；v—吸收强度可变。

决定官能团特征频率的主要因素有四个方面：分子中原子的质量、原子间化学键力常数、分子的对称性、振动的相互作用。这些因素在一系列化合物中保持稳定时，才呈现特征频率。

（二）仪器

红外分光光度计，是一种用棱镜或光栅进行分光的红外光谱仪。其构造系统基本上和紫外-可见分光光度计类似。它主要由光源、吸收池、单色器、检测器、放大器及记录机械装置五个部分组成。由光源发出的红外线分成完全对称的两束光：参考光束与样品光束。它们经半圆形调制镜调制，交替地进入单色仪的狭缝，通过棱镜或光栅分光后由热电偶检测两束光的强度差。当样品光束的光路中没有样品吸收时，热电偶不输出信号。一旦放入测试样品，样品吸收红外光，两束光有强度差产生，热电偶便有约 10Hz 的信号输出，经过放大后输至电机，调节参考光束光路上的光楔，使两束光的强度重新达到平衡，由笔的记录位置直接指出了某一波长的样品透射率，波数的连续变化就自动记录了样品的红外吸收光谱或透射光。图 3-6 显示了各个部分之间的连接情况。

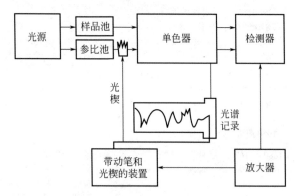

图 3-6 双光束红外分光光度计

（三）应用

红外光谱在药物分析方面的应用主要有以下几个方面。

① 化合物中各原子团组合排列情况，是由红外光谱中出现的特征官能团来确定的。

② 异构体的测定——可鉴定立体异构体和同分异构体。

③ 化学反应的检查——一个化学反应是否已进行完全，可用红外光谱检查，这是因原料和预期的产品都有其特征吸收带。例如，氧化仲醇为酮时，酮的羰基应在产物中出现，原料仲醇的羟基吸收应消失，才可认为反应完全。

④ 未知物剖析——可先将未知物分离提纯，作元素分析，写出分子式，计算不饱和度。从红外光谱可得到此未知物主要官能团的信息，确定它是属于哪种化合物。结合紫外-可见分光光度法、核磁共振波谱分析法等可鉴定此化合物的结构。

（四）样品处理

采用红外光谱分析样品时，需对分析试样进行处理，处理方法因试样状态而异：

1. 固体试样

对可塑样品可在平滑的金属表面滚压成薄膜，也可将样品溶于挥发性溶剂中，再将溶液倾注于平滑玻璃上，待溶剂挥发后，将膜剥下，膜厚 0.1～1.0mm，再置于两盐片之间进行测定。也可用糊状法将 2～3mg 样品置于玛瑙研钵内，滴入一滴氟化煤油充分研细，再用刮刀将糊状样品刮至 NaCl 或 KBr 盐片上，放在可拆式液槽上进行测定。还可用压片法，即将 1～2mg 样品放在 200mg 干燥的 KBr 粉末中（200～300 目），放在研钵中研细，混合均匀后，再转移至压片模具中，在真空中用 $10^5 N/m^2$ 左右的压力，经 10min，可压成透明的薄片，厚 1～2mm。用于压片的高纯 KBr，应在 4000～400cm^{-1} 无吸收峰。压好的透明薄片可置于样品槽中用于绘制红外吸收光谱图。

2. 液体试样

分析液态样品可以使用可拆式、固定式或可变厚度的液体槽。在两片透明盐窗（NaC、KBr）之间，注入液体样品，形成厚度为 0.001～0.05mm 的液膜，即可用于绘制红外吸收光谱图。若需进行定量分析，最好使用固定式液槽，以获得重复的吸收强度数据。

3. 气体试样

由于气态样品中分子密度稀疏，所以其样品槽的光路要长，通常首先使用真空系统抽掉槽中空气，在充入一定压力的气态样品。气体样品槽两端装有单晶，NaCl、KCl、LiF、AgCl 等，制成的盐窗，槽长 5～10cm，容积 50～150mL。当进行低浓度气体、弱吸收气体或空气污染物的痕量分析时，往往使用槽内装有多次反射镜的长光程气体槽。这种气体槽可使光程长度提高到 10m 以上。

制备样品的要求：试样应该是单一组分的纯物质，纯度应大于 98% 或符合商业标准。多组分样品应在测定前用分馏、萃取、重结晶、离子交换或其他方法进行分离提纯，否则各组分的红外光谱会相互重叠，难以辨析；试样中应不含游离水。因水本身有红外吸收，会严重干扰样品谱图，还会侵蚀吸收池的盐窗；试样的浓度和测试厚度应选择适当，以使光谱图中大多数峰的透射比在 10%～80% 范围内。

> **课外实训项目**
>
> 请同学们选择几种常用药物，首先根据已学知识推测在该药物检测过程中能否应用光谱分析技术？然后再查阅药典验证自己的推测。

第三节　色谱法的应用

色谱法是利用不同物质在不同的两相中所表现的物理化学性质上的差异来进行分离分析的方法。色谱法具有取样少、灵敏度高和分离效果好等优点。根据分离方法可将色谱法分为五类：纸色谱法、薄层色谱法、柱色谱法、气相色谱法、高效液相色谱法。本节将重点介绍薄层色谱法、高效液相色谱法和气相色谱法。

一、薄层色谱法

薄层色谱，或称薄层层析（thin layer chromatography，TLC），是以涂布于支持板上的支持物作为固定相，以合适的溶剂为流动相，对混合样品进行分离、鉴定和定量的一种层析分离技术。这是一种快速分离诸如脂肪酸、类固醇、氨基酸、核苷酸、生物碱及其他多种物质的特别有效的层析方法,从 20 世纪 50 年代发展起来至今,仍被广泛采用。薄层色谱法是快速分离和定性分析少量物质的一种很重要的实验技术,也用于跟踪反应进程。

 课堂互动

请同学们思考如何把两种或多种组分分离开?

(一)原理

薄层色谱法是一种吸附薄层色谱分离法,它利用各成分对同一吸附剂吸附能力不同,使在移动相(溶剂)流过固定相(吸附剂)的过程中,连续的产生吸附、解吸附、再吸附、再解吸附,从而达到各成分的互相分离的目的。

吸附是表面的一个重要性质。任何两个相都可以形成表面,吸附就是其中一个相的物质或溶解于其中的溶质在此表面上的密集现象。在固体与气体之间、固体与液体之间、吸附液体与气体之间的表面上,都可能发生吸附现象。物质分子之所以能在固体表面停留,这是因为固体表面的分子(离子或原子)和固体内部分子所受的吸引力不相等。在固体内部,分子之间相互作用的力是对称的,其力场互相抵消。而处于固体表面的分子所受的力是不对称的,向内的一面受到固体内部分子的作用力大,而表面层所受的作用力小,因而气体或溶质分子在运动中遇到固体表面时受到这种剩余力的影响,就会被吸引而停留下来。吸附过程是可逆的,被吸附物在一定条件下可以解吸出来。在单位时间内被吸附于吸附剂的某一表面积上的分子和同一单位时间内离开此表面的分子之间可以建立动态平衡,称为吸附平衡。吸附层析过程就是不断地产生平衡与不平衡、吸附与解吸的动态平衡过程。

例如,用硅胶和氧化铝作支持剂,其主要原理是吸附力与分配系数的不同,使混合物得以分离。当溶剂沿着吸附剂移动时,带着样品中的各组分一起移动,同时发生连续吸附与解吸作用以及反复分配作用。由于各组分在溶剂中的溶解度不同,以及吸附剂对它们的吸附能力的差异,最终将混合物分离成一系列斑点。如作为标准的化合物在层析薄板上一起展开,则可以根据这些已知化合物的比移值(R_f 值,R_f = 溶质移动的距离 / 溶液移动的距离)对各斑点的组分进行鉴定,同时也可以进一步采用某些方法加以定量。

(二)仪器与材料

1. 载板

用以涂布薄层用的载板有玻璃板、铝箔及塑料板,对薄层板的要求是:需要有一定的机械强度及化学惰性,且厚度均匀、表面平整,因此玻璃板是最常用的。载板可以有不同规格,如 5cm×20cm,10cm×20cm 或 20cm×20cm 等。玻璃板要求光滑、平整,洗净后不附水珠,使用前应晾干。

2. 固定相(吸附剂)或载体

最常用的有硅胶 G、硅胶 GF254、硅胶 H、硅胶 HF254,其次有硅藻土、硅藻土 G、氧化铝、氧化铝 G、微晶纤维素、微晶纤维素 F254 等。其颗粒大小,一般要求直径为 10~40μm。薄层涂布,一般可分无黏合剂和含黏合剂两种;前者系将固定相直接涂布于玻璃板上,后者系在固定相中加入一定量的黏合剂,调成糊状,均匀涂布于玻璃板上。

3. 涂布器

应能使固定相或载体在玻璃板上涂成一层符合厚度要求的均匀薄层。

4. 点样器

定性：内径为 0.5mm 管口平整的普通毛细管。

定量：微量注射剂。

点样直径不超过 5mm，点样距离一般为 1～1.5cm 即可。

5. 展开室

应使用适合载板大小的玻璃制薄层色谱展开缸，并有严密的盖子，除另有规定外，底部应平整光滑，应便于观察。

（三）操作方法

1. 薄层板制备

除另有规定外，将 1 份固定相和 3 份水在研钵中向一方向研磨混合，去除表面的气泡后，倒入涂布器中，在玻板上平稳地移动涂布器进行涂布（厚度为 0.2～0.3mm），取下涂好薄层的玻板，置水平台上于室温下晾干，后在 110℃烘 30min，即置有干燥剂的干燥箱中备用。使用前检查其均匀度（可通过透射光和反射光检视）。

手工制板一般分不含黏合剂的软板和含黏合剂的硬板两种。

2. 点样

除另有规定外，用点样器点样于薄层板上，一般为圆点，点样基线距底边 2.0cm 左右，点间距离可视斑点扩散情况以不影响检出为宜。点样时必须注意勿损伤薄层表面。

3. 展开

展开剂也称溶剂系统、流动相或洗脱剂，是在平面色谱中用作流动相的液体。展开剂的主要任务是溶解被分离的物质，在吸附剂薄层上转移被分离物质，使各组分的 R_f 值在 0.2～0.8 之间并对被分离物质要有适当的选择性。作为展开剂的溶剂应满足以下要求：适当的纯度、适当的稳定性、低黏度、线性分配等温线、很低或很高的蒸气压以及尽可能低的毒性。

展开室如需预先用展开剂饱和，可在室中加入足够量的展开剂，并在壁上贴二条与室一样高、宽的滤纸条，一端浸入展开剂中，密封室顶的盖，使系统平衡。将点好样品的薄层板放入展开室的展开剂中，浸入展开剂的深度一般为距薄层板底边 0.5～1.0cm（切勿将样点浸入展开剂中），密封室盖，待展开至规定距离，取出薄层板，晾干，按各品种项下的规定检测。

4. 显色

常用的显色方法有：

① 喷雾显色：显色剂溶液以气溶胶的形式均匀地喷洒在纸和薄层。

② 浸渍显色：挥去展开剂的薄层板，垂直的插入盛有显色剂的浸渍槽中，设定浸板及抽出速度和规定在显色剂中浸渍的时间。

显色试剂有：

① 通用显色剂：硫酸溶液（硫酸：水 1：1，硫酸：乙醇 1：1）、0.5%碘的氯仿溶液、中性 0.05%高锰酸钾溶液、碱性高锰酸钾溶液（还原性化合物在淡红色背景上显黄色斑点）；

② 专属显色剂。

5. 测定比移值

在一定的色谱条件下，特定化合物的 R_f 值是一个常数，因此有可能根据化合物的 R_f 值鉴定化合物。

6. 薄层扫描

薄层扫描法指用一定波长的光照射在经薄层色谱后的色谱板上，对具有吸收或能产生荧光的色谱斑点进行扫描，用反射法或透射法测定吸收的强度，以检测层析谱。对于中成药复方制剂，亦可用相应的原药材按需要组合作阴、阳对照，然后比较其薄层扫描图谱加以鉴别。使用仪器为薄层扫描仪。

如需用薄层扫描仪对色谱斑点作扫描检出，或直接在薄层上对色谱斑点作扫描定量，则可用薄层扫描法。薄层扫描的方法，除另有规定外，可根据各种薄层扫描仪的结构特点及使用说明，结合具体情况，选择吸收法或荧光法，用双波长或单波长扫描。由于影响薄层扫描结果的因素很多，故应在保证供试品的斑点在一定浓度范围内呈线性的情况下，将供试品与对照品在同一块薄层上展开后扫描，进行比较并计算定量，以减少误差。各种供试品，只有得到分离度和重现性好的薄层色谱，才能获得满意的结果。

二、高效液相色谱法

高效液相色谱法（High Performance Liquid Chromatography，HPLC）又称"高压液相色谱""高速液相色谱"等。高效液相色谱是色谱法的一个重要分支，以液体为流动，采用高压输液系统，将具有不同极性的单一溶剂或不同比例的混合溶剂、缓冲液等流动相泵入装有固定相的色谱柱，在柱内各成分被分离后，进入检测器进行检测，从而实现对试样的分析。该方法已成为化学、医学、工业、农学、商检和法检等学科领域中重要的分离分析技术。高效液相色谱法有"三高一广一快"的特点，即高压、高效、高灵敏度、应用范围广、分析速度快。此外高效液相色谱还有色谱柱可反复使用、样品不被破坏、易回收等优点。

（一）原理

按分离机理高效液相色谱可分为液-固吸附色谱、液-液分配色谱、键合相色谱、凝胶色谱、离子色谱等。

1. 液-固吸附色谱

液-固色谱是基于各组分吸附能力的差异进行混合物分离的，其固定相是固体吸附剂。它们是一些多孔性的极性微粒物质，如氧化铝、硅胶等。当混合物随流动相通过吸附剂时，由于流动相与混合物中各组分对吸附剂的吸附能力不同，故在吸附剂表面组分分子和流动相分子对吸附剂表面活性中心发生吸附竞争。与吸附剂结构和性质相似的组分易被吸附，呈现了高保留值；反之，与吸附剂结构和性质差异较大的组分不易被吸附，呈现了低保留值。

2. 液-液分配色谱

在液-液分配色谱中，一个液相作为流动相，另一个液相（即固定液）则分散在很细的惰性载体或硅胶上作为固定相。作为固定相的液相与流动相互不相溶，它们之间有一个界面。固定液对被分离组分是一种很好的溶剂。当被分析的样品进入色谱柱后，各组分按照它们各自的分配系数，很快地在两相间达到分配平衡。这种分配平衡的结果导致各组分迁移速度的不同，从而实现了分离。依固定相和流动相的相对极性的不同分配色谱法可分为：正相分配色谱法——固定相的极性大于流动相的极性；反相分配色谱法——固定相的极性小于流动相的极性。

在正相分配色谱法中，固定相载体上涂布的是极性固定液，流动相是非极性溶剂。它可用来分离极性较强的水溶性样品，洗脱顺序与液固色谱法在极性吸附剂上的洗脱结果相似，即非极性组分先洗脱出来，极性组分后洗脱出来。在反相分配色谱法中，固定相载体上涂布极性较弱或非极性的固定液，而用极性较强的溶剂作流动相。它可用来分离油溶性样品，其洗脱顺序与正相分配色谱相反，即极性组分先被洗脱，非极性组分后被洗脱。

3. 键合相色谱

它是以化学键合相为固定相的色谱法。将固定液的官能团键合在载体上形成的固定相称为化学键合相色，其主要特点是不流失。

根据键合固定相与流动相相对极性的强弱，可将键合相色谱法分为正相键合相色谱法和反相键合相色谱法。在正相键合相色谱法中，键合固定相的极性大于流动相的极性，适用于分离油溶性或水溶性的极性与强极性化合物。在反相键合相色谱法中，键合固定相的极性小于流动相的极性，适用于分离非极性、极性或离子型化合物，其应用范围比正相键合相色谱法广泛得多。

（1）固定相　化学键合固定相使用全多孔或薄壳型微粒硅胶作为基体，这是由于硅胶具有机械强度好、表面硅羟基反应活性高、表面积和孔结构易控制的特点。化学键合固定相按极性大小可分为非极性、弱极性、极性化学键合固定相三种，其中非极性烷基键合相是目前应用最广泛的柱填料，尤其是 C_{18} 反相键合相（简称 ODS），在反相液相色谱中发挥着十分重要的作用。

（2）流动相　在键合相色谱中使用的流动相类似于液-固吸附色谱、液-液分配色谱中的流动相。正相键合相色谱的流动相，采用和正相液-液分配色谱相似的流动相，流动相的主体成分是己烷（或庚烷）。为改善分离的选择性，常加入的优选溶剂为质子接受体乙醚或甲基叔丁基醚；质子给予体氯仿；偶极溶剂二氯甲烷等。

（3）反相键合相色谱的流动相　反相键合相色谱中，采用和反相液-液分配色谱相似的流动相，流动相的主体成分是水。为改善分离的选择性，常加入的优选溶剂为质子接受体甲醇，质子给予体乙腈和偶极溶剂四氢呋喃等。

正相色谱和反相色谱

键合相色谱中的固定相特性和分离机理与分配色谱法都存有差异，一般不宜将化学键合相色谱法统称为液液分配色谱法。正相键合相色谱的分离原理是正相键合相色谱使用的是极性键合固定相[以极性有机基团如氨基（—NH$_2$）、腈基（—CN）、醚基（—O—）等键合在硅胶表面制成的]，溶质在此类固定相上的分离机理属于分配色谱。反相键合相色谱的分离原理是反相键合相色谱使用的是极性较小的键合固定相（以极性较小的有机基团如苯基、烷基等键合在硅胶表面制成的），其分离机理可用疏溶剂作用理论来解释。

4. 凝胶色谱

凝胶色谱法又称分子排阻色谱法，是按分子尺寸大小顺序进行分离的一种色谱方法。

（二）仪器

高效液相色谱仪是实现液相色谱分析的仪器设备。高效液相色谱仪可分为高压输液泵、色谱柱、进样器、检测器以及数据获取与处理系统等部分。

1. 高压输液泵

高压输液泵是高效液相色谱仪的关键部件,其作用是将流动相以稳定的流速或压力输送入柱系统,并使样品在色谱柱中完成分离的装置。对于带有在线脱气装置的色谱仪,流动相应先经过脱气装置然后再输送到色谱柱。为使样品中的各组分在色谱柱中达到理想的分离效果,高压输液泵必须满足以下几点要求:泵体材料能耐化学腐蚀;能在高压(30~60MPa)下连续工作;输出流量稳定(±1%),无脉冲,重复性高(±0.5%),而且输出流量范围宽;适用于梯度洗脱。

高压输液泵一般可分为恒压泵和恒流泵两大类。目前高效液相色谱仪普遍采用的是往复式恒流泵,特别是双柱塞型往复泵。

2. 色谱柱

色谱柱是高效液相色谱仪的心脏,要求分离度高、柱容量大、分析速度快,高性能的色谱柱与固定相本身性能、柱结构、装填和使用技术有关。

3. 进样器

进样器是将待分析样品引入色谱系统的装置,要求密封性好,死体积小,重复性好,进样引起色谱分离系统的压力和流量波动要很小。常用的进样器有以下两种:六通阀进样器和自动进样器。

4. 检测器

检测器是将被分析组分在柱流出液中浓度的变化转化为光学或电学信号。可分为示差折光化学检测器、紫外吸收检测器、紫外-可见分光光度检测器、二极管阵列紫外检测器、荧光检测器和电化学检测器等,其中紫外检测器最常用。

5. 数据获取与处理系统

高效液相色谱的分析结果除可用记录仪绘制谱图外,现已广泛使用色谱数据处理机和色谱工作站来记录和处理色谱分析的数据。色谱工作站多采用16位或32位高档微型计算机,如HP1100高效液相谱仪配备的色谱工作站,CPU为PⅢ450,内存64MB,3.0~6.4GB的硬盘及打印机,其主要功能如下:自行诊断功能、全部操作参数控制功能、智能化数据处理和谱图处理功能、进行计量认证的功能等。

(三)应用实例

(1)醋酸麦迪霉素　醋酸麦迪霉素是大环内酯类抗生素,其分析常用高效液相色谱法将其与其他成分分开,其色谱图见图3-7。

色谱柱:YWG-C18柱(4.0mm×20cm,10μm)。

流动相:pH=7.1磷酸盐缓冲液(1.56g $NaH_2PO_4 \cdot 2H_2O$ 和 7.16g $Na_2HPO_4 \cdot 12H_2O$ 加水至1000mL)-甲醇(27:73)。

流速:1.0mL/min。

检测波长:232nm。

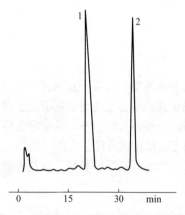

图3-7　醋酸麦迪霉素高效液相色谱图

1—醋酸麦迪霉素;2—内标物(苯丙酸诺龙)

(2)退黄口服液中栀子苷的含量测定　退黄口服液是由栀子、茵陈、五味子、柴胡组成,具有利湿,利胆退黄的功效,其有效成分是栀子苷。用高效液相色谱法测其含量,结果精密度高，方法简便可靠，其色谱图见图 3-8。

色谱柱：C$_{18}$-ODS（150mm×4.6mm，10μm）。

流动相：甲醇 - 水（20 ∶ 80）。

柱温：室温。

检测波长：240nm。

流速：1.0mL/min。

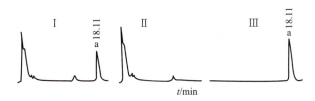

图 3-8　退黄口服液 HPLC 色谱图

Ⅰ—退黄口服液；Ⅱ—空白溶液；Ⅲ—栀子苷对照液；a—栀子苷

（3）高效液相色谱法测定盐酸维拉帕米及片剂和注射剂的含量及有关物质　用外标法计算含量，其色谱图见图 3-9。

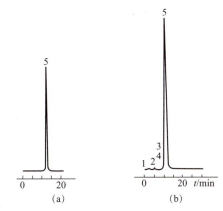

图 3-9　盐酸维拉帕米含量测定（a）及有关物质检查（b）的色谱图

1—杂质 1；2—杂质 2；3—杂质 3；4—杂质 4；5—盐酸维拉帕米

色谱柱：Irregular-HC$_{18}$（4.6mm×200mm，10μm）。

流动相：醋酸盐缓冲液 - 甲醇 - 三乙胺（55 ∶ 45 ∶ 1）。

流速：1.0mL/min。

紫外检测波长：278nm。

三、气相色谱法

以气体为流动相的色谱法，称为气相色谱法（gas chromatography，GC）。其分析流程如图 3-10 所示。

气相色谱法由于所用的固定相不同，可以分为两种，用固体吸附剂作固定相的叫气固色谱，用涂有固定液的担体作固定相的叫气液色谱。

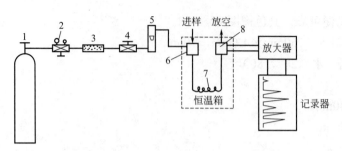

图 3-10　单柱单气路气相色谱法流程示意图

1—载气钢瓶；2—减压阀；3—净化器；4—稳压阀；

5—转子流量计；6—色谱柱；7—气化室；8—色谱柱

按色谱分离原理来分，气相色谱法亦可分为吸附色谱和分配色谱两类，在气固色谱中，固定相为吸附剂，气固色谱属于吸附色谱，气液色谱属于分配色谱。按色谱操作形式来分，气相色谱属于柱色谱，根据所使用的色谱柱粗细不同，可分为一般填充柱和毛细管柱两类。一般填充柱是将固定相装在一根玻璃或金属的管中，管内径为 2～6mm。毛细管柱则又可分为空心毛细管柱和填充毛细管柱两种。空心毛细管柱是将固定液直接涂在内径只有 0.1～0.5mm 的玻璃或金属毛细管的内壁上，填充毛细管柱是近几年才发展起来的，它是将某些多孔性固体颗粒装入厚壁玻管中，然后加热拉制成毛细管，一般内径为 0.25～0.5mm。在实际工作中，气相色谱法是以气液色谱为主。

（一）原理

气相色谱法的分离原理是利用要分离的诸组分在流动相（载气）和固定相两相间的分配有差异（即有不同的分配系数），当两相做相对运动时，这些组分在两相间的分配反复进行，从几千次到数百万次，即使组分的分配系数只有微小的差异，随着流动相的移动也可以有明显的差距，最后使这些组分得到分离。

气相色谱法的理论基础主要表现在两个方面，即色谱过程动力学和色谱过程热力学，也可以这样说，组分是否能分离开取决于其热力学行为，而分离得好不好则取决于其动力学过程。实现气相色谱分离的基本条件是欲被分离的物质有不同的分配系数，而不同的分配系数也是气相色谱定性鉴别组分的基础。物质在色谱过程中的保留是一种宏观现象，但引起保留的原因却是分子之间的微观作用。因此要研究影响物质保留的原因，必须从分子间的微观作用、分子的微观结构着手，在这一方面，统计热力学是最好的工具。

色谱过程热力学能够很好地解释气相色谱的保留值规律：利用分子结构参数直接预测气相色谱保留值；容量因子 k 随柱温变化的规律；同类化合物中同系物保留值随分子中碳原子数目变化的规律；同族化合物的保留值随沸点变化的规律；双固定液的保留值变化规律。

（二）仪器

气相色谱仪的型号种类繁多，但它们的基本结构是一致的。它们都由气路系统、进样系统、分离系统、检测系统、数据处理系统和温度控制系统等六大部分组成。

其简单测定过程：被分析样品（气体或液体汽化后的蒸气）在流速保持一定的惰性气体（称为载气或流动相）的带动下进入填充有固定相的色谱柱，在色谱柱中样品被分离成一个个的单一组分，并以一定的先后次序从色谱柱流出，进入检测器，转变成电信号，再经放大后，由记录器记录下来，在记录纸上得到一组曲线图（称色谱峰），根据色谱峰的峰高或峰面积就可定量测定样品中各个组分的含量。现将各部分设备的结构、性能及使用方法简介如下。

1. 气路系统

气相色谱仪中的气路是一个载气连续运行的密闭管路系统。整个气路系统要求载气纯净、密闭性好、流速稳定及流速测量准确。气相色谱的载气是载送样品进行分离的惰性气体，是气相色谱的流动相。常用的载气为氮气、氢气、氦气、氩气。

气路系统主要部件有：气体钢瓶和减压阀、净化管、稳压阀、针形阀、稳流阀、管路连接、检漏、载气流量的测定等。

2. 进样系统

要得到理想的气相色谱分析结果，首先应将样品定量引入色谱系统，并使样品有效地气化，然后用载气将样品快速"扫入"色谱柱。气相色谱仪的进样系统包括进样器和气化室。进样器有气体样品进样器、液体样品进样器、固体样品进样器气相色谱仪还配置了自动进样器，它使得气相色谱分析实现了完全的自动化，其具体结构可参阅相关专著。气化室的作用是将液体样品瞬间气化为蒸气。

3. 分离系统

分离系统主要由柱箱和色谱柱组成，色谱柱是核心部分，其主要作用是将多组分样品分离为单一组分的样品。在分离系统中，柱箱相当于一个精密的恒温箱。它的基本参数有两个：一是柱箱的尺寸；二是柱箱的控温参数。色谱柱一般可分为填充柱和毛细管柱。填充柱是指在柱内均匀、紧密填充固定相颗粒的色谱柱。柱长一般为 1～5m，内径一般为 2～4mm。毛细管柱又称开管柱，它又分为空心毛细管柱和填充毛细管柱。它的分离效率比填充柱有很大的提高，可解决复杂的、填充柱难于解决的分析问题，其应用在日益增多。

4. 检测系统

检测器是构成气相色谱仪的关键部件。其作用是把被色谱柱分离的样品组分，根据其物理的或化学的特性，转变成电信号（电压或电流），经放大后，由记录仪记录成色谱图。检测器能灵敏、快速、准确、连续地反映样品组分的变化，从而达到定性和定量分析的目的。

气相色谱仪所用的检测器的种类很多，应用最广的是热导检测器（TCD）和氢火焰离子化检测器（FID）；此外还有电子捕获检测器（ECD）、火焰光度检测器（FPD）等。根据检测原理不同，检测器可分为两类：一类是浓度型检测器，即被测组分和载气相混合，检测器的灵敏度和被测组分的浓度成正比。如热导检测器就属此类。另一类是质量型检测器，当被测组分被载气带入检测器时检测器的灵敏度和单位时间进入检测器中组分的质量成正比。如氢火焰离子化检测器就属此类。

（三）应用

气相色谱法的应用范围很广，在药物分析中，既可用于原料药、合成药、中间体的分析，也可用于药物制剂及药物动力学等方面的研究。如环孢素 A 中乙醇及丙二醇的含量测定，使用气相色谱法分析，操作简便，结果准确可靠（图 3-11）。

色谱柱：玻璃柱长 2m，固定相为 GDX-101，柱温采用程序升温（起始为 165℃，保持 12min，以 40℃升至 280℃，并保持 20min）。

检测器：氢火焰离子化检测器，检测器温度为 280℃，进样口温度 210℃。

进样量：2μL。

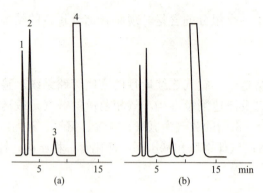

图 3-11　分离度色谱图（a）及样品测定色谱图（b）
1—乙醇；2—正丙醇（内标）；3—丙二醇；4—二甲基亚砜

学习小结

本章介绍了主要光谱法和色谱法的基本知识及基本应用技术，通过本章的学习，掌握紫外-可见吸收光谱法用于单组分体系和多组分的定量测定，认识红外分光光度法在药物鉴别、检查中的应用地位。了解气相色谱法和高效液相色谱在的优缺点及适用范围，理解基本概念，为后续典型药物的学习打下基础。

目标检测

1. 一色谱图上有六个色谱峰，在记录纸上量得各峰从进样开始至峰极大值间的距离如下：

组分	空气	正己烷	环己烷	正庚烷	甲苯	正辛烷
距离/cm	2.20	8.50	14.60	15.90	18.70	31.50

试计算甲苯和环己烷的保留指数。

2. 1.28×10^{-4} mol/L $KMnO_4$ 溶液在波长 525nm 处用 1cm 吸收池测得透光率为 0.500，试问：

（1）若 $KMnO_4$ 溶液浓度为原溶液的 2 倍时，其吸光度为多少？

（2）假定使用普通分光光度计，在浓度的相对误差最小时测定，则 $KMnO_4$ 溶液的浓度为多少？

3. 用分光光度法测定 5.00×10^{-5} mol/L 的碱性 K_2CrO_4 溶液在波长 372nm 处，用于 1cm 吸收池测得百分透光度为 59.1%。试计算：

（1）该溶液的吸光度；

（2）摩尔吸收系数；

（3）若改用 5cm 吸收池，则透光度为多少？

第四章
药物的鉴别技术

学习目标

通过学习药物的性状、鉴别等检测专项知识与技术，为后续章节如药物的鉴别和典型药物及制剂的质量分析与检测的学习奠定基础。

知识要求

掌握药物鉴别检测指标的基本概念、方法，熟悉药物鉴别的原理。

能力要求

熟练掌握药物鉴别试验的操作方法，学会药物鉴别试验的选择。

药物的鉴别试验是依据化学结构和理化性质进行某些化学反应，测定某些理化常数和光学特征，来证明已知药物的真伪，而不是对未知物作定性分析。所用鉴别方法应侧重具有一定的专属性、再现性和灵敏度，操作应简便、快速。由于性状项下的物理常数也能协助鉴别药物的真伪，因此用于鉴别试验的条目一般仅 2~4 条，以能证明供试品的真实性为度。常用的药品鉴别方法有：呈色法、沉淀法、呈现荧光法、生成气体法、衍生物制备法、特异焰色法、薄层色谱法、纸色谱法、高效液相色谱法、紫外光谱法及红外光谱法等。放射性药物还可采用 γ 谱仪法。

第一节 药物的性状检测技术

外观性状是对药品的色泽和外表感观的规定。药品的性状是药品质量的重要表征之一。性状项下记述了药品的外观、臭、味和一般的稳定性情况，溶解度以及物理常数等。

一、外观性状检测

性状主要包括外观、臭和味。外观指药品存在状态、颜色。臭、味是药品本身固有的气、味，一般稳定性指药物是否具有引湿、风化、遇光变质等与储藏有关的性质。检测结果均应与药典或药品说明书规定的性状一致。

二、溶解度

溶解度是药品的一种物理性质。药品检查项下选用的部分溶剂及其在该溶剂中的溶解性能，可供精制或制备溶液时参考。一般不作为鉴别方法使用。常见药物性状检测实例见表4-1。

表4-1 药物的外观、臭、味与溶解度等的描述实例

来源	药物名称	药典中的描述	涉及的物理性质
原料药	青霉素钠	本品为白色结晶性粉末；无臭或微有特异性臭；有引湿性；遇酸、碱或氧化剂等即迅速失效，水溶液在室温放置易失效	外观；臭、味；引湿性；水溶液遇酸碱等的稳定性
	维生素B_{12}	本品为深红色结晶或结晶性粉末；无臭，无味；引湿性强	外观；臭、味；引湿性
	对乙酰氨基酚	本品为白色结晶或结晶性粉末；无臭，味微苦。在热水或乙醇中易溶，在丙酮中溶解，在水中略溶	外观；臭、味；溶解度
制剂	对乙酰氨基酚片	本品为白色片	外观
	对乙酰氨基酚栓	本品为乳白色或微黄色栓剂	外观
	对乙酰氨基酚注射液	本品为无色或几乎无色略带黏稠的澄明液体	外观

知识拓展

对在特定溶剂中的溶解性能需作质量控制时，应在该品种检查项下另作具体规定。药品的近似溶解度以下列名词表示：

极易溶解　　　系指溶质1g（mL）能在溶剂不到1mL中溶解；
易溶　　　　　系指溶质1g（mL）能在溶剂1~不到10mL中溶解；
溶解　　　　　系指溶质1g（mL）能在溶剂10~不到30mL中溶解；
略溶　　　　　系指溶质1g（mL）能在溶剂30~不到100mL中溶解；
微溶　　　　　系指溶质1g（mL）能在溶剂100~不到1000mL中溶解；
极微溶解　　　系指溶质1g（mL）能在溶剂1000~不到10000mL中溶解；
几乎不溶或不溶　系指溶质1g（mL）在溶剂10000mL中不能完全溶解。

试验法：除另有规定外，称取研成细粉的供试品或量取液体供试品，置于25℃±2℃一定容量的溶剂中，每隔5min强力振摇30s；观察30min内的溶解情况，如无目视可见的溶质颗粒或液滴时，即视为完全溶解。

三、物理常数检测

物理常数包括相对密度、馏程、熔点、凝点、比旋度、折光率、黏度、吸收系数、碘值、皂化值和酸值等；是采用临床用药品并严格按照有关的规定方法测定。物理常数的测定均按药典相关通则中规定的方法进行测定，常见药物物理常数测定实例见表4-2。

表 4-2 药物物理常数测定方法实例

药物名称	测定项目	药典中的测定方法
甘油	相对密度	本品的相对密度（通则 0601），在 25℃时不小于 1.2569
对乙酰氨基酚	熔点	本品的熔点（通则 0612）为 168～172℃
泼尼松	吸收系数	取本品，精密称定，加乙醇溶解并定量稀释制成每 1mL 中约含 15μg 的溶液，照紫外-可见分光光度法（通则 0401），在 240nm 的波长处测定吸光度，吸收系数（$E_{1cm}^{1\%}$）为 405～435

第二节　药物的鉴别技术

一、化学鉴别法

（一）一般鉴别试验

1. 简述

药品的"一般鉴别试验"，是归纳正文中含有同一离子或具有某一基团的药物共有的化学反应，为节省文字篇幅而合并叙述，作为各该药品正文鉴别项下的组成部分。在药典通则中，此项内容是通过化学反应进行试验来证明药品中含有某一离子或基团，而不是对未知物进行定性分析，应结合正文中的其他鉴别试验和性状项下的描述，才能证实供试品的真实性。选择一般鉴别试验方法的原则是：专属性强，重现性好，灵敏度高，操作简便、快速。对无机药品是根据阴、阳离子的特殊反应进行鉴别，对有机药品则大都采用官能团反应。

2. 仪器

所有仪器要求洁净，以免干扰化学反应。

3. 试药与试液

① 试药应符合《中国药典》（2020）四部通则 8001 的要求，使用时应研成粉末或配成试液。

② 试液除另有规定外，均应按《中国药典》（2020）四部通则 8002 试液项下的方法进行配制和储藏，要求新配制的，必须临用新制。

4. 操作方法

操作方法同《中国药典》（2020）四部通则 0301（一般鉴别试验）。

部分专项鉴别法实例见表 4-3。

表 4-3 部分专项鉴别法实例

药物种类	鉴别方法	鉴别方法类型
水杨酸盐	取供试品的稀溶液，加氯化铁试液 1 滴，即显紫色	显色
水杨酸盐	取供试品溶液，加稀盐酸，即析出白色水杨酸沉淀；分离，沉淀在醋酸铵试液中溶解	生成沉淀
托烷生物碱类	取供试品约 10mg，加发烟硝酸 5 滴，置水浴上蒸干，得黄色的残渣，放冷，加乙醇 2～3 滴湿润，加固体氢氧化钾一小粒，即显深紫色	显色
枸橼酸盐	取供试品溶液 2mL（约相当于枸橼酸 10mg），加稀硫酸数滴，加热至沸，加高锰酸钾试液数滴，振摇，紫色即消失；溶液分成两份，一份中加硫酸汞试液 1 滴，另一份中逐滴加入溴试液，均生成白色沉淀	生成沉淀
枸橼酸盐	取供试品约 5mg，加吡啶-醋酐（3：1）约 5mL，振摇，即生成黄色到红色或紫红色的溶液	显色

续表

药物种类	鉴别方法	鉴别方法类型
钠盐	取铂丝,用盐酸湿润后,蘸取供试品,在无色火焰中燃烧,火焰即显鲜黄色	焰色反应
	取供试品的中性溶液,加醋酸氧铀锌试液,即生成黄色沉淀	生成沉淀
钡盐	取铂丝,用盐酸湿润后,蘸取供试品,在无色火焰中燃烧,火焰即显黄绿色;通过绿色玻璃透视,火焰显蓝色	焰色反应
	取供试品溶液,加稀硫酸,即生成白色沉淀;分离,沉淀在盐酸或硝酸中均不溶解	生成沉淀
铋盐	取供试品溶液,加碘化钾试液,即生成红棕色溶液或暗棕色沉淀;分离,沉淀能在过量碘化钾试液中溶解成黄棕色的溶液,再加水稀释,又生成橙色沉淀	生成沉淀
	取供试品溶液,用稀硫酸酸化,加10%硫脲溶液,即显深黄色	显色
银盐	取供试品溶液,加稀盐酸,即生成白色凝乳状沉淀;分离,沉淀能在氨试液中溶解,加硝酸,沉淀复生成	生成沉淀
	取供试品的中性溶液,滴加铬酸钾试液,即生成砖红色沉淀;分离,沉淀能在硝酸中溶解	生成沉淀
铜盐	取供试品溶液,滴加氨试液,即生成淡蓝色沉淀;再加过量的氨试液,沉淀即溶解,生成深蓝色溶液	生成沉淀
	取供试品溶液,加亚铁氰化钾试液,即显红棕色或生成红棕色沉淀	生成沉淀
锌盐	取供试品溶液,加亚铁氰化钾试液,即生成白色沉淀;分离,沉淀在稀盐酸中不溶解	生成沉淀
	取供试品溶液,以稀硫酸酸化,加0.1%硫酸铜溶液1滴及硫氰酸汞铵试液数滴,即生成紫色沉淀	生成沉淀
	取供试品溶液,加少量的氯试液,碘即游离;如加三氯甲烷振摇,三氯甲烷层显紫色;如加淀粉指示液,溶液显蓝色	显色
	取供试品溶液,加酚酞指示液,如为碳酸盐溶液,即显深红色;如为碳酸氢盐溶液,不变色或仅显微红色	显色

5. 注意事项

（1）一般注意事项

① 供试品和供试液的取用量应按各该药品项下的规定,固体供试品应研成细粉;液体供试品如果太稀可浓缩,如果太浓可稀释。

② 试药和试液的加入量、方法和顺序均应按各试验项下的规定;如未作规定,试液应逐滴加入,边加边振摇;并注意观察反应现象。

③ 试验在试管或离心管中进行,如需加热,应小心仔细,并使用试管夹,边加热边振摇,试管口不要对着试验操作者。

④ 试验中需要蒸发时,应置于玻璃蒸发皿或瓷蒸发皿中,在水浴上进行。

⑤ 有色沉淀反应宜在白色点滴板上进行,白色沉淀反应应在黑色或蓝色点滴板上进行,也可在试管或离心管中进行;如沉淀少不易观察时,可加入适量的某种与水互不混溶的有机溶剂,使原来悬浮在水中的沉淀集中于两液层之间,以便观察。

⑥ 试验中需分离沉淀时,采用离心机分液,经离心沉降后,用吸出法或倾泻法分离沉淀。

⑦ 颜色反应须在玻璃试管中进行,并注意观察颜色的变化。

⑧ 试验温度,一般温度上升10℃,可使反应速率增加2～4倍,应按各试验项下规定的温度进行试验,如达不到时,可适当加温。

⑨ 反应灵敏度极高的试验,必须保证试剂的纯度和仪器的洁净,为此应同时进行空白试验,以此对照。

⑩ 反应不够灵敏,试验条件不易掌握的试验,可用对照品进行对照试验。

⑪ 一般鉴别试验中列有一项以上的试验方法时,除正文中已明确规定外,应逐项进行试

验,方能证实,不得任选其中之一作为依据。

(2)部分专项鉴别试验注意事项

① 水杨酸盐鉴别试验:水杨酸与氯化铁的反应极为灵敏,只需取稀溶液进行试验;如取用量大,产生颜色过深,可加水稀释后观察。

② 托烷生物碱类鉴别试验:如供试品量少,显色不明显时,可改用氢氧化钾小颗粒少许,则在氢氧化钾表面形成深紫色。

③ 枸橼酸盐鉴别试验:高锰酸钾的加入量不宜过多,否则枸橼酸盐将被进一步氧化,致使在加硫酸汞试液或溴试液后均不生成白色沉淀。

④ 钠的火焰试验:本反应极灵敏,最低检出量约为0.1ng的钠离子;若由于试药和所用仪器引入微量钠盐时,均能出现鲜黄色火焰,故应在测试前,将铂丝烧红,趁热浸入盐酸中,如此反复处理,直至火焰不现黄色,再蘸取试样进行试验。并只有当强烈的黄色火焰持续数秒钟不退,才能确认为正反应。

⑤ 铋盐鉴别试验:必须注意供试溶液的浓度,若铋盐量少时,只能形成红棕色溶液而无沉淀产生,且最后一步反应现象不明显。

⑥ 钡盐鉴别试验:透视观察所用的绿色玻璃应选能透过488nm波长的滤光片。

⑦ 银盐鉴别试验:加稀盐酸后生成的白色氯化银沉淀,可被光分解,其颜色变为灰黑色,故试验宜避光进行。

⑧ 锌盐鉴别试验:加硫酸铜量不宜多,因少量铜Cu^{2+}的存在,则可使沉淀着色,根据Cu^{2+}含量的不同,出现的颜色也不同,如下表。

Cu^{2+}的不同浓度对锌盐鉴别的影响

Zn^{2+}/Cu^{2+}	>10	=10	=1	=1/10	<1/10
着色	白色	紫红色	黑色	深绿色	绿色

(二)专属鉴别试验

专属鉴别试验主要是根据药物的化学结构上的特殊取代基所具有的特殊的化学性质来进行的鉴别试验。

  知识拓展

氢溴酸山莨菪碱的鉴别

鉴别方法 取本品约10mg,加发烟硝酸5滴,置水浴上蒸干,得黄色残渣,放冷,加乙醇2~3滴湿润,加固体氢氧化钾一小粒,即显深紫色。

实验分析 该反应为维他立(Vitaili)反应,是阿托品、东莨菪碱、山莨菪碱等含莨菪酸的托烷类生物碱的特征反应。供试品与发烟硝酸共热,生成黄色三硝基(或二硝基)衍生物,冷却至室温后,遇醇制氢氧化钾即生成深紫色的醌型化合物。反应方程式如下:

$$\text{(2,4,6-trinitro-phenyl-CH(COOH)CH}_2\text{OH)} + \text{KOH} \longrightarrow \text{(产物)} + \text{H}_2\text{O} + \text{CO}_2\uparrow$$

二、光谱鉴别法

（一）紫外光谱鉴别法

用紫外-可见光分光光度法鉴别药物，共有 6 种方法。对比吸收曲线的一致性；对比最大吸收波长和相应吸收度或对比最大吸收波长和相应吸收系数的一致性；对比吸收系数的一致性；对比最大吸收波长的一致性或对比最大、最小吸收波长的一致性；对比最大、最小吸收波长和相应吸收度比值的一致性；经化学处理后，测定其反应产物的吸收光谱特性。具体测定方法见第三章。药物的紫外光谱鉴别法实例见表 4-4。

表 4-4　药物的紫外光谱鉴别法实例

鉴别方法	药物名称及其质量标准中鉴别项下有关规定
对比吸收曲线的一致性	己烯雌酚注射液的鉴别　取含量测定项下经紫外光照射后的供试品溶液与对照品溶液，照紫外-可见分光光度法（通则 0401），在 250～450nm 的波长范围内测定，供试品溶液与对照品溶液的吸收光谱应一致 注：《中国药典》（2005 年版）已改为高效液相色谱法
对比最大吸收波长和相应吸收度（或对比最大吸收波长和吸收系数）的一致性	卡马西平的鉴别（2）　取本品，加乙醇制成每 1mL 中含 10μg 的溶液，照紫外-可见分光光度法测定，在 238nm 与 285nm 的波长处有最大吸收，在 285nm 波长处的吸收度为 0.47～0.51 贝诺酯的鉴别（3）　取含量测定项下的溶液，照紫外-可见分光光度法测定，在 240nm 的波长处有最大吸收，在 240nm 的波长处测定吸收度，按干燥品计算，吸收系数（$E_{1cm}^{1\%}$）为 730～760
对比吸收系数的一致性	维生素 B_1 的鉴别 　　吸收系数　取本品，精密称定，加盐酸溶液（9→1000）溶解并定量稀释制成每 1mL 约含 12.5μg 的溶液，照紫外-可见分光光度法，在 246nm 的波长处测定吸收度，吸收系数（$E_{1cm}^{1\%}$）为 406～436
对比最大吸收波长（或对比最大、最小吸收波长）的一致性	萘普生的鉴别（1）　取本品，加甲醇制成每 1mL 中含 30μg 的溶液，照紫外-可见分光光度法测定，在 262nm、271nm、317nm 与 331nm 的波长处有最大吸收 布洛芬的鉴别（1）取本品，加 0.4% 氢氧化钠溶液制成每 1mL 中含 0.25mg 的溶液，照紫外-可见分光光度法（通则 0401）测定，在 265nm 与 273nm 的波长处有最大吸收，在 245nm 与 271nm 的波长处有最小吸收，在 259nm 的波长处有一肩峰
对比最大、最小吸收波长和相应吸收度比值的一致性	丙酸倍氯米松的鉴别（3）取本品，精密称定，加乙醇溶解并定量稀释制成每 1mL 中含 20μg 的溶液，照紫外-可见分光光度法测定，在 239nm 的波长处有最大吸收，吸收度为 0.57～0.60；在 239nm 与 263nm 波长处的吸收度比值应为 2.25～2.45
经化学处理后，测定其反应产物的吸收光谱特性	苯妥英钠的鉴别（2）取本品约 10mg，加高锰酸钾 10mg、氢氧化钠 0.25g 与水 10mL，小火加热 5min，放冷，取上清液 5mL，加正庚烷 20mL，振摇提取，静置分层后，取正庚烷提取液，照紫外-可见分光光度法测定，在 248nm 的波长处有最大吸收

（二）红外光谱鉴别法

红外光谱用于鉴别，是一种较为合适的方法，尤其适用于在同类药物中用其他方法不易区分的一类药物，如磺胺类、甾体激素类和抗生素类药物；但由于仪器还不够普及，还不宜更多地采用，一般鉴别时利用对照图谱进行。当有不同晶型时，应收载具有药效的晶型或分别比较，如无味氯霉素；晶型不一致而需要转化时，应叙述处理方法。具体方法见第三章。

三、色谱鉴别法

（一）薄层色谱鉴别法

薄层色谱法已广泛应用于各种天然或合成有机药物的分离、提纯、定性、定量及纯度检查。如去乙酰毛花苷的鉴别：

鉴别方法 取本品与去乙酰毛花苷对照品，分别加三氯甲烷-甲醇（1∶1）制成每1mL中含10mg的溶液。照薄层色谱法（通则0502），取硅藻土G薄层板，经甲酰胺-丙酮（1∶9）饱和后，吸取上述两种溶液各2μL，分别点于同一薄层板上，以三氯甲烷-四氢呋喃-甲酰胺（50∶50∶6）为展开剂，展开，在120℃干燥15min，喷以硫酸-乙醇（1∶9），再在120℃加热20min，置紫外光灯（365nm）下检视。供试品溶液所显主斑点的荧光和位置应与对照品溶液的主斑点相同。

（二）气相色谱鉴别法

1. 用纯物质对照进行鉴别

根据同一种物质在同一根色谱柱上保留时间相同的道理，可分别测定供试品与纯物质中各组分的保留值，然后拿供试品中某组分和纯物质的保留值对照，若是一致，即认为是与纯物质一样的组分（或取供试品可能有的纯物质，加入供试品中，一起进样，对比加入前及加入后的色谱图，若某色谱峰相对增高，则该色谱峰的组分可能为同一物质）。在把握不大时，需再选一根与上述色谱柱极性差别较大的色谱柱进一步验证。若两者保留值仍一致，一般可认定是同一物质。

2. 利用相对保留值进行鉴别

当供试品组分较复杂，可采用相对保留值定性。相对保留值只和柱温、固定液有关，因此，可以通过实测相对保留值与文献相对保留值对比进行定性，这样没有对照品也可进行定性。

3. 用化学方法和其他物理方法配合定性

若物质中的各组分复杂，而且又没有纯物质，可设法将色谱分离后的各组分加以收集，然后分别用化学方法或其他方法（如紫外光谱、红外光谱、核磁共振、质谱法）加以定性。

（三）高效液相色谱鉴别法

高效液相色谱法与气相色谱有很多相似之处，既定性又能作定量、杂质检查、药物稳定性研究、体液分析、中草药成分分析等。但气相色谱的供试品需要易挥发的，而高效液相色谱则只要被分离的化合物能溶解于一些溶剂中即能进行，因此它有广阔的分析范围。

1. 色谱定性

采用纯物质对照品定性。

2. 色谱法结合其他方法定性

利用专属性化学反应对分离后的组分定性，另外可与红外、荧光、质谱及磁共振仪联用而定性。

【实例解析】 药物鉴别方法实例

药物名称	药物质量标准中鉴别项下的规定	鉴别方法
头孢氨苄	（1）在含量测定（高效液相色谱法）项下记录的色谱图中，供试品溶液主峰保留时间应与（头孢氨苄）对照品主峰保留时间一致 （2）本品的红外光吸收图谱应与对照的图谱一致	（1）高效液相色谱法； （2）红外光谱法
丙硫异烟胺	（1）取本品约 50mg，加盐酸溶液（9→100）3mL，缓缓加热，发生的气体可使湿润的醋酸铅试纸显黑色 （2）取本品，加乙醇制成每 1mL 中约含 20μg 的溶液，照紫外-可见分光光度法（通则 0401）测定，在 291nm 的波长处有最大吸收，吸光度约为 0.78 （3）本品的红外光吸收图谱应与对照的图谱一致	（1）专属鉴别试验法； （2）紫外-可见光谱法； （3）红外光谱法

学习小结

本章重点介绍了药物的鉴别技术，药品质量标准中鉴别项下的一般方法包括的化学鉴别法、光谱鉴别法、色谱鉴别法等。

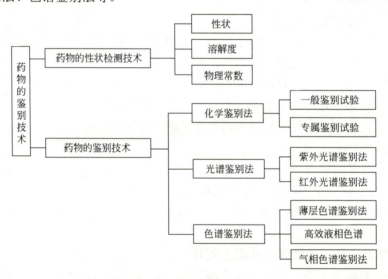

目标检测

一、选择题

（一）单项选择题

1. 药物的鉴别试验可以用来证明已知药物的（　　）。
 A. 优劣　　　B. 真伪　　　C. 纯度　　　D. 品质　　　E. 有效

2. 外观性状是对药品的色泽和（　　）的规定。
 A. 气味　　　B. 外表感观　　　C. 味道　　　D. 光泽　　　E. 大小

3. 溶解系指溶质 1g（mL）能在溶剂（　　）中溶解。

A.<1mL   B.1~10mL   C.10~30mL
D.30~100mL   E.100~1000mL

4. 焰色试验是利用许多金属挥发性盐类，把它们蘸在（ ）上，于无色火焰上灼烧变成蒸气时，火焰显出的特殊颜色来进行鉴别。

  A. 玻璃棒   B. 铜丝   C. 铁丝   D. 铂丝   E. 银丝

5. 氯化铁反应属于（ ）。

  A. 荧光反应   B. 沉淀反应   C. 焰色反应   D. 生成气体   E. 显色反应

6. 干法鉴别，利用固体试剂和供试品或取微量的供试品在一定温度条件（ ）作用下进行的化学反应。

  A.500~1200℃   B.300~500℃   C.500~800℃   D.800~1200℃
  E.1200~1600℃

7. 湿法鉴别，一般是指供试品与试剂在（ ）中，或在有机溶剂与水的混合液中进行的化合反应。

  A. 乙醇   B. 水   C. 苯   D. 丙酮   E. 甘油

8. 专属鉴别试验主要是根据药物的化学结构上的特殊取代基所具有的特殊的（ ）来进行的鉴别试验。

  A. 物理性质   B. 理化性质   C. 化学性质   D. 结构   E. 形状

（二）多项选择题

1. 常用的荧光发射形式有（ ）类型。

  A. 药物本身可在可见光下发射荧光

  B. 药物溶液加硫酸使成酸性后，可在可见光下发射荧光

  C. 药物和溴反应后，可在可见光下发射荧光

  D. 药物和间苯二酚反应后，发射出荧光

  E. 药物经其他反应后，发射荧光

2. 薄层色谱法已广泛应用于各种天然或合成有机药物的（ ）。

  A. 分离   B. 提纯   C. 定性   D. 定量   E. 纯度检查

二、简答题

1. 紫外光谱鉴别法常用方法有哪些？
2. 药品鉴别方法选择的原则有哪些？
3. 气相色谱鉴别法预处理的方法有哪些？
4. 气相色谱鉴别法的定性方法有哪些？

第五章

药物的杂质检查技术

学习目标

通过本章的学习，掌握杂质检查的有关知识。

知识要求

掌握药物中杂质的来源和分类、杂质限量的定义和计算方法；

掌握药物中氯化物、硫酸盐、铁盐、重金属、砷盐、干燥失重、炽灼残渣的检查方法；

熟悉水分、溶液澄清度与颜色、硫化物等一般杂质的检查方法；了解硒盐、易炭化物、酸碱度、有机溶剂残留量等测定方法；

熟悉特殊杂质检查原理并掌握主要的特殊杂质检查方法。

能力要求

掌握常用的一般杂质和特殊杂质检查法的操作方法，正确记录结果，并得出结论；

能根据药品质量标准的规定，正确开展药品检验中的杂质检查工作。

课堂互动

《中国药典》布洛芬的杂质检查

【检查】氯化物　取本品 1.0g，加水 50mL，振摇 5min，滤过，取续滤液 25mL，依法检查（通则 0801），与标准氯化钠溶液 5.0mL 制成的对照液比较，不得更浓（0.010%）。

有关物质　取本品，加三氯甲烷制成每 1mL 中含 100mg 的溶液，作为供试品溶液；精密量取适量，加三氯甲烷稀释成每 1mL 中含 1.0mg 的溶液，作为对照溶液。照薄层色谱法（通则 0502）试验，吸取上述两种溶液各 5μL，分别点于同一硅胶 G 薄层板上，以正己烷－乙酸乙酯－冰醋酸（15∶5∶1）为展开剂，展开，晾干，喷以 1% 高锰酸钾的稀硫酸溶液，在 120℃加热 20min，置紫外光灯（365nm）下检视。供试品溶液如显杂质斑点，与对照溶液的主斑点比较，不得更深。

干燥失重　取本品，置五氧化二磷干燥器中减压干燥至恒重，减失重量不得过 0.5%（通则 0831）。

炽灼残渣　不得过 0.1%（通则 0841）。

重金属　取本品 1.0g，加乙醇 22mL 溶解后，加醋酸盐缓冲液（pH 3.5）2mL 与水适量使成 25mL，依法检查（通则 0821 第一法），含重金属不得过百万分之十。

问题 1. 什么是药物的纯度？如何评价药物的纯度？

问题 2. 何谓药物中的杂质？药物中的杂质来源于哪些方面？药物中杂质检查项目制定的依据是什么？

问题 3. 简述布洛芬杂质检查项下各杂质检查的原理及注意事项。

第一节　杂质的限量检查

药物的杂质是指药物中存在的无治疗作用、或影响药物的疗效和稳定性、甚至对人体健康有害的物质。这些物质的存在不仅影响药物的质量，有的还反映出生产中存在的问题。对药物所含杂质进行检查，既可保证用药的安全、有效，同时也为生产、流通过程的质量保证和企业管理的考核提供依据。因为杂质的多少反映药物的纯度高低，所以药物的杂质检查又称为纯度检查。

药物的纯度是指药物的纯净程度，它是反映药品质量的一项重要指标，与化学试剂的纯度不能相互混淆。药物的纯度主要从用药安全、有效以及药物稳定性的角度等方面考虑，要求检测药物本身及所含成分是否对生物体造成生理及毒副作用，它的检测标准只有合格与不合格之分。化学试剂的纯度是从杂质可能引起的化学变化对使用所产生的影响，以及根据它们的使用范围和使用目的来加以规定，并不考虑杂质对生物体的生理作用及不良反应。化学试剂根据杂质含量的高低分为不同等级，即基准试剂、优级纯、分析纯及化学纯。因此，严禁将化学试剂的规格代替药品质量标准，更不能把化学试剂当作药品应用于临床治疗中。这两个是不同领域的质量标准。

一、杂质的种类及来源

（一）杂质的种类

药物中的杂质按来源可分为一般杂质和特殊杂质。一般杂质是指在自然界中分布广泛，在多数药物的生产和储藏过程中容易引入的杂质，如酸、碱、水分、氯化物、硫酸盐、砷盐、重金属等。特殊杂质是指某些个别药物，在特定的生产和储藏过程引入的杂质。如阿司匹林中的游离水杨酸。

杂质按其毒性可分为信号杂质和有害杂质，信号杂质本身一般无害，但其含量的多少可反映出药物的纯度水平，如含量过高，表明药物的纯度差，提示药物的生产工艺不合理或生产控制存在问题。如氯化物、硫酸盐等属于信号杂质。有害杂质如砷盐、重金属、氰化物对人体有害，在质量标准中要严格控制，以保证用药安全。

杂质按其结构性质又可分为无机杂质和有机杂质。无机杂质主要来源于生产过程所用到的试剂、器皿等，如氯化物、硫化物、氰化物、重金属等。有机杂质在生产和储藏中引入，如未反应完的原料、中间体、副产物、分解产物、异构体和残留溶剂等。

知识拓展

药物的纯度与化学试剂的纯度

药物的纯度是指药物的纯净程度，它是反应药品质量的一项重要指标，与化学试剂的纯度不能相互混淆。药物的纯度主要从用药安全、有效以及药物稳定性的角度等方面考虑，要求检测药物本身及所含成分是否对生物体造成生理及毒副作用，它的检测标准只有合格与不合格之分。

化学试剂的纯度是从杂质可能引起的化学变化对使用所产生的影响，以及根据它们的使用范围和使用目的来加以规定，并不考虑杂质对生物体的生理作用及不良反应。化学试剂根据杂质含量的高低分为不同等级，即基准试剂、优级纯、分析纯及化学纯。因此，严禁将化学试剂的规格代替药品质量标准，更不能把化学试剂当作药品应用于临床治疗中。这两个是不同领域的质量标准。

药典中各药物品种项下规定的杂质检查项目，系指该药品在按既定工艺进行生产和正常储藏过程中可能含有或产生并需要控制的杂质。凡药典未规定检查的杂质，一般不需要检查。对危害人体健康、影响药物稳定性的杂质，必须严格控制其限量。

（二）杂质的来源

药物中的杂质主要有两个来源，即药物生产过程中引入和药品储藏过程中产生。

1. 生产过程中引入的杂质

生产过程中引入的杂质主要来源于以下几个方面：

① 所用原料不纯；

② 部分原料反应不完全；

③ 反应中间产物或副产物在精制时未能完全除去；

④ 生产过程中加入试剂、溶剂的残留以及与生产器皿接触等都有可能使产品存在有关杂质。

阿司匹林是由水杨酸乙酰化制成，如原料不纯会引入苯酚，并在合成过程中生成一系列副产物，如乙酸苯酯、水杨酸苯酯、乙酰水杨酸苯酯等，同时合成过程中乙酰化反应不完全会残存水杨酸。

在药物制剂的生产过程中也可能产生新的杂质，如肾上腺素注射液中常加入抗氧剂焦亚硫酸钠，在亚硫酸根存在下，肾上腺素会生成无生理活性和无光学活性的肾上腺素磺酸。

生产中所用试剂、溶剂，若不能完全除去，也会引入有关杂质。如使用酸碱试剂处理后，可能是产品引入酸性或碱性杂质；有机溶剂提取、精制后，在产品中可能有残留溶剂。

另外生产中接触到的器皿、工具等金属设备都可能使产品中引入砷盐及铅、铁、铜等金属杂质。

2. 储藏过程中产生的杂质

药物在运输或储藏过程中，由于储藏保管不善，或储藏时间过长，因外界条件如温度、湿度、日光、空气等影响，或因微生物的作用，发生水解、氧化、分解、异构化、晶型转变、聚合、潮解和发霉等，生成其他物质而产生杂质。这类杂质的产生不仅使药物的外观性状发生改变，更重要的是降低了药物的稳定性和质量，甚至失去疗效或对人体产生毒害。如阿司匹林水解产生水杨酸；麻醉乙醚在日光、空气及水分的作用下，易氧化分解为醛及有毒的过氧化物；肾上腺素在光和氧气存在下，发生氧化、聚合而变色；维生素 C 在空气中氧化成去氢维生素 C 等。以上这些杂质对人体危害大，必须进行检查。

药物中的杂质与药物的安全性

药物中杂质大多具有潜在的生物活性，有的可与药物作用，影响药物的疗效与安全性，甚至对人体产生毒副作用。如 β-内酰胺类抗生素中残留的蛋白多肽类杂质及其与 β-内酰胺环作用生成的青霉噻唑蛋白具有免疫原性，是外源性过敏原。储存过程中 β-内酰胺环开环后自身聚合生成的高分子聚合物是内源性过敏原，均能引发过敏反应，轻则皮肤出现红斑或丘疹带来不适，重者会导致窒息、血管神经性水肿、血压下降，甚至休克和死亡。

二、杂质的限量检查及计算

（一）杂质的限量

单从杂质的含量来看，似乎杂质越少越好，但从杂质的来源考虑，完全除去药物的杂质，既不可能也没有必要。一方面把药品中杂质完全去掉，势必造成生产操作处理困难，并导致产品成本增加；另一方面，要分离除尽杂质，从药物的效用、调剂、储存上来看，也没有必要，而且也不可能完全除尽。所以在不影响疗效和不发生毒副作用的原则下，综合考虑杂质的安全性、生产的可行性、产品的稳定性，对于药物中可能存在的杂质，允许有一定限度。药物中所含杂质的最大允许量称为杂质限量。通常用百分含量或百万分含量表示。药物中的杂质检查，通常不要求测定其准确含量，而只检查杂质的量是否超过限量，这种杂质检查的方法称为杂质的限量检查。

药物中杂质的限量检查方法有以下三种：

1. 对照法

系指取一定量待检杂质的对照液与一定量供试液，在相同条件下处理后，比较反应结果，从而判断供试品中所含杂质是否超过限量。使用本法检查药物的杂质，必须遵循平行原则。该法通常不需要准确测定杂质的含量，而是判断药物所含杂质是否符合限量规定，《中国药典》主要采用本法检查药物的杂质。

2. 灵敏度法

系指在供试品溶液中加入试剂，在一定反应条件下，观察有无阳性反应出现，以不出现阳性反应为合格，即以检测条件下的灵敏度来控制杂质限量。本法的特点是不需要对照物质。

如纯化水中的氯化物检查，是在 50mL 纯化水中加入硝酸 5 滴及硝酸银试液 1mL，不发生浑浊为合格。由于 50mL 水中含有 0.2mgCl^- 时，所显浑浊已较明显。所以氯化物的限量就是以在测定条件下不产生氯化银的浑浊为限。

3. 比较法

系指取供试品一定量依法检查，测得待检杂质的吸收度或旋光度等与规定的限量比较，不得更大。本法的特点是不需要对照物质。

如维生素 B_2 中感光黄素的检查：取本品 25mg，加无乙醇三氯甲烷 10mL，振摇 5min，滤过，滤液照紫外 - 可见分光光度法［《中国药典》（2020）通则 0401］，在 440nm 的波长处测定,吸光度不得过 0.016。

(二)杂质限量的有关计算

$$杂质限量 = \frac{杂质最大允许量}{供试品量} \times 100\%$$

因一定量的供试品(S)中所含杂质的量是通过一定量标准溶液进行比较,杂质最大允许量=标准溶液体积(V)×标准溶液浓度(C),所以杂质限量(L)可表示为:

$$L = \frac{V \times C}{S} \times 100\%$$

【实例解析】 阿司匹林中重金属的检查

取本品 1.0g,加乙醇 23mL 溶解后,加醋酸盐缓冲液(pH 3.5)2mL,依法检查[《中国药典》(2020)通则 0821],含重金属不得过百万分之十。问应取标准铅溶液多少毫升(每 1mL 相当于 10μg 的 Pb)?

解 $10 \times 10^{-6} = \frac{V \times 0.01}{1.0 \times 1000}$ $V = \frac{10 \times 10^{-6} \times 1.0 \times 1000}{0.01} \text{mL} = 1.0\text{mL}$

第二节 药物的一般杂质检查法

药物的一般杂质检查的项目有氯化物、硫酸盐、铁盐、砷盐、重金属、酸碱度、硫化物检查法、硒盐、炽灼残渣、干燥失重、水分、溶液颜色、易炭化物、溶液澄清度等。一般杂质的检查方法在药典通则中加以规定,药品正文中各药品的质量标准检测,可直接从通则中引用,在日常检测中,注意平行的原则,注意所用仪器、器皿的对称性及供试品与对照品的平行操作。下面就一般杂质检查的原理、检测方法简单加以介绍。

杂质限量及限量检查法

一、氯化物检查法

氯化物广泛存在于自然界,在生产过程中常用到盐酸、盐酸盐等试剂,因此氯化物极易引入到药物中。氯化物对人体无害,但可以从氯化物检查结果显示药品的纯度,间接考核药物的生产、储藏过程是否正常,因此氯化物常作为信号杂质检查。

1. 原理

药物中的微量氯化物在硝酸酸化条件下与硝酸银反应,生成氯化银胶体微粒而呈白色浑浊,与一定量的标准氯化钠溶液在相同条件下产生的氯化银浑浊程度比较,判断供试品中氯化物是否符合限量规定。

氯化物检查法

$$Cl^- + Ag^+ \longrightarrow AgCl \downarrow (白色)$$

2. 操作方法

除另有规定外,取各药品项下规定量的供试品,加水溶解使成 25mL(溶液如显碱性,可滴加硝酸使呈中性),再加稀硝酸 10mL;溶液如不澄清,应滤过;置于 50mL 纳氏比色管中,加水使成约 40mL,摇匀,即得供试液。另取各药品项下规定量的标准氯化钠溶液,置于 50mL 纳氏比色管中，加稀硝酸 10mL，加水使成 40mL，摇匀，即得对照溶液。于供试溶液与对照溶液中，分别加入硝酸银试液 1.0mL，用水稀释至 50mL，摇匀，在暗处放置 5min，同置黑色背景上，从比色管上方向下观察，比较，即得。

3. 测定条件

① 标准氯化钠溶液的制备：称取氯化钠 0.165g，置于 1000mL 容量瓶中，加水溶解稀释至刻度，摇匀，作为储备液。临用前，精密量取该溶液 10mL，于 100mL 量瓶中定容（每 1mL 相当于 10μg 的 Cl^-）。

② 测定条件下，氯化物浓度以 50mL 中含 50～80μg 的 Cl^- 为宜，相当于标准氯化钠溶液 5～8mL。此范围内氯化物所显浑浊度明显，便于比较，应以此计算供试品取样量范围。

③ 加硝酸可避免弱酸银盐如碳酸银、磷酸银及氧化银沉淀的干扰，且可加速氯化银沉淀的生成并产生较好的乳浊。酸度以 50mL 供试溶液中含稀硝酸 10mL 为宜。

④ 供试品溶液如不澄明，应过滤，滤纸应先用含硝酸的蒸馏水洗净滤纸中的氯化物。

⑤ 供试品如带颜色，常采用内消色法处理，即取供试品溶液两份，分置 50mL 纳氏比色管中，一份加硝酸银试液 1.0mL，摇匀，放置 10min，如显浑浊，可反复过滤，至滤液完全澄清，再加规定量的标准氯化钠溶液与适量水使成 50mL，摇匀，在暗处放置 5min，作为对照溶液；另一份加硝酸银试液 1.0mL 与适量水使成 50mL，摇匀，在暗处放置 5min，对两管进行比浊。

⑥ 操作时的温度一般控制在 30～40℃，以产生最大的浑浊度，结果也较恒定；若在 20℃以下，生成氯化银浑浊的速率较慢，也不恒定。

⑦ 检查氯化物时，应按规定操作程序进行，先制成约 40mL 水溶液后，再加硝酸银试液，以免在较高浓度的氯化物存在时产生沉淀，影响比浊结果。加入硝酸银试液后，宜缓慢地混匀，如过快则生成的浑浊减少。另外，标准管与供试管必须平行进行实验，如加入试剂的程序及放置时间应一致，所用纳氏比色管的规格一致，比浊时同置于黑色衬底上自上而下观察。

【实例解析】 葡萄糖中氯化物的检查

氯化物：取本品 0.60g，依法检查 [《中国药典》（2020）通则 0801]，与标准氯化钠溶液 6.0mL 制成的对照液比较，不得更浓（0.01%）。

供试液：称取葡萄糖 0.6g，加水溶解使成约 25mL，再加稀硝酸 10mL，置 50mL 纳氏比色管中，加水使成约 40mL，加入硝酸银试液 1.0mL，加水稀释至 50mL，摇匀，在暗处放置 5min。

对照溶液：取标准氯化钠溶液 6.0mL，置于另一 50mL 纳氏比色管中，加稀硝酸 10mL，加水使成约 40mL，加入硝酸银试液 1.0mL，加水稀释至 50mL，摇匀，在暗处放置 5min。

检查结果：供试液所显浑浊浅于对照溶液。

结论：符合规定。

二、硫酸盐检查法

硫酸盐是广泛存在于自然界的信号杂质，许多药物都要检查硫酸盐杂质。

硫酸盐检查法

1. 原理

硫酸盐在稀盐酸酸性条件下与氯化钡反应，生成硫酸钡微粒显白色浑浊，与一定量标准硫酸钾溶液在相同条件下产生的硫酸钡浑浊程度比较，判定供试品硫酸盐是否符合限量规定。

$$SO_4^{2-} + Ba^{2+} \longrightarrow BaSO_4 \downarrow \text{（白色）}$$

2. 操作方法

除另有规定外，取各药品项下规定量的供试品，加水溶解使成约40mL（溶液如显碱性，可滴加盐酸使成中性）；溶液如不澄清，应滤过；置于50mL纳氏比色管中，加稀盐酸2mL，摇匀，即得供试液。另取各药品项下规定量的标准硫酸钾溶液，置于50mL纳氏比色管中，加水使成约40mL，加稀盐酸2mL，摇匀，即得对照溶液。于供试溶液与对照溶液中，分别加入25%氯化钡溶液5mL，用水稀释成50mL，充分摇匀，放置10min，同置黑色背景上，从比色管上方向下观察，比较，即得。

3. 测定条件

① 标准硫酸钾溶液的制备：称取硫酸钾0.181g，于1000mL容量瓶中，加水稀释至刻度，摇匀，即得（每1mL相当于0.1mg的SO_4^{2-}）。

② 在测定条件下，50mL溶液中含100～500μg的SO_4^{2-}为宜，相当于标准硫酸钾溶液1.0～5.0mL，在此范围内，浑浊梯度明显，便于比较。

③ 供试品溶液加入盐酸使成酸性，可防止碳酸钡或磷酸钡等沉淀生成，影响比浊。以50mL供试品溶液中含2mL稀盐酸为宜，若酸度过大可使硫酸钡溶解，降低检查灵敏度。

④ 采用25%氯化钡溶液，呈现的浑浊度较稳定，使用时不必新配。

⑤ 供试溶液如需滤过，应先用盐酸使成酸性的蒸馏水洗净滤纸中硫酸盐。

⑥ 供试品如有色，采用内消色法处理。

⑦ 温度对浑浊有影响，操作温度一般控制在25～30℃，若温度太低，产生的白色浑浊既慢又少，且不稳定。故室温低于10℃时应将比色管在25～30℃水浴中放置10min，再进行比较。

【实例解析】 葡萄糖中硫酸盐的检查

硫酸盐：取本品2.0g，依法检查[《中国药典》（2020）通则0802]，与标准硫酸钾溶液2.0mL制成的对照液比较，不得更浓（0.01%）。

供试液：称取葡萄糖2.0g，加水溶解使成约40mL；置于50mL纳氏比色管中，加稀盐酸2mL，摇匀，加入25%氯化钡溶液5mL，用水稀释成50mL，充分摇匀，放置10min。

对照溶液：取2.0mL标准硫酸钾溶液，置于50mL纳氏比色管中，加水使成约40mL，加稀盐酸2mL，摇匀，加入25%氯化钡溶液5mL，用水稀释成50mL，充分摇匀，放置10min。

检查结果：供试液所显浑浊浅于对照溶液。

结论：符合规定。

三、铁盐检查法

微量铁盐的存在可能会加速药物的氧化和降解，因此需控制其存在量，《中国药典》（2020）采用硫氰酸盐法。

1. 原理

铁盐在盐酸酸性溶液中，与硫氰酸盐作用生成红色可溶性的硫氰酸铁配离子，与一定量标准铁溶液用同法处理后进行比较。

铁盐检查法

$$Fe^{3+}+6SCN^- \rightleftharpoons [Fe(SCN)_6]^{3-}$$

2. 操作方法

除另有规定外，取一定量的供试品，加水溶解成 25mL，移置 50mL 纳氏比色管中，加稀盐酸 4mL 与过硫酸铵 50mg，用水稀释成 35mL 后，加 30% 硫氰酸铵溶液 3mL，再加水适量稀释成 50mL，摇匀；如显色，立即与标准铁溶液一定量制成的对照溶液（取各药品项下规定量的标准铁溶液，置于 50mL 纳氏比色管中，加水使成 25mL，加稀盐酸 4mL 与过硫酸铵 50mg，用水稀释使成 35mL，加 30% 硫氰酸铵溶液 3mL，再加水适量稀释成 50mL，摇匀）比较，即得。

如供试液管与对照液管色调不一致时，可分别移入分液漏斗中，各加正丁醇 20mL 提取，使分层后，将正丁醇层移至 50mL 纳氏比色管中，再用正丁醇稀释至 25mL，比较，即得。

3. 测定条件

① 标准铁溶液的制备：称取硫酸铁铵 0.863g 于 1000mL 容量瓶中，加水溶解后，加硫酸 2.5mL，用水稀释至刻度，摇匀，作为储备液。临用前，精密量取储备液 10mL，置于 100mL 容量瓶中，定容（每 1mL 相当于 10μg 的铁）。

② 在测定条件下，适宜的比色浓度为 50mL 中含铁 10~50μg，相当于标准铁溶液 1.0~5.0mL，在此范围内色泽梯度明显。

③ 加入盐酸，可加速 Fe^{3+} 的水解，以 50mL 溶液中含稀盐酸 4mL 为宜。

④ 加入氧化剂过硫酸铵将供试品中 Fe^{2+} 氧化成 Fe^{3+}，同时可防止硫氰酸铁因光照还原或分解褪色。

$$2Fe^{2+}+(NH_4)_2S_2O_8 \longrightarrow 2Fe^{3+}+(NH_4)_2SO_4+SO_4^{2-}$$

⑤ 铁盐与硫氰酸根离子的反应为可逆反应，加入过量的硫氰酸铵可增加产物配离子的稳定性，提高反应灵敏度，还能消除 Cl^-、PO_4^{3-}、SO_4^{2-}、枸橼酸等离子与 Fe^{3+} 形成有色配合物而干扰检查。

⑥ 某些药物如葡萄糖、糊精、硫酸氢钠和硫酸镁等在检查过程中加硝酸处理，则不再加过硫酸铵，但必须加热煮沸除去一氧化氮，因硝酸中可能含亚硝酸，能与硫氰酸根离子作用，生成红色亚硝酰氰化物，影响比色。

【**实例解析**】 葡萄糖中铁盐的检查 [《中国药典》（2020），通则 0807]

铁盐：取本品 2.0g，加水 20mL 溶解后，加硝酸 3 滴，缓缓煮沸 5min，放冷，加水稀释使成 45mL，加 30% 硫氰酸铵溶液 3mL，摇匀，如显色，与标准铁溶液 2.0mL 用同一方法制成的对照液比较，不得更深（0.001%）。

供试液：称取葡萄糖 2.0g，加水 20mL 溶解后，加硝酸 3 滴，缓缓煮沸 5min，放冷，移置 50mL 纳氏比色管中，加水稀释使成 45mL，加 30% 硫氰酸铵溶液 3mL，再加水适量使成 50mL，摇匀。

对照溶液：取 2.0mL 标准铁溶液，加水 20mL 溶解后，加硝酸 3 滴，缓缓煮沸 5min，放冷，移置 50mL 纳氏比色管中，加水稀释使成 45mL，加 30% 硫氰酸铵溶液 3mL，再加水适量使成 50mL，摇匀。

检查结果：供试液颜色浅于对照溶液。

结论：符合规定。

四、重金属检查法

重金属系指在实验条件下能与硫代乙酰胺或硫化钠作用显色的金属杂质。如银、铅、汞、铜、镉、铋、锡、砷、锑、镍、钴、锌等。药物中重金属的存在影响药物的稳定性及安全性。因生产中遇到铅的机会较多,且铅在体内又易积蓄中毒,故以铅作为重金属的代表。《中国药典》(2020,通则0821)收载了重金属检查的三种方法。

(一) 第一法 (硫代乙酰胺法) ——适于溶于水、稀酸和乙醇的药物

1. 原理

硫代乙酰胺在弱酸性 (pH=3.5) 条件下水解,产生硫化氢,与重金属离子生成黄色到棕黑色的硫化物混悬液,与一定量标准铅溶液经同法处理后所呈颜色比较,判断供试品中重金属是否符合限量规定。

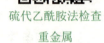

硫代乙酰胺法检查重金属

$$CH_3CSNH_2 + H_2O \longrightarrow CH_3CONH_2 + H_2S$$

$$Pb^{2+} + H_2S \longrightarrow PbS \downarrow + 2H^+$$

2. 操作方法

除另有规定外,取 25mL 纳氏比色管三支,甲管中加标准铅溶液一定量与醋酸盐缓冲液 (pH=3.5) 2mL 后,加水或各药品项下规定的溶剂稀释成 25mL,乙管中加入按各药品项下规定的方法制成的供试液 25mL,丙管中加入与乙管相同量的供试品,加配制供试品溶液的溶剂适量使之溶解,再加与甲管相同量的标准铅溶液与醋酸盐缓冲液 (pH=3.5) 2mL 后,用溶剂稀释成 25mL;若供试液带颜色,可在甲管中滴加少量的稀焦糖溶液或其他无干扰的有色溶液,使之与乙管、丙管一致;再在甲、乙、丙三管中分别加硫代乙酰胺试液各 2mL,摇匀,放置 2min,同置白纸上,自上向下透视,当丙管中显出的颜色不浅于甲管时,乙管中显出的颜色与甲管比较,不得更深。如丙管中显出的颜色浅于甲管,应取样按第二法重新开始;如在甲管中滴加稀焦糖溶液或其他无干扰的有色溶液,仍不能使颜色一致时,应取样按第二法检查。

3. 测定条件

① 标准铅溶液的制备:称取硝酸铅 0.1599g,置于 1000mL 容量瓶中,加硝酸 5mL 与水 50mL 溶解后,用水稀释至刻度,摇匀,作为储备液。精密量取储备液 10mL,置于 100mL 容量瓶中,加水稀释至刻度,摇匀,即得 (每 1mL 相当于 10μg 的 Pb)。本液仅供当日使用。配制与储存用的玻璃容器均不得含铅。

② 在测定条件下,适宜目视比色的浓度范围为 27mL 溶液中含 10~20μg 的 Pb^{2+},相当于标准铅溶液 1.0~2.0mL。

③ 检查是在醋酸盐缓冲溶液 (pH=3.5) 2mL 中进行的。在 pH 3~3.5 时硫化物沉淀较完全,弱酸度增大,重金属离子与硫化氢呈色变浅,酸度太大时甚至不显色。

④ 供试品如含高铁盐影响重金属检查时,可在甲、乙、丙三管中分别加入相同量的维生素 C 0.5~1.0g,再照上述方法检查。配制供试品溶液时,如使用的盐酸超过 1.0mL,氨试液超过 2mL,或加入其他试剂进行处理者,除另有规定外,甲管溶液应取同样同量的试剂置瓷皿中蒸干后,加醋酸盐缓冲液 (pH=3.5) 2mL 与水 15mL,微热溶解后,移置纳氏比色管中,加标准铅溶液一定量,再用水或各种项下规定的溶剂稀释成 25mL。

（二）第二法——适于含芳环、杂环以及不溶于水、稀酸及乙醇的有机药物

1. 原理

重金属可与芳环、杂环形成较牢固的价键，可先炽灼破坏，所得残渣加硝酸进一步破坏，蒸干。再加盐酸转化为易溶于水的氯化物，再按第一法检查。

2. 操作方法

除另有规定外，必须改用第二法检查时，取各项下规定量的供试品，按炽灼残渣检查法（《中国药典》（2020）通则0841）进行炽灼处理，然后取遗留的残渣；或直接取炽灼残渣项下遗留的残渣；如供试品为溶液，则取各品种项下规定量的溶液，蒸发至干，再按上述方法处理后取遗留的残渣；加硝酸0.5mL，蒸干，至氧化氮蒸气除尽后（或取供试品一定量，缓缓炽灼至完全炭化，放冷，加硫酸0.5～1.0mL，使恰湿润，用低温加热至硫酸除尽后，加硝酸0.5mL，蒸干，至氧化氮蒸气除尽后，放冷，在500～600℃炽灼使完全灰化），放冷，加盐酸2mL，置水浴上蒸干后加水15mL，滴加氨试液至对酚酞指示液显微粉红色，再加醋酸盐缓冲液（pH=3.5）2mL，微热溶解后，移置纳氏比色管中，加水稀释成25mL，作为甲管；另取配制供试品溶液的试剂，置瓷皿中蒸干后，加醋酸盐缓冲液（pH=3.5）2mL与水15mL，微热溶解后，移置纳氏比色管中，加标准铅溶液一定量，再用水稀释成25mL，作为乙管；再在甲、乙两管中分别加硫代乙酰胺试液各2mL，摇匀，放置2min，同置白纸上，自上向下透视，乙管中显出的颜色与甲管比较，不得更深。

（三）第三法——适于溶于碱而不溶于稀酸或在稀酸中即生成沉淀的药物

1. 原理

在碱性介质中，以硫化钠为显色剂，Pb^{2+}与S^{2-}作用生成PbS微粒混悬液，与一定量标准铅溶液经同法处理后所呈颜色比较。

$$Pb^{2+}+Na_2S \xrightarrow{NaOH} PbS+2Na^+$$

2. 操作方法

除另有规定外，取供试品适量，加氢氧化钠试液5mL与水20mL溶解后，置于纳氏比色管中，加硫化钠试液5滴，摇匀，与一定量的标准铅溶液同样处理后的颜色比较，不得更深。

除另有规定外，取25mL纳氏比色管三支，甲管中加标准铅溶液一定量与醋酸盐缓冲液（pH=3.5）2mL后，加水或各药品项下规定的溶剂稀释成25mL，乙管中加入按各药品项下规定的方法制成的供试液25mL，丙管中加入与乙管相同量的供试品，加配制供试品溶液的溶剂适量使之溶解，再加与甲管相同量的标准铅溶液与醋酸盐缓冲液（pH=3.5）2mL后，用溶剂稀释成25mL；若供试液带颜色，可在甲管中滴加少量的稀焦糖溶液或其他无干扰的有色溶液，使之与乙管、丙管一致；再在甲、乙、丙三管中分别加硫代乙酰胺试液各2mL，摇匀，放置2min，同置白纸上，自上向下透视，当丙管中显出的颜色不浅于甲管时，乙管中显出的颜色与甲管比较，不得更深。如丙管中显出的颜色浅于甲管，应取样按第二法重新开始，如在甲管中滴加稀焦糖溶液或其他无干扰的有色溶液，仍不能使颜色一致时，应取样按第二法检查。

【实例解析】 葡萄糖中重金属的检查

重金属：取本品4.0g，加水23mL溶解后，加醋酸盐缓冲液（pH=3.5）2mL，依法检查[《中国药典》（2020）通则0821第一法]，含重金属不得过百万分之五。

标准铅溶液(10μg/mL) $V=\dfrac{L\times S}{C}=\dfrac{5\times 10^{-6}\times 4.0}{10\times 10^{-6}}\text{mL}=2.0\text{mL}$

甲管：取 25mL 纳氏比色管一支，加标准铅溶液 2.0mL，加醋酸盐缓冲液（pH=3.5）2mL，加水稀释成 25mL，加硫代乙酰胺试液 2mL，摇匀，放置 2min。

乙管：称取葡萄糖 4.0g，置于另一 25mL 纳氏比色管中，加水 23mL 溶解，加醋酸盐缓冲液（pH=3.5）2mL，加硫代乙酰胺试液 2mL，摇匀，放置 2min。

丙管：另取纳氏比色管一支，加入葡萄糖 4.0g，加标准铅溶液 2.0mL，加醋酸盐缓冲液（pH=3.5）2mL，加水稀释成 25mL，加硫代乙酰胺试液 2mL，摇匀，放置 2min。

检查结果：丙管颜色略深于甲管，乙管颜色浅于甲管。

结论：符合规定。

五、砷盐检查法

砷盐多由药物生产中使用的无机试剂及搪瓷反应器引入，砷为毒性杂质，须严格控制其限量。《中国药典》（2020，通则 0822）收载了第一法（古蔡氏法）和第二法（二乙基二硫代氨基甲酸银法），以第一法为例。收载方法为古蔡法。

1. 原理

金属锌与酸作用产生新生态氢，将药物中微量砷还原为砷化氢，当砷化氢气体遇溴化汞试纸时，根据含砷量不同产生黄色至棕色的砷斑，与同条件下一定量标准砷溶液所生成的砷斑比较，判定供试品砷盐是否符合限量规定。

$$As^{3+}+3Zn+3H^+ \longrightarrow 3Zn^{2+}+AsH_3$$
$$AsO_3^{3-}+3Zn+9H^+ \longrightarrow 3Zn^{2+}+3H_2O+AsH_3$$
$$AsO_4^{3-}+4Zn+11H^+ \longrightarrow 4Zn^{2+}+4H_2O+AsH_3$$
$$AsH_3+3HgBr_2 \longrightarrow 3HBr+As(HgBr)_3 \text{（黄色）}$$
$$As(HgBr)_3+AsH_3 \longrightarrow 3AsH(HgBr)_2 \text{（棕色）}$$
$$As(HgBr)_3+AsH_3 \longrightarrow 3HBr+As_2Hg_3 \text{（棕黑色）}$$

2. 仪器装置

古蔡氏法检砷装置如图 5-1 所示。

3. 操作方法

① 标准砷斑的制备：精密量取标准砷溶液 2mL，置于 A 瓶中，加盐酸 5mL 与水 21mL，再加碘化钾试液 5mL 与酸性氯化亚锡试液 5 滴，在室温放置 10min 后，加锌粒 2g，立即将按照上法装妥的导气管 C 密塞于 A 瓶上，并将 A 瓶置于 25～40℃水浴中，反应 45min，取出溴化汞试纸，即得。

若供试品需经有机破坏后再行检砷，则应取标准砷溶液代替供试品，照该药品种项下规定的方法同法处理后，依法制备标准砷斑。

② 检查法：于导气管 C 中装入醋酸铅棉花 60mg（装管高度为 60～80mm），再于旋塞 D 的顶端平面上放一片溴化汞试纸（试纸大小以能覆盖孔径而不露出平面外为宜）盖上旋塞盖 E 并旋紧。取按各药品项下规定方法制成的供试液，置于 A 瓶中，照标准砷斑的制备，自"再加碘化钾试液 5mL"起，依法操作。将生成的砷斑与标准砷斑比较，不得更深。

4. 测定条件

① 标准砷溶液的制备：称取三氧化二砷 0.132g，置于 1000mL 容量瓶中，加 20% 氢氧化钠溶液 5mL 溶解后，用适量的稀硫酸中和，再加稀硫酸 10mL，用水稀释至刻度，摇匀，作为储备液。临用前，精密量取储备液 10mL，置于 1000mL 容量瓶中，加稀硫酸 10mL，用水稀释至刻度，摇匀，即得（每 1mL 相当于 1μg 的 As）。

② 《中国药典》（2020）规定标准砷斑应用 2mL 标准砷溶液制成。药物含砷限量不同，可按规定限量改变供试品取用量，不可改变标准砷溶液取用量。

③ 因为 As^{5+} 生成砷化氢的速率慢，在反应液中加入还原剂酸性氯化亚锡及碘化钾，将供试品中可能存在的 As^{5+} 还原为 As^{3+}；氧化生成的碘又被氯化亚锡还原为碘离子，与反应中产生的锌离子形成稳定的配离子，使生成砷化氢的反应不断进行。

$$AsO_4^{3-}+2I^-+2H^+ \longrightarrow AsO_3^{3-}+I_2+H_2O$$
$$AsO_4^{3-}+Sn^{2+}+2H^+ \longrightarrow AsO_3^{3-}+Sn^{4+}+H_2O$$
$$I_2+Sn^{2+} \longrightarrow 2I^-+Sn^{4+}$$
$$4I^-+Zn^{2+} \longrightarrow ZnI_4^{2-}$$

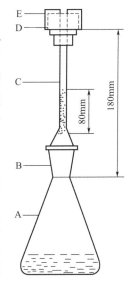

图 5-1 古蔡氏法检砷装置

A—砷化氢发生瓶；B—中空磨口塞；C—导气管；D—具孔的有机玻璃旋塞；E—具孔的有机玻璃旋塞盖，与 D 紧密吻合

④ 供试品及锌粒中可能含有少量硫化物，在酸性条件下将产生硫化氢气体。该气体遇溴化汞试纸，生成硫化汞色斑，产生假阳性，干扰试验结果。采用醋酸铅棉花，可预先吸收硫化氢，避免其与溴化汞试纸作用。醋酸铅棉花用量太少，可能除不尽硫化氢，太多或塞得太紧会阻碍砷化氢的通过。所以药典规定取醋酸铅棉花 60mg，装管高度为 60～80mm，这样即使在 1000μg 硫存在下也不干扰测定。

5. 注意事项

① 若供试品为硫化物、亚硫酸盐、硫代硫酸盐等，在酸性溶液中生成硫化氢或二氧化硫气体，与溴化汞作用生成黑色硫化汞或金属汞，干扰比色。应先加硝酸处理，使氧化成无干扰的硫酸盐，过量的硝酸及产生的氮的氧化物应蒸干除尽。

② 供试品若为铁盐，不仅消耗还原剂，影响测定条件，且能氧化砷化氢。应先加酸性氯化亚锡试液，将 Fe^{3+} 还原为 Fe^{2+}，再依法检查。

③ 供试品若为强氧化剂或在酸性溶液中能产生强氧化性物质者，如亚硝酸钠在酸性溶液中能产生亚硝酸和硝酸，不仅消耗锌粒且产生氮的氧化物氧化新生态的氢，影响砷化氢的生成。因此，需加入硫酸先行分解后依法测定。

④ 具环状结构的有机药物，因砷可能以共价键与其结合，需进行有机破坏后再检查，常用的有机破坏法有碱破坏法和酸破坏法。

若供试品需经有机破坏后再行检砷，则制备标准砷斑时，应取标准砷溶液 2.0mL 代替供试品，照各品种项下规定的方法同法处理后，依法制备标准砷斑。

⑤ 砷斑遇光、热及湿气则褪色。如需保存，可将砷斑在石蜡饱和的石油醚溶液中浸过晾干或避光置于干燥器内，也可将砷斑用滤纸包好夹在记录本中保存。

> **知识拓展**
>
> ## 二乙基二硫代氨基甲酸银法（Ag-DDC）
>
> 该法不仅可用于限量检查，也可用作微量砷盐的含量测定。
>
> 1. 原理
>
> 金属锌与酸作用产生新生态氢，与微量砷盐反应，生成具挥发性的砷化氢，砷化氢与二乙基二硫代氨基甲酸银（Ag-DDC）作用，游离出银，此胶态的银呈红色，与同条件下一定量标准砷溶液所产生的颜色比较，或在 510nm 波长处测定吸光度，以判断砷盐限量。
>
> $$AsH_3 + 6Ag(DDC) \rightleftharpoons 6Ag + 3HDDC + As(DDC)_3$$
>
> 2. 操作方法
>
> ① 标准砷对照液的制备：精密量取标准砷溶液 5mL，置 A 瓶中，加盐酸 5mL 与水 21mL，再加碘化钾试液 5mL 与酸性氯化亚锡试液 5 滴，在室温放置 10min 后，加锌粒 2g，立即将导气管 C 与 A 瓶密塞，使生成的砷化氢气体导入 D 管中，并将 A 瓶置 25～40℃ 水浴中反应 45min，取出 D 管，添加氯仿至刻度，混匀，即得。
>
> 若供试品需经有机破坏后再行检砷，则应取标准砷溶液代替供试品，照各药品项下规定的方法同法处理后，依法制备标准砷对照液。
>
> ② 检查法：于导气管 C 中装入醋酸铅棉花 60mg（装管高度约 80mm），并于 D 管中精密加入二乙基二硫代氨基甲酸银试液 5mL。取照各药品项下规定方法制成的供试液，置 A 瓶中，照标准砷对照液的制备，自"再加碘化钾试液 5mL"起，依法操作。将所得溶液与标准砷对照液同置白色背景上，从 D 管上方向下观察、比较，所得溶液的颜色不得比标准砷对照液更深。必要时，可将所得溶液转移至 1cm 吸收池中，用适宜的分光光度计或比色计在 510nm 波长处以二乙基二硫代氨基甲酸银试液作空白，测定吸收度，与标准砷对照液按同法测得的吸收度比较，即得。

【实例解析】 葡萄糖中砷盐的检查

取本品 2g，置于检砷瓶中，加水 5mL 溶解后，加稀硫酸 5mL 与溴化钾溴试液 0.5mL，置于水浴上加热约 20min，使保持稍过量的溴存在，必要时，再补加溴化钾溴试液适量，并随时补充蒸发的水分，放冷，加盐酸 5mL 与水适量使成 28mL，依法检查 [《中国药典》（2020）通则 0822 第一法] 应符合规定（0.0001%）。

标准砷溶液(1μg/mL) $V = \dfrac{L \times S}{C} = \dfrac{0.0001\% \times 2.0}{1 \times 10^{-6}} \text{mL} = 2.0 \text{mL}$

标准砷斑的制备：精密量取标准砷溶液 2mL，置检砷器中，加盐酸 5mL 与水 21mL，再加碘化钾试液 5mL 与酸性氯化亚锡试液 5 滴，在室温放置 10min 后，加锌粒 2g，立即将已置有醋酸铅棉花及溴化铅试纸的导气管密塞于瓶口上，并将检砷器置于 25～40℃ 水浴中，反应 45min，取出溴化汞试纸。

供试液砷斑的制备：称取葡萄糖 2.0g，置于另一检砷器中，加水 5mL 溶解后，加稀硫酸 5mL 与溴化钾溴试液 0.5mL，置于水浴上加热约 20min，使保持稍过量的溴存在，必要时，再补加溴化钾溴试液适量，并随时补充蒸散的水分，放冷，加盐酸 5mL 与水适量使成 28mL，加碘化钾试液 5mL 与酸性氯化亚锡试液 5 滴，在室温放置 10min 后，加锌粒 2g，立即将已置有醋酸铅棉花及溴化铅试纸的导气管密塞于瓶口上，并将检砷器置于 25～40℃ 水浴中，反应 45min，取出溴化汞试纸。

检查结果：供试液生成的砷斑比标准砷斑色浅。
结论：符合规定。

六、其他杂质检查法

（一）硫化物检查法 [《中国药典》（2020，通则0803）]

硫化物为有毒物质。检查原理是利用硫化物与盐酸作用产生硫化氢气体，遇醋酸铅试纸产生棕色的硫化铅"硫斑"，与一定量标准硫化钠溶液在相同条件下生成的硫斑比较，判断供试品中硫化物是否符合限量规定。

仪器装置同古蔡法检砷装置，但导气管中不装醋酸铅棉花，溴化汞试纸改用醋酸铅试纸。反应温度为80～90℃，水浴中加热10min。

（二）硒盐检查法 [《中国药典》（2020，通则0804）]

药物中混入的微量硒主要来自生产中使用的试剂。元素状态的硒无毒，但硒化物（二氧化物）有剧毒，因此对有可能引入硒的药物要对残留硒进行限量检查。检查时先将有机药物用氧瓶燃烧法进行有机破坏，使硒成为高价氧化物（SeO_3），被硝酸溶液吸收，再用盐酸羟胺将Se^{6+}还原为Se^{4+}，在pH=2.0±2的条件下，加二氨基萘试液反应100min，生成4,5-苯并苯硒二唑，用环己烷提取后，在378nm波长处测定吸光度，结果应不大于对照液的吸光度。

（三）炽灼残渣检查法 [《中国药典》（2020，通则0841）]

炽灼残渣检查法是控制有机药物和挥发性无机药物中非挥发性无机杂质（金属氧化物或无机盐类）限量的方法。有机药物经炭化或无机药物加热分解后，加硫酸湿润，先低温再高温（700～800℃）炽灼，使完全灰化，有机物分解挥发，残留的非挥发性无机杂质成为硫酸盐，称为炽灼残渣。

取供试品1.0～2.0g或各药品项下规定的质量，置于已炽灼至恒重的坩埚中，精密称定，缓缓炽灼至完全炭化，放冷至室温，除另有规定外，加硫酸0.5～1mL使湿润，低温加热至硫酸蒸气除尽后，在700～800℃炽灼使完全灰化，移至干燥器内，放冷至室温，精密称定后，再在700～800℃炽灼至恒重，计算限量。

如供试品需将残渣留作重金属检查，则炽灼温度须控制在500～600℃。

$$炽灼残渣\% = \frac{残渣加坩埚质量 - 空坩埚质量}{供试品质量} \times 100\%$$

（四）干燥失重测定法 [《中国药典》（2020，通则0831）]

干燥失重指药品在规定的条件下，经干燥后所减失的质量，以百分率表示。干燥失重的物质主要是水分，也有其他挥发性物质。

1. 检查方法

取供试品混合均匀（如为较大的结晶，应先迅速捣碎使成2mm以下的小粒），取约1g或各品种项下规定的质量，置于与供试品相同条件下干燥至恒重的扁形称量瓶中，精密称定，除另有规定外，在105℃干燥至恒重。由减失的质量和取样量计算供试品的干燥失重。

$$干燥失重\% = \frac{供试品加称量瓶的质量 - 干燥恒重后供试品加称量瓶的质量}{供试品的质量} \times 100\%$$

2. 注意事项

① 供试品干燥时，应平铺在扁形称量瓶中，厚度不可超过 5mm，如为疏松物质，厚度不可超过 10mm。放入烘箱或干燥器进行干燥时，应将瓶盖取下，置称量瓶旁，或将瓶盖半开进行干燥；取出时，须将称量瓶盖好。置烘箱内干燥的供试品，应在干燥后取出置于干燥器中放冷，然后称定质量。

② 供试品如未达规定的干燥温度即熔化时，应先将供试品在低于熔点 5～10℃的温度下干燥至大部分水分除去后，再按规定条件干燥。

③ 该法适用于受热较稳定的药物。

④ 对于受热分解且易挥发的药物，采用干燥剂干燥法，将供试品置于干燥器中，利用干燥器内的干燥剂吸收水分至恒重。干燥剂应保持在有效状态，常用的干燥剂有硅胶、无水氯化钙和五氧化二磷。

⑤ 对于熔点低、受热不稳定及水分难以去除的药物，采用减压干燥法。使用减压干燥器或恒温减压干燥箱，控制压力在 2.67kPa（20mmHg）以下，使药物中水分在减压下以较低的干燥温度和较短的干燥时间内得以排除。

【实例解析】 葡萄糖的干燥失重测定

干燥失重：取本品在 105℃干燥至恒重，减失质量：一水物为 7.5%～9.5%，无水物不得过 1.0% [《中国药典》（2020）通则 0831]。

取洗净的扁形称量瓶两只，连同敞开的瓶盖在 105℃干燥 3h 后，冷却 30min，精密称定其质量。用同样方法继续干燥 1h 后，冷却 30min，精密称定其质量。

称量瓶质量 /g	（1）	（2）
第一次干燥	17.8552	17.2538
第二次干燥	17.8550	17.2535
相差（≤0.3mg）	0.0002	0.0003

称取葡萄糖 1.0g，平铺在干燥至恒重的扁形瓶中，精密称定其质量。在 105℃干燥 3h 后，冷却 30min，精密称定其质量。用同样方法继续干燥 1h，冷却 30min，精密称定其质量。

	（1）	（2）
称量瓶及样品质量 /g	18.8993	18.2560
第一次干燥	18.8104	18.1678
第二次干燥	18.8102	18.1677
相差（≤0.3mg）	0.0002	0.0001

结果计算：

(1) 干燥失重 % = $\dfrac{18.8993 - 18.8102}{18.8993 - 17.8550} \times 100\% = 8.5\%$

(2) 干燥失重 % = $\dfrac{18.2560 - 18.1677}{18.2560 - 17.2535} \times 100\% = 8.8$

平均：8.6%。

结论：符合规定（规定：一水物减失质量为 7.5%～9.5%）。

（五）水分测定法 [《中国药典》（2020，通则 0832）]

药品中的水包括结晶水和吸附水。过多的水分不仅使药物的有效成分含量降低，还易使药物水解、霉变，影响其理化性状和生理作用。因

水分测定法

此,《中国药典》(2020)采用卡尔-费休（Karl Fischer，简称费休）法、烘干法、减压干燥法、甲苯法和气相色谱法测定。费休水分测定法，操作简便、专属性强、准确度高，适用于受热易被破坏的药物，因而成为国际上通用的水分测定法。本节只介绍费休法。

1. 原理

该法为非水氧化还原滴定反应，采用由碘、二氧化硫、吡啶和甲醇按一定比例组成的费休试液作标准滴定液。利用碘氧化二氧化硫时，需一定量水分参加反应。

$$I_2 + SO_2 + H_2O \rightleftharpoons 2HI + SO_3$$

因上述反应可逆，加无水吡啶和无水甲醇使反应顺利进行。总反应为：

$$I_2 + SO_2 + 3C_5H_5N + CH_3OH + H_2O \longrightarrow 2C_5H_5NHI + C_5H_5NHSO_4CH_3$$

2. 容量滴定法

（1）费休试液的配制和标定

① 配制：称取碘（置于硫酸干燥器内48h以上）110g，置于干燥的具塞锥形瓶中，加无水吡啶160mL，注意冷却，振摇至碘全部溶解后，加无水甲醇300mL，称定重量，将锥形瓶置于冰浴中冷却，在避免空气中水分侵入的条件下，通入干燥的二氧化硫至质量增加72g，再加无水甲醇使成1000mL，密塞，摇匀，在暗处放置24h。

② 标定：精密称取纯化水10～30mg，用水分测定仪直接标定。或精密称取纯化水10～30mg（视费休试液滴定度和滴定管体积而定），置于干燥的具塞玻璃瓶中，除另有规定外，加无水甲醇适量，在避免空气中水分侵入的条件下，用本液滴定至溶液由浅黄色变为红棕色，或用电化学方法（如永停滴定法等）指示终点；另作空白试验，按下式计算：

$$F = \frac{W}{A - B}$$

式中 F——滴定度，为每1mL费休试液相当于水的质量，mg/mL；

W——重蒸馏水的质量，mg；

A——滴定时所消耗费休试液的体积，mL；

B——空白所消耗费休试液的体积，mL。

（2）测定方法

精密称取供试品适量，除另有规定外，溶剂为无水甲醇，用水分测定仪直接测定；或精密称取供试品适量（约消耗费休试液1～5mL），置于干燥的具塞玻璃瓶中，加溶剂适量，在不断振摇（或搅拌）下用费休试液滴定至溶液由浅黄色变为红棕色，或用电化学方法（如永停滴定法等）指示终点。另作空白试验，按下式计算：

$$供试品中水分含量 = \frac{(A - B) \times F}{W} \times 100\%$$

式中 A——供试品所消耗费休试液的容积，mL；

B——空白所消耗费休试液的容积，mL；

F——每1mL费休试液相当于水的质量，mg/mL；

W——供试品的质量，mg。

3. 库仑滴定法

本法仍以卡尔-费休反应为基础，与容量滴定法相比不同的是用永停滴定法指示终点。本法主要用于测定含微量水分（0.0001%～0.1%）的物质，特别适用于测定化学惰性物质如烃类、醇类和酯类中的水分，且无需标定滴定液。

测定时先将系统中的水分预滴定除去，而后精密量取供试品适量（含水量为0.5～5mg），迅速转移至阳极电解液中，用卡尔-费休氏库仑滴定仪直接滴定，以永停滴定法指示终点，从仪器显示屏上直接读取供试品中水分的含量，其中每1mL水相当于10.72C的电量。

4. 注意事项

① 配制费休试液对试剂的纯度要求较高，特别对试剂含水量的要求应控制在0.1%以下。所用的碘应置于硫酸干燥器内干燥48h以上。二氧化硫如取自储气钢瓶，应使其通过浓硫酸洗气瓶脱水。所用仪器应干燥，并能避免空气中的水分侵入。整个测定操作应迅速，并在干燥处进行。

② 费休试液不稳定，应遮光、密封，置于阴凉干燥处保存，下次临用前应重新标定。费休试液的 F 值应在4.0mg/mL上下为宜，若 F 值降低至3.0mg/mL以下时，滴定终点不敏锐，不宜再用。

③ 费休法不适于测定氧化剂、还原剂以及能与试液生成水的化合物的测定，如铬酸盐、过氧化物、硫代硫酸盐、硫化物、碱性氧化物以及含氧弱酸盐等。一些羰基化合物如活泼的醛、酮可与试剂中的甲醇作用，生成缩醛和水，也会干扰测定。

（六）溶液颜色检查法

溶液颜色检查法是控制药物在生产过程或储存过程产生有色杂质限量的方法。《中国药典》（2020）通则0901采用目视比色法、分光光度法及色差计法检查药物溶液的颜色。

1. 目视比色法 [《中国药典》(2020，通则0901)]

取规定量的供试品，加水溶解，置于25mL的纳氏比色管中，加水稀释至10mL，另取规定色调和色号的标准比色液10mL，置于另一25mL纳氏比色管中，两管同置白色背景上，自上向下透视（色泽较浅时），或同置于白色背景前平视观察（色泽较深时），供试品管呈现的颜色与对照管比较，不得更深。

《中国药典》规定用重铬酸钾液（每1mL含0.800mg的 $K_2Cr_2O_7$）为黄色原液，硫酸铜液（每1mL含62.4mg的 $CuSO_4 \cdot 5H_2O$）为蓝色原液，氯化钴液（每1mL中含59.5mg $CoCl_2 \cdot 6H_2O$）为红色原液。

分别取不同比例的以上三种比色液与水，配成黄绿色、黄色、橙黄色、橙红色和棕红色五种色调的标准储备液，见表5-1。

表5-1 各种色调标准储备液的配制

色调	比色用氯化钴液/mL	比色用重铬酸钾液/mL	比色用硫酸铜液/mL	水/mL
黄绿色	1.2	22.8	7.2	68.8
黄色	4.0	23.3	0	72.7
橙黄色	10.6	19.0	4.0	66.4
橙红色	12.0	20.0	0	68.0
棕红色	22.5	12.5	2.0	45.0

按表5-2量取各种色调标准储备液，加水稀释至10mL，即得黄绿色、黄色、橙黄色、橙红色和棕红色的1～10号的标准比色液。

表5-2 各种色调、色号标准比色液的配制

色号	1	2	3	4	5	6	7	8	9	10
储备液/mL	0.5	1.0	1.5	2.0	2.5	3.0	4.5	6.0	7.5	10.0
加水量/mL	9.5	9.0	8.5	8.0	7.5	7.0	5.5	4.0	2.5	0

检查时根据药物有色杂质的颜色以及对其限量的要求,选择相应颜色、一定色号的标准比色液作为对照液,进行比较。如注射用对氨基水杨酸钠溶液颜色的检查方法:取供试品一瓶,加水溶解制成每1mL含0.2g的溶液,与黄色6号标准比色液比较,不得更深。

2. 分光光度法

用分光光度法检查有色杂质,通过测定溶液的吸收度而更能反映溶液的颜色变化。本法测定时,取一定量供试品,加水溶解,必要时滤过,滤液照分光光度法于规定波长处测定吸收度,不得超过规定值。

如维生素C易受外界条件影响而变色,规定取本品3.0g,加水15mL,振摇使之溶解,溶液经4号垂熔玻璃漏斗滤过,滤液于420nm波长处测定吸收度,不得超过0.03。

3. 色差计法

本法是通过色差计直接测定溶液的色差值,对其颜色进行定量表述和分析的方法。当目视比色法较难判定供试品与标准比色液之间的差异时,应考虑采用本法进行测定与判断。

供试品与标准比色液之间的颜色差异,可以通过分别比较供试品与水之间的色差值来得到,也可以通过直接比较它们之间的色差值来得到。

测定时除另有规定外,用水对仪器进行校准。取按各品种项下规定的方法制得的供试品溶液和标准比色液,置仪器上进行测定,供试品溶液与水的色差值 ΔE^* 应不超过相应色调的标准比色液与水的色差值 ΔE_0^*。

也可以将预先测定好的各色调色号的标准比色液对水的标准色差值 ΔE_0^* 输入到仪器,然后直接测量供试品溶液对水的色差值 ΔE^*;若 ΔE^* 值小于等于 ΔE_0^*,供试品溶液颜色合格,反之为不合格。

(七)易炭化物检查法 [《中国药典》(2020,通则0842)]

易炭化物是指药物中夹杂的遇硫酸易炭化或易氧化而呈色的有机杂质。此类杂质多数结构未知,用硫酸呈色的方法可以简便地控制此类杂质的总量。检查时取内径一致的比色管两支;甲管中加放各品种项下规定的对照液5mL;乙管中加94.5%~95.5%(质量分数)硫酸5mL后,分次缓缓加入规定量的供试品,振摇使之溶解。除另有规定外,静置15min后,将两管同置白色背景前,平视观察,乙管中所显颜色不得较甲管更深 [《中国药典》(2020)通则0842]。

供试品如为固体,应先研成细粉,如需加热才能溶解时,可取供试品与硫酸混合均匀,加热溶解后,放冷至室温,再移置比色管中。

对照液主要有三类:
① 用"溶液颜色检查"项下的标准比色液作为对照液;
② 用比色用氯化钴液、比色用重铬酸钾液和比色用硫酸铜液按规定方法配成的对照液;
③ 一定浓度的高锰酸钾液。

(八)溶液澄清度检查法 [《中国药典》(2020,通则0902)]

澄清度检查法系将药品溶液与规定的浊度标准液相比较,用以检查溶液的澄清程度。除另有规定外,应采用第一法进行检测。品种项下规定的"澄清",系指供试品溶液的澄清度与所用溶剂相同,或不超过0.5号浊度标准液的浊度。"几乎澄清",系指供试品溶液的浊度介于0.5号至1号浊度标准液的浊度之间 [《中国药典》(2020)通则0902]。

澄清度是检查药品溶液中的微量不溶性杂质，在一定程度上可反映药品的质量和生产工艺水平，是控制药品纯度的重要指标，对于注射用原料药，检查其溶液的澄清度尤为重要。

1. 浊度标准储备液的制备

称取 105℃ 干燥至恒重的 1.00g 硫酸肼，置于 100mL 容量瓶中，加水适量使之溶解，必要时在 40℃ 的水浴中温热溶解，并用水稀释至刻度，摇匀，放置 4～6h；取此溶液与等量的 10% 乌洛托品溶液混合，摇匀，于 25℃，避光静置 24h，即得。由于乌洛托品在偏酸性条件下水解产生甲醛，甲醛与肼缩合生成甲醛腙，不溶于水，形成白色浑浊。其反应原理如下：

$$(CH_2)_6N_4 + 6H_2O \longrightarrow 6HCHO + 4NH_3$$

$$H-\overset{H}{\underset{}{C}}=O + H_2N-NH_2 \longrightarrow H-\overset{H}{\underset{}{C}}=N-NH_2 \downarrow + H_2O$$

该储备液置于冷处避光保存，可在两个月内使用。

2. 浊度标准原液的制备

取上述浊度标准储备液 15.0mL，置于 1000mL 容量瓶中，加水稀释至刻度，摇匀、即得浊度标准原液。该溶液用紫外-可见分光光度法，在 550nm 波长处测定的吸收度应在 0.12～0.15 范围内。配制的浊度标准原液应在 48h 内使用，用前摇匀。

3. 浊度标准液的制备

取浊度标准原液与水，按表 5-3 所示配制，即得不同级别的浊度标准液。该液应临用时制备，使用前充分摇匀。

表 5-3　浊度标准液的配制

级别	0.5	1	2	3	4
浊度标准原液/mL	2.5	5.0	10.0	30.0	50.0
水/mL	97.5	95.0	90.0	70.0	50.0

4. 检查方法

本法系在室温条件下，将用水稀释至一定浓度的供试品溶液与等量的浊度标准液分别置于配对的比浊用玻璃管中，在浊度标准液制备 5min 后，在暗室内垂直同置于伞棚灯下，照度为 1000lx，从水平方向观察、比较；用以检查溶液的澄清度或其浑浊程度。除另有规定外，供试品溶解后应立即检视。判断供试品澄清度是否合格。

当供试品的澄清度与所用溶剂相同或未超过 0.5 级浊度标准液时，称为澄清；当供试品溶液的乳色比 0.5 级明显，而不及 1 级时，称为浊度 0.5 级；其余依此类推，分别称为浊度 1 级，2 级，3 级。

（九）残留溶剂测定法 [《中国药典》（2020，通则 0861）]

药物中的残留溶剂系指在原料药或辅料的生产中，以及在制剂制备过程中使用的，但在工艺过程中未能完全去除的有机溶剂。药品中常见的残留溶剂及限度见表 5-4，除另有规定外，第一、第二、第三类溶剂的残留限度应符合表 5-4 中规定；对其他溶剂，应根据生产工艺的特点，制定相应的限度，使其符合产品规范、药品生产质量管理规范（GMP）或其他基本的质量要求。本法按气相色谱法（通则 0521）测定。

表 5-4 药品中常见的残留溶剂及限度

溶剂名称	限度	溶剂名称	限度	溶剂名称	限度
第一类溶剂（应避免使用）		N-甲基吡咯烷酮	0.053	正庚烷	0.5
苯	0.0002	硝基甲烷	0.005	乙酸异丁酯	0.5
四氯化碳	0.0004	吡啶	0.02	乙酸异丙酯	0.5
1,2-二氯乙烷	0.0005	四氢噻吩	0.016	乙酸甲酯	0.5
1,1-二氯乙烯	0.0008	四氢化萘	0.01	3-甲基-1-丁醇	0.5
1,1,1-三氯乙烷	0.15	四氢呋喃	0.072	丁酮	0.5
第二类溶剂（应限制使用）		甲苯	0.089	甲基异丁基酮	0.5
乙腈	0.041	1,1,2-三氯乙烯	0.008	异丁醇	0.5
氯苯	0.036	二甲苯	0.217	正戊烷	0.5
氯仿	0.006	第三类溶剂（药品 GMP 或其他质量要求限制使用）		正戊醇	0.5
环己烷	0.388			正丙醇	0.5
1,2-二氯乙烯	0.187	醋酸	0.5	异丙醇	0.5
二氯甲烷	0.06	丙酮	0.5	乙酸丙酯	0.5
1,2-二甲氧基乙烷	0.01	甲氧基苯	0.5	第四类溶剂（尚无足够毒理学资料）	
N,N-二甲基乙酰胺	0.109	正丁醇	0.5		
N,N-二甲基甲酰胺	0.088	仲丁醇	0.5	1,1-二乙氧基丙烷	
1,4-二氧六环	0.038	乙酸丁酯	0.5	1,1-二甲氧基甲烷	
2-乙氧基乙醇	0.016	叔丁基甲基醚	0.5	2,2-二甲氧基丙烷	
乙二醇	0.062	异丙基苯	0.5	异辛烷	
甲酰胺	0.022	二甲基亚砜	0.5	异丙醚	
正己烷	0.029	乙醇	0.5	甲基异丙基酮	
甲醇	0.3	乙酸乙酯	0.5	甲基四氢呋喃	
2-甲氧基乙醇	0.005	乙醚	0.5	石油醚	
甲基丁基酮	0.005	甲酸乙酯	0.5	三氯醋酸	
甲基环己烷	0.118	甲酸	0.5	三氟醋酸	

第三节 药物的特殊杂质检查法

特殊杂质是指在该药物的生产和贮存过程中，根据药物的性质、生产方式和工艺条件，有可能引入的杂质。由于特殊杂质多种多样，检查方法各异，主要利用药物和杂质在物理和化学性质上的差异来选择适当的方法进行检查，特殊杂质随药物品种不同而异，它一般分列在该品种项目下。《中国药典》（2020）常用以下方法。

特殊杂质检查法

一、薄层色谱法

色谱法是利用药物与杂质在吸附和分配性质上的差异将两者分离，同时又可检测，在杂质检查中应用广泛,是"有关物质"检查的首选方法。薄层色谱法具有灵敏简便、快速,无需特殊设备的优点,并可同时检测多个斑点,获得更多杂质信息,在杂质检查中应用较多,药典中常用以下几种方法。

1. 杂质对照品法

根据杂质限量,取一定浓度已知杂质的对照品溶液和供试品溶液,分别点在同一硅胶(或其他吸附剂)薄层板上,展开和定位后,检查供试品中所含该杂质的斑点颜色,不得超过相应的杂质对照品斑点。

2. 主成分自身对照法

当杂质的结构不能确定或无杂质的对照品时,可采用此法。将供试品溶液按限量要求稀释至一定浓度作为对照溶液,与供试品溶液分别点加在同一薄层板上,展开和定位后,检查供试品中所含该杂质的斑点颜色,不得深于对照溶液所显主斑点颜色。

阿苯达唑有关物质的检查

照薄层色谱法(通则 0502)试验。

取本品,加三氯甲烷-冰醋酸(9:1)溶解并制成每 1mL 中含 10.0mg 的溶液,作为供试品溶液;精密量取适量,加三氯甲烷-冰醋酸(9:1)分别稀释成每 1mL 中含 100μg 和 20μg 的溶液作为对照溶液(1)和(2)。按薄层色谱法(通则 0502)试验,吸取上述三种溶液各 5μL,分别点于同一硅胶 G 薄层板上,以三氯甲烷-乙醚-冰醋酸(30:7:3)为展开剂,展开、晾干,立即置紫外光灯(254nm)下检视。对照溶液(2)应显一个明显斑点,供试品溶液如显杂质斑点,其荧光强度与对照溶液(1)的主斑点比较,不得更强(1.0%)。

二、高效液相色谱法

该法分离效能高,专属性强,灵敏度高,操作简便,应用范围广,已实现仪器化,不仅可以分离,而且可以准确地测定各组分的峰面积和峰高,借以测定各组分的量。因此,在杂质检查中的应用日益增多。特别是已使用本法测定含量的药物,可同时进行杂质检查。采用高效液相色谱法检查杂质,有以下几种方法。

1. 内标法

(1)校正因子的测定 按各品种项下的规定,精密称(量)取对照品和内标物质,分别配成溶液,精密量取对照品和内标物质适量,混合配成校正因子测定用的对照溶液。取一定量注入仪器,记录色谱图。测量对照品和内标物质的峰面积或峰高,按下式计算校正因子 f:

$$f=\frac{A_s/c_s}{A_R/c_R}$$

式中 A_s——内标物质的峰面积或峰高;

A_R——对照品的峰面积或峰高;

c_s——内标物质的浓度;

c_R——对照品的浓度。

(2)杂质含量的测定 再取各品种项下含有内标物质的供试品溶液,注入仪器,记录色谱图,测量供试品中待测成分和内标物质的峰面积或峰高,按下式计算含量 c_X:

$$c_X = f \frac{A_X}{A_s/c_s}$$

式中 A_X——供试品(或其杂质)峰面积或峰高;

c_X——供试品(或其杂质)的浓度;

A_s——内标物质的峰面积或峰高;

c_s——内标物质的浓度;

f——校正因子。

该法可避免因样品前处理及进样体积误差对测定结果的影响,适用于有杂质对照品与合适内标物的情况。

2. 外标法

按各品种项下的规定,精密称(量)取对照品和供试品,配制成溶液,分别精密取一定量,注入仪器,记录色谱图,测量对照品溶液和供试品溶液中待测成分的峰面积(或峰高),按下式计算含量:

$$c_X = c_R (A_X / A_R)$$

式中各符号意义同上。

该法适用于有杂质对照品,且进样量能够准确控制的情况,以定量环或自动进样器进样为好。

3. 加校正因子的主成分自身对照法

(1)建立方法 按各品种项下的规定,精密称(量)取杂质对照品和待测成分对照品各适量,配制测定杂质校正因子的溶液,进样,记录色谱图,按上述(1)法计算杂质的校正因子。此校正因子可直接载入各品种正文中,用于校正杂质的实测峰面积。这些需作校正计算的杂质,通常以主成分为参照采用相对保留时间定位,其数值一并载入各品种项下。

(2)测定杂质含量 按各品种项下规定的杂质限度,将供试品溶液稀释成与杂质限度相当的溶液作为对照溶液,进样,调节仪器灵敏度(以噪声水平可接受为限)或进样量(以柱子不过载为限),使对照溶液的主成分色谱峰高约达满量程的10%~25%或其峰面积能准确积分[通常含量低于0.5%的杂质,峰面积的相对标准偏差(RSD)应小于10%;含量在0.5%~2%的杂质,峰面积的RSD应小于2%]。然后,取供试品溶液和对照品溶液适量,分别进样,供试品溶液的记录时间,除另有规定外,应为主成分色谱峰保留时间的2倍,测量供试品溶液色谱图上各杂质的峰面积,分别乘以相应的校正因子后与对照溶液主成分的峰面积比较,依法计算各杂质含量。

该法适用于杂质在规定波长下的响应值与主成分的响应值不一致的情况。

知识拓展

红霉素中红霉素 B、C 组分及有关物质的检查

取本品,用磷酸盐缓冲盐(pH7.0)-甲醇(15:1)定量稀释制成每 1mL 中约含 4mg 的溶液,作为供试品溶液;精密量取 5mL,置 100mL 量瓶中,用磷酸盐缓冲液(pH7.0)-甲醇(15:1)稀释至刻度,摇匀,作为对照溶液。照红霉素 A 组分项下的色谱条件,取对照溶液 20μL 注入液相色谱仪,调节检测灵敏度,使主成分色谱峰的峰高约为满量程的 25%,精密量取供试品溶液与对照溶液各 20μL,分别注入液相色谱仪,记录色谱图至主成分峰保留时间的 3.5 倍。供试品溶液色谱图中,红霉素 B 峰和红霉素 C 峰面积均不得大于对照溶液主峰面积（5.0%）。红霉素烯醇醚校正后的峰面积（红霉素烯醇醚校正因子为0.09）不得大于对照溶液主峰面积的3/5（3.0%）；其他最大单个杂质峰面积不得大于对照溶液主峰面积的3/5（3.0%），其他各杂质峰面积的和不得大于对照溶液主峰面积（5.0%）（供试品溶液中任何小于对照溶液主峰面积0.01倍的峰可忽略不计）。

4. 不加校正因子的主成分自身对照法

同上述3法配制对照溶液并调节检测灵敏度后，取供试品溶液和对照溶液适量，分别进样，前者的记录时间，除另有规定外，应为主成分色谱峰保留时间的2倍，测量供试品溶液色谱图上各杂质的峰面积并与对照溶液主成分的峰面积比较，计算杂质含量。

若供试品所含的部分杂质未与溶剂峰完全分离，则按规定先记录供试品溶液的色谱图Ⅰ，再记录等体积纯溶剂的色谱图Ⅱ。色谱图Ⅰ上杂质峰的总面积（包括溶剂峰），减去色谱图Ⅱ上的溶剂峰面积，即为总杂质峰的校正面积。然后依法计算。

该法适用于没有杂质对照品的情况。

 知识拓展

甲硝唑中2-甲基-5-硝基咪唑的检查

精密称取本品约100mg，置100mL量瓶中，加甲醇溶解并稀释至刻度，摇匀，精密量取适量，用流动相稀释制成每1mL中含0.1mg的溶液，作为供试品溶液；另取2-甲基-5-硝基咪唑对照品约25mg，精密称定，置100mL量瓶中，加甲醇溶解并稀释至刻度，摇匀，精密量取适量，用流动相制成每1mL中含1μg的溶液，作为对照品溶液。照高效液相色谱法（通则0512）测定，用十八烷基硅烷键合硅胶为填充剂，以甲醇-水（20∶80）为流动相，检测波长为300nm，理论板数按甲硝唑峰计算不低于2000。取对照品溶液20μL注入液相色谱仪，调节检测灵敏度，使主成分色谱峰的峰高为满量程的10%~30%。精密量取供试品溶液和对照品溶液各20μL，分别注入液相色谱仪，记录色谱图至主成分峰保留时间的2倍。供试品溶液的色谱图中，2-甲基-5-硝基咪唑不得大于1.0%。

5. 面积归一化法

供试品溶液经高效液相色谱分离后，测定各杂质及药物的峰面积，计算各杂质峰面积及其总和占总峰面积的百分数，不得超过规定的限量。该法不需要对照品，操作简便，但各杂质和药物在检测波长处的吸收度不一致时，测定误差大。因此《中国药典》（2020）规定，用于杂质检查时，由于面积归一化法测定误差大，通常只用于粗略考察供试品中的杂质含量。除另有规定外，一般不宜用于微量杂质的检查。

三、紫外分光光度法

由于药物和杂质的结构不同，对光吸收的性质就有差异，因此，利用杂质与药物对光选择性吸收的差异，检查药物所含杂质。常用的方法有紫外分光光度法、比色法、红外分光光度法及原子吸收分光光度法。其中以紫外分光光度法应用较多。主要有以下几种方法。

① 检查杂质吸收度，即配制一定浓度的供试品溶液，选择在药品无吸收而杂质有吸收的波长处测定吸收度，规定测得的吸收度不得超过某一限值。如肾上腺素中检查肾上腺酮（酮体），肾上腺酮是制备肾上腺素的中间体，因此肾上腺素中有可能引入该杂质。肾上腺

酮在 310nm 处有最大吸收，而肾上腺素在此波长处无吸收。《中国药典》（2020）规定：取本品加盐酸（9 → 2000）制成每 1mL 中含 2.0mg 的溶液，在 310nm 波长处测定吸光度，不得超过 0.05，已知肾上腺酮在该波长处吸收系数（$E_{1cm}^{1\%}$）为 453。通过计算可知控制酮体的限量为 0.06%。

② 有的杂质的紫外吸收光谱与药物的紫外吸收光谱在某波长处有重叠，可改变药物在某两个波长处的吸收度比值，也可通过控制供试品溶液的吸收度比值来控制杂质的量。如碘解磷定注射液中分解产物的检查。碘解磷定的水溶液不稳定，在酸、碱条件下或遇光均有分解产物产生。碘解磷定在盐酸（9 → 1000）中，在 294nm 波长处有最大吸收，在 262nm 波长处有最小吸收，两波长处的吸收度比值经测定为 3.39。分解产物在 294nm 波长处无吸收，在 262nm 波长处有吸收，当含分解产物时，供试液在 262nm 波长处的吸收度值增大，可使吸收度比值减少。因此，规定取本品含量测定项下的溶液，在 294nm 与 262nm 波长处测定吸收度，其比值不得小于 3.1，以此控制本品中分解产物的量。

③ 若药物在紫外区有明显吸收，而杂质吸收很弱或没有吸收，可以通过测定供试品吸光度的范围，控制药物的纯度。

如头孢噻吩钠中吸光度的检查：

取本品，加水制成每 1mL 中含 20μg 的溶液，照紫外 - 可见分光光度法（通则 0401），在 237nm 的波长处测定，其吸光度为 0.65 ～ 0.72。实验证实 237nm 的吸收特征是噻吩乙酰基产生的，产品在精制过程中如未有效地除去噻吩乙酸，则会导致吸光度上升，若有部分产品降解，则吸光度下降。因此规定供试品吸光度的上下限度，可在一定程度上控制产品的纯度。

四、其他方法

（一）利用药物与杂质在物理或物理化学性质上的差异进行检查

1. 气味及挥发性的差异

药物（特别是挥发性药物）中存在的具有特殊气味的杂质，可从其特殊的气味判断该杂质的存在。如麻醉乙醚中的异臭是原料乙醇引入的杂醇油以及乙醛和过氧化物等杂质，其异臭检查是使乙醚自然挥散后，不得遗留异臭。

2. 颜色的差异

某些药物无色，但其分解产物有色，或在生产中引入了有色的杂质，通过检查药物溶液的颜色可控制有色杂质的量。

3. 溶解性的差异

有的药物可溶于水、有机溶剂或酸、碱溶液中，而其杂质不溶；反之，杂质可溶而药物不溶，利用这种溶解行为的差异可检查药物中的杂质。例如，葡萄糖在生产过程中很易有糊精混入，而葡萄糖可溶于乙醇，糊精难溶于乙醇，故药典规定葡萄糖的"乙醇溶液澄清度"的检查为：取本品 1.0g，加 90% 乙醇 30mL，置水浴上加热回流 10min，溶液应澄明，若有糊精混入，则乙醇液就不澄明，借以检查糊精的存在。

4. 旋光性的差异

比旋度的数值可反映药物的纯度，限定杂质的含量。如黄体酮在乙醇中的比旋度为 +186° ～ +198°，若供试品的测定值不在此范围，说明纯度达不到要求。若药物本身没有旋光性，而杂质有，可通过限定药物溶液的旋光度来控制相应杂质的量。

（二）利用药物与杂质在化学性质上的差异进行检查

1. 酸碱性的差异

利用药物与杂质之间酸碱性质的差异进行检查。例如，苯巴比妥在合成时可能引入杂质苯基丙二酰脲及其他酸性杂质，药典利用它们的酸性强于苯巴比妥，故将苯巴比妥供试品加水煮沸，放冷，滤过，弃去苯巴比妥后，取滤液加甲基橙指示液，不得显红色，借以检查苯丙二酰脲及其他酸性物质有否混入苯巴比妥中。

2. 氧化还原性质的差异

利用药物与杂质在氧化还原性质上的差异进行检查。例如葡萄糖酸亚铁中含有少量高铁盐，高铁离子具有氧化性，中国药典采用置换碘量法测定其含量，规定不得超过一定量。又如乳酸、葡萄糖酸钙、糊精等采用碱性酒石酸铜试液检查其中的还原糖。

3. 杂质与一定的试剂产生沉淀

利用药物中存在的杂质与一定的试剂产生沉淀来检查药物中存在的杂质。例如，从咖啡中提取咖啡因时，很可能引入其他生物碱，为了检查咖啡因中是否混有其他生物碱，可根据咖啡因对碘化汞钾试液不产生沉淀反应，而其他生物碱产生沉淀反应的性质差异进行检查。

4. 杂质与一定的试剂产生颜色

利用药物中存在的杂质与一定的试剂产生颜色来检查药物中存在的杂质，根据限量要求，可规定一定条件下不得产生某种颜色，或对呈现的颜色用目视比色或用分光光度法测定其吸收度。例如，阿司匹林中检查游离水杨酸，即利用水杨酸与硫酸铁铵反应产生紫堇色配合物进行限量检查。

5. 杂质与一定的试剂产生气体

某些药物中的氨化合物或铵盐在碱性条件下加热，如有铵盐存在，则可分解放出氨，它遇碱性碘化汞钾试液显色，而药物本身不显色；又如药物中若有微量硫化物存在，利用其在酸性条件下生成硫化氢气体放出，遇湿的醋酸铅试纸形成棕黑色的硫斑来检查杂质。

学习小结

本章主要介绍了杂质及杂质限量的基本概念、计算方法，杂质的检查方法，以及制剂的常规检查。

类别	检查项目	检查方法
一般杂质检查	氯化物	目视比色法
	硫酸盐	目视比色法
	铁盐	硫氰酸盐法
	重金属	硫代乙酰胺法、炽灼残渣法、硫化钠法
	砷盐	古蔡氏法
	溶液澄清度检查法	目视比色法
	溶液颜色检查法	目视比色法、分光光度法、色差计法
	干燥失重	干燥法
	水分	卡尔-费休法
	易炭化物	易炭化物检查法
	炽灼残渣	炽灼残渣检查法
特殊杂质检查	个别药物生产过程中引入的杂质	物理法 化学法 光谱法 色谱法

目标检测

一、A 型题（单项选择题）

1. 药物中杂质的限量是指（　　）。
   A. 杂质是否存在　　　B. 杂质的合适含量　　　C. 杂质的最低量
   D. 杂质的检查量　　　E. 杂质的最大允许量
2. 砷盐检查法中，在检砷装置导气管中塞入醋酸铅棉花的作用是（　　）。
   A. 吸收砷化氢　　　B. 吸收溴化氢　　　C. 吸收硫化氢
   D. 吸收氯化氢　　　E. 吸收锑化氢

二、B 型题
   A. 硫化钠试液　　　B. 硫代乙酰胺试液　　　C. 氯化钡试液
   D. 硫氰酸铵试液　　　E. 溴化汞试纸

1. 氯化钠中重金属检查采用的试液是（　　）。
2. 铁盐检查采用的试液是（　　）。
3. 砷盐检查采用的试液是（　　）。
4. 硫酸盐检查采用的试液是（　　）。

三、X 型题（多项选择题）

1. 古蔡氏法检查砷盐的基本原理是（　　）。
   A. 与锌、酸作用生成 H_2S 气体
   B. 与锌、酸作用生成 AsH_3 气体
   C. 产生的气体遇氯化汞试纸产生砷斑
   D. 比较供试品砷斑与标准品砷斑面积大小
   E. 比较供试品砷斑与标准品砷斑颜色强度
2. 杂质限量常用的表示方法有（　　）。
   A. mol/L　　　B. M　　　C. 百分之几
   D. 百万分之几　　　E. ng

四、计算题

取葡萄糖 4.0g，加水 30mL 溶解后，加醋酸盐缓冲液（pH=3.5）2.0mL，依法检查重金属 [《中国药典》（2020）]，含重金属不得超过百万分之五，问应取标准铅溶液（每 1mL 相当于 Pb10μg）多少毫升？

第六章
药品的生物检测技术

学习目标

通过本章的学习,掌握药品的热原和内毒素检查、无菌检查、微生物限度检查技术。

知识要求

掌握药品热原和内毒素检查的概念;掌握药品无菌检查、微生物限度检查的概念,明确无菌检查、微生物限度检查的必要性。

能力要求

能依据药典规定的方法完成药品的热原和内毒素检查、无菌检查、微生物限度检查,填写检验报告和检验记录。

思想加油站

××××狂犬病疫苗实例解析

2018年7月22日,国家药品监督管理局通报××××生物科技有限责任公司违法违规生产冻干人用狂犬病疫苗案件有关情况。经调查核实,该企业编造生产记录和产品检验记录,随意变更工艺参数和设备。上述行为严重违反了《中华人民共和国药品管理法》《药品生产质量管理规范》有关规定,国家药品监督管理局责令企业停止生产;收回药品GMP证书;召回尚未使用的狂犬病疫苗;飞行检查所有涉事批次产品,不可出厂和上市销售,全部产品得到有效控制;对涉嫌犯罪的人员移送公安机关追究其刑事责任。

药品安全,涉及千家万户,通过以上案例思考:作为一名医药人,我们应该在工作中如何去做,应该从哪些方面对药品进行检查和监控呢?

对某些危害用药人生命安全的物质,特别是如注射液或大输液中的热原要进行有效地监控和检查,从而保证某些有害物质的含量和某些不良反应的强度不超过规定限度。对于非规定灭菌制剂(如片剂、丸剂、散剂、水剂、冲服剂及原辅料等)则必须限制微生物的数量在一定的范围内,并保证不含有特定的控制(致病)菌,否则将直接影响药品的质量和人民的健康（如上述事例）。对药品中含有的热原和微生物数量的检查统称为限度试验。限度试验只测定检查对象是否超越某一限度，不需要测出具体的量，而且一般都是在一定试验条件下进行操作，按规定观察记录试验结果，再以结果与限度规定相比较，然后做出是否合格的结论。

在药品的生物测定技术中，除了要对药品的热原和微生物的数量进行限度检查外，某些要求无菌的药品、原料、辅料及要求无菌其他品种在出厂前均要进行无菌检查（如无菌注射剂、手术用眼药必须不含任何微生物），以保证药物制剂的质量。

本章主要介绍药品的热原和细菌内毒素检查技术，微生物限度检查技术和无菌检查技术。

第一节　热原检查技术

一、概述

热原系指由微生物产生的能引起恒温动物和人体体温异常升高的致热物质。热原主要是指病毒、细菌、其他微生物及内毒素。内毒素是引起药物热原反应的主要物质。

《中国药典》（2020）规定热原检查（通则1142）采用家兔法升温法，细菌内毒素检查（通则1143）采用鲎试剂法。本节主要介绍家兔法和细菌内毒素检查法。

二、家兔检查法

本法系将一定剂量的供试品，静脉注入家兔体内，在规定时间内，观察家兔体温升高的情况，以判定供试品中所含热原的限度是否符合规定。

1. 供试用家兔的准备

供试用家兔供试用的家兔应健康无伤，体重1.7～3.0kg，雌兔应无孕。预测体温前7日即应用同一饲料饲养，在此期间内，体重应不减轻，精神、食欲、排泄等不得有异常现象。未经使用于热原检查的家兔；或供试品判定为符合规定，但组内升温达0.6℃的家兔；或供试品判定为不符合规定，但其组内家兔平均升温未达0.8℃，且已休息两周以上的家兔；或三周内未曾使用的家兔，均应在检查供试品前3～7日内预测体温，进行挑选。

2. 试验前的准备

在作热原检查前1～2日，供试用家兔应尽可能处于同一温度的环境中，实验室和饲养室的温度相差不得大于3℃，实验室的温度应在17～25℃，在试验全部过程中，应注意室温变化不得大于3℃，应保持安静，避免强光照射，避免噪声干扰和引起动物骚动。家兔在试验前至少1h开始停止给食当日使用的家兔，正常体温应在38.0～39.6℃的范围内，且各兔间正常体温之差不得超过1℃。

试验用的注射器、针头及一切和供试品溶液接触的器皿，应置烘箱中用250℃加热30min或用180℃加热2h，也可用其他适宜的方法除去热原。

3. 检查法

供试品或稀释供试品的无热原的稀释液，在注射前应预热至38℃。

取适用的家兔3只,测定其正常体温后15min以内,自耳静脉缓缓注入,然后每隔30min按前法测量其体温1次,共测6次,以6次体温中最高的一次减去正常体温,即为该兔体温的升高度数。如3只家兔中有1只体温升高0.6℃或0.6℃以上,或3只家兔体温升高均低于0.6℃,但升高的总数达1.4℃或1.4℃以上,应另取5只家兔复试,检查方法同上。

4. 结果判断

在初试3只家兔中,体温升高均低于0.6℃,并且3只家兔体温升高总数低于1.4℃;或在复试的5只家兔中,体温升高0.6℃或0.6℃以上的兔数仅有1只,并且初试、复试合并8只家兔的体温升高总数为3.5℃或3.5℃以下,均认为供试品的热原检查符合规定。

在初试3只家兔中,体温升高0.6℃或0.6℃以上的兔数超过1只;或在复试的5只家兔中,体温升高0.6℃或0.6℃以上的兔数超过1只;或在初试、复试合并8只家兔的体温升高总数超过3.5℃,均认为供试品的热原检查不符合规定。

当家兔升温为负值时,均以0℃计。

检查结果的准确性和一致性取决于试验动物的状况、试验室条件和操作的规范性。家兔法检测热原的灵敏度为0.001μg/mL,试验结果接近人体真实情况,但操作烦琐费时,不能用于注射剂生产过程中的质量监控,且不适用于放射性药物、肿瘤抑制剂等细胞毒性药物制剂。

三、细菌内毒素检查法

(一)概念和原理

1. 细菌内毒素检查法概念

细菌内毒素检查法系利用鲎试剂来检测或量化由革兰阴性菌产生的细菌内毒素,以判断供试品中细菌内毒素的限量是否符合规定的一种方法。

细菌内毒素检查包括凝胶法和光度测定法两种方法,后者包括浊度法和显色基质法。供试品检测时,可使用其中任何一种方法进行试验。当测定结果有争议时,除另有规定外,以凝胶法结果为准(本章重点介绍凝胶法)。

细菌内毒素的量用内毒素单位(EU)表示,1EU与1个内毒素国际单位(IU)相当。

2. 反应原理

凝胶法原理:利用鲎试剂与细菌内毒素产生凝集反应的原理来检测或半定量内毒素。具体原理如图6-1所示。

3. 鲎试剂和鲎试剂灵敏度

(1)鲎试剂的生产 鲎试剂是从栖生于海洋的无脊椎动物"鲎"的蓝色血液中提取的变形细胞溶解物,经低温冷冻干燥精制而成的生物制剂。

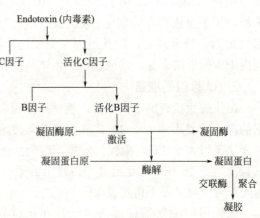

图6-1 鲎试剂与内毒素的反应机理

(2)鲎试剂的规格 鲎试剂的规格是指每支(每瓶)鲎试剂的装量,如0.1mL/支或0.5mL/支。

（3）鲎试剂标示灵敏度　在细菌内毒素检查的规定条件下，使鲎试剂产生凝集的内毒素的最低浓度即为鲎试剂的标示灵敏度，用 EU/mL 表示。

4. 细菌内毒素国家标准品（RSE）

RSE 系自大肠杆菌提取精制得到的内毒素，用于标定、复核、仲裁鲎试剂灵敏度和标定细菌内毒素工作标准品（CSE）的效价。

5. 细菌内毒素工作标准品（CSE）

CSE 系以细菌内毒素国家标准品为基准标定其效价，用于试验中的鲎试剂灵敏度复核、干扰试验及各种阳性对照。

6. 细菌内毒素检查用水

细菌内毒素检查用水系指内毒素含量小于 0.015EU/mL（用于凝胶法）或 0.005EU/mL（用于光度测定法）且对内毒素试验无干扰作用灭菌注射用水。

7. 细菌内毒素限值的确定

哺乳动物对细菌内毒素有一定的忍耐能力，只有超过一定量的限度的内毒素才会引起热原反应。因此，不必要求绝对不含内毒素，为保证用药安全，给每一种药规定了限值，用 L 表示。内毒素检查的目的就是确定内毒素是否低于限值，低于限值就是合格药品。因此在检查之前首先要知道该药品的 L 值。

8. 最大有效稀释倍数的确定（MVD）

最大有效稀释倍数是指在试验中供试品溶液被允许达到稀释的最大倍数（1～MVD），在不超过此稀释倍数的浓度下进行内毒素限值的检测。

知识拓展

确定药品 L 值的方法

第一，从药典正文品种中查出　各国药典规定作细菌内毒素检查项的品种都可在药典正文中查到相应的 L 值。

第二，根据公式确定　药品、生物制品的细菌内毒素限值（L）一般按以下公式确定：

$$L=K/M$$

式中，L 为供试品的细菌内毒素限值，一般以 EU/mL、EU/mg、EU/U（活性单位）表示；K 为人每千克体重每小时最大可接受的额定内毒素剂量，以 EU/（kg·h）表示，注射剂 K=5 EU/（kg·h），放射性药品注射剂 K=2.5 EU/（kg·h），鞘内用注射剂 K=0.2 EU/（kg·h）；M 为人用每千克体重每小时的最大供试品剂量，以 mL/（kg·h）、kg/（kg·h）、U/（kg·h）表示，人均体重按 60kg 计算，人体表面积按 1.62m² 计算。注射时间若不足 1h，按 1h 计算。供试品每平方米体表面积剂量乘以 0.027 即可转换为每千克体重剂量（m）。

按人用剂量计算限值时，如遇特殊情况，可根据生产和临床用药实际情况做必要调整，但需说明理由。

9. 供试品溶液的制备

某些供试品需进行复溶，稀释或在水性溶液中浸提制成供试品溶液。一般要求供试品溶液的 pH 值在 6.0～8.0 的范围内。对于过酸、过碱或本身有缓冲能力的供试品，需调节被测溶液（或其稀释液）的 pH 值，可使用酸、碱溶液或适宜的缓冲液调节 pH 值。酸碱溶液须用细菌内毒素检查用水在已经去除内毒素的容器中配制。缓冲液必须经过验证不含内毒素和干扰因子。

（二）凝胶法检查技术

凝胶法系通过鲎试剂与内毒素产生凝集反应的原理来检测或半定量内毒素的方法。

1. 检查程序

试验前的准备→确定药品的细菌内毒素限值→选择鲎试剂的灵敏度 λ →计算供试品的最大有效稀释倍数 MVD →鲎试剂的灵敏度复核试验→供试品的干扰试验→供试品内毒素的检查。

2. 试验前的准备工作

试验所用器皿需经处理，去除可能存在的外源性内毒素。

3. 鲎试剂灵敏度复核试验

在本检查法规定的条件下，使鲎试剂产生凝集的内毒素的最低浓度即为鲎试剂的标示灵敏度，用 EU/mL 表示。当使用新批号的鲎试剂或试验条件发生了任何可能影响检验结果的改变时，应进行鲎试剂灵敏度复核试验。

（1）稀释内毒素　根据鲎试剂灵敏度的标示值（λ），将细菌内毒素国家标准品或细菌内毒素工作标准品（λ=0.5EU/mL）用细菌内毒素检查用水溶解，在旋涡混合器上混匀 15min，然后制成 2λ、λ、0.5λ 和 0.25λ 四个浓度的内毒素标准溶液（见图 6-2，图中符号 E_{10} 表示浓度为 10EU/mL 的内毒素溶液，其余类推），每稀释一步均应在旋涡混合器上混匀 30s。

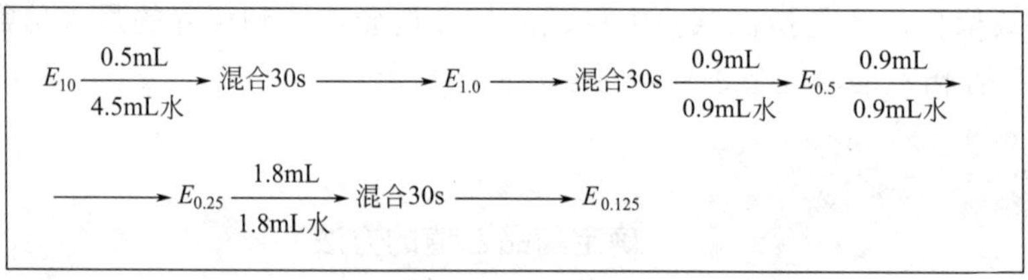

$$E_{10} \xrightarrow[\text{4.5mL水}]{\text{0.5mL}} \text{混合30s} \longrightarrow E_{1.0} \xrightarrow[\text{0.9mL水}]{\text{0.9mL}} \text{混合30s} \longrightarrow E_{0.5} \xrightarrow[\text{0.9mL水}]{\text{0.9mL}} $$

$$\longrightarrow E_{0.25} \xrightarrow[\text{1.8mL水}]{\text{1.8mL}} \text{混合30s} \longrightarrow E_{0.125}$$

图 6-2　2λ、λ、0.5λ、0.25λ 浓度系列溶液稀释

（2）灵敏度复核　取分装有 0.1mL 鲎试剂溶液的 10mm×75mm 试管或复溶后的 0.1mL/支规格的鲎试剂原安瓿 18 支，其中 16 管分别加入 0.1mL 不同浓度的内毒素标准溶液，每一个内毒素浓度平行做 4 管；另外 2 管加入 0.1mL 细菌内毒素检查用水作为阴性对照。将试管中溶液轻轻混匀后，封闭管口，垂直放入（37±1）℃恒温器中，保温（60±2）min。

将试管从恒温器中轻轻取出，缓缓倒转 180°，若管内形成凝胶，并且凝胶不变形、不从管壁滑脱者为阳性；未形成凝胶或形成的凝胶不坚实、变形并从管壁滑脱者为阴性。保温和拿取试管过程应避免受到振动造成假阴性结果。

（3）操作注意事项　旋涡混合器混合时间要保证，以后移液前均要旋涡混合，以保证溶液中内毒素不粘附在管壁上，稀释过程每一步所用的移液器具不能交叉混用。

4. 干扰试验

干扰试验的目的是判断检品在某种浓度状态下是否适合做细菌内毒素检查。因某些药品对鲎试剂的凝集反应可能有抑制或增强作用，分别使试验得出假阴性或假阳性的结果，因此在检查前首先验证样品是否对试验有干扰作用。

按表 6-1 制备溶液 A、B、C 和 D，使用的供试品溶液应为未检验出内毒素且不超过最大有效稀释倍数（MVD）的溶液，按鲎试剂灵敏度复核试验项下操作。只有当溶液 A 和阴性对照溶液 D 的所有平行管都为阴性，并且系列溶液 C 的结果在鲎试剂灵敏度复核范围内时，试验方为有效。若供试品溶液在小于 MVD 的稀释倍数下对试验有干扰，应将供试品溶液进行不超过 MVD 的进一步稀释，再重复干扰试验。

表 6-1　凝胶法干扰试验溶液的制备

编号	内毒素浓度/加入内毒素的溶液	稀释用液	稀释倍数	所含内毒素的浓度	平行管数
A	无/供试品溶液	—	—	—	2
B	2λ/供试品溶液	供试品溶液	1 2 4 8	2λ 1λ 0.5λ 0.25λ	4 4 4 4
C	2λ/检查用水	检查用水	1 2 4 8	2λ 1λ 0.5λ 0.25λ	4 4 4 4
D	无/检查用水	—	—	—	2

注：A 为供试品溶液；B 为干扰试验系列；C 为鲎试剂标示灵敏度的对照系列；D 为阴性对照。

5. 凝胶限量试验

按表 6-2 制备溶液 A、B、C 和 D。使用稀释倍数为 MVD 并且已经排除干扰的供试品溶液来制备溶液 A 和 B。按鲎试剂灵敏度复核试验项下操作。

表 6-2　凝胶限量试验溶液的制备

编号	内毒素浓度/加入内毒素的溶液	平行管数
A	无/供试品溶液	2
B	2λ/供试品溶液	2
C	2λ/检查用水	2
D	无/检查用水	2

注：A 为供试品溶液；B 为供试品阳性对照；C 为阳性对照；D 为阴性对照。

结果判断　保温（60±2）min 后观察结果。若溶液 A 的两个平行管均为阴性，判供试品符合规定；若溶液 A 的两个平行管均为阳性，判供试品不符合规定。若溶液 A 的两个平行管中的一管为阳性，另一管为阴性，需进行复试。复试时，溶液 A 需做 4 支平行管，若所有平行管均为阴性，判供试品符合规定；否则判供试品不符合规定。

【实例解析】

测定项目：头孢替唑钠的细菌内毒素检查。

测定方法：鲎试剂检测法。取本品，依法检查，每 1mg 头孢替唑中含内毒素的量应小于 0.075EU。

第二节　无菌检查技术

无菌检查法系用于检查药典要求无菌的生物制品、医疗器具、原料、辅料及其他品种是否无菌的一种方法。若供试品符合无菌检查法的规定,仅表明了供试品在该检验条件下未发现微生物污染。

无菌检查方法分为直接接种法与薄膜过滤法。只要供试品性状允许,应采用薄膜过滤法(通则1101)。

一、检查前的准备工作

无菌检查应在环境洁净度10000级下的局部洁净度100级的单向流空气区域内或隔离系统中进行,其全过程应严格遵守无菌操作,防止微生物污染,防止污染的措施不得影响供试品中微生物的检出。

(一)仪器、设备和用具

无菌室、恒温培养箱及可调20~25℃的生化培养箱、离心机、显微镜、高压消毒炉、标准pH比色器(0.02酚红指示剂和溴钾酚蓝指示剂)、恒温烤箱、试管、量筒、三角瓶、移液管、双碟、手术镊、手术剪、取样匙、无菌衣、裤、帽、口罩等。

(二)培养基的适用性检查

在供试品的无菌检查前或检查供试品的同时,要进行培养基的适用性检查,以确保无菌检查用的硫乙醇酸盐流体培养基及改良马丁培养基等应符合培养基的无菌性检查及灵敏度检查的要求,保证检查的准确性。培养基的适用性检查包括无菌性检查和灵敏度检查两个项目。

> **课堂互动**
>
> 无菌检查技术所用的培养基有哪几种?应当如何配制?无菌检查技术所用的稀释液和冲洗液是什么?应当如何配制?

1. 无菌性检查

无菌检查用的硫乙醇酸盐流体培养基及改良马丁培养基等在进行药品无菌检查前应通过培养基无菌性检查后方可使用。

2. 灵敏度检查

灵敏度检查是指无菌检查用的硫乙醇酸盐流体培养基及改良马丁培养基等在进行药品无菌检查时,所加的菌种在培养基中能正常生长良好,从而证实培养基灵敏度符合规定,可用于无菌检查试验。培养基灵敏度检查所用的菌株传代次数不得超过5代,包括:

金黄色葡萄球菌(*Staphylococcus aureus*)〔CMCC(B)26 003〕

铜绿假单胞菌(*Pseudomonas aeruginosa*)〔CMCC(B)10 104〕

枯草芽孢杆菌(*Bacillus subtilis*)〔CMCC(B)63 501〕

生孢梭菌(*Clostridium sporogenes*)〔CMCC(B)64 941〕

白色念珠菌(*Candida albicans*)〔CMCC(F)98 001〕

黑曲霉(*Aspergillus niger*)〔CMCC(F)98 003〕

根据个菌株的特性制备菌悬液并进行接种培养,结果空白对照管应无菌生长,若加菌的培养基管均生长良好,判该培养基的灵敏度检查符合规定。

> **知识拓展**
>
> **无菌检查培养基的种类**
>
> （1）硫乙醇酸盐流体培养基
>
> | | | | |
> |---|---|---|---|
> | 酪胨（胰酶水解） | 15.0g | 酵母浸出粉 | 5.0g |
> | 葡萄糖 | 5.0g | 氯化钠 | 2.5g |
> | L-胱氨酸 | 0.5g | 新配制的0.1%刃天青溶液 | 1.0 mL |
> | 硫乙醇酸钠 | 0.5g | 琼脂 | 0.75g |
> | （或硫乙醇酸） | （0.3mL） | 水 | 1000 mL |
>
> （2）改良马丁培养基
>
> | | | | |
> |---|---|---|---|
> | 胨 | 5.0g | 磷酸氢二钾 | 1.0g |
> | 酵母浸出粉 | 2.0g | 硫酸镁 | 0.5g |
> | 葡萄糖 | 20.0g | 水 | 1000mL |
>
> （3）选择性培养基　按上述硫乙醇酸盐流体培养基或改良马丁培养基的处方及制法，在培养基灭菌或使用前加入适宜的中和剂、灭活剂或表面活性剂。
>
> （4）营养肉汤培养基
>
> | | | | |
> |---|---|---|---|
> | 胨 | 10.0g | 氯化钠 | 5.0g |
> | 牛肉浸出粉 | 3.0g | 水 | 1000mL |
>
> （5）营养琼脂培养基　同上述营养肉汤培养基的处方。
>
> （6）改良马丁琼脂培养基　同上述改良马丁培养基的处方。

二、方法验证试验

当建立供试品的无菌检查法时，应进行方法的验证，以证明所采用的方法适合于该产品的无菌检查。若该产品的组分或原检验条件发生改变时，检查方法应重新验证。验证用菌种及菌液同培养基灵敏度检查。应当对无菌检查的两种方法：薄膜过滤法和直接接种法都要进行方法学的验证试验。

与对照管（组）比较，如含供试品各容器中的试验菌均生长良好，则说明供试品的该检验量在该检验条件下无抑菌作用或其抑菌作用可以忽略不计，照此检查方法和检查条件进行供试品的无菌检查。与对照管（组）比较，如含供试品的任一容器中的试验菌生长微弱、缓慢或不生长，则说明供试品的该检验量在该检验条件下有抑菌作用，可采用增加冲洗量、增加培养基的用量、使用中和剂或灭活剂、更换滤膜品种等方法，消除供试品的抑菌作用，并重新进行方法验证试验。

方法验证试验也可与供试品的无菌检查同时进行。

三、供试品的无菌检查

（一）抽验数量

抽验是指一次试验所用供试品最小包装容器的数量（支或瓶）。成品每亚批均应进行无菌检查。除另有规定外，原液、半成品及成品按表6-3规定，上市产品监督检验按表6-4规定。

表6-3 批出厂产品最低检验数量

项目	批产量N/个	每种培养基最少检验数量
注射剂		
	≤100	10%或4个（取较多者）
	100＜N≤500	10个
	＞500	2%或20个（取较少者）
大体积注射剂（＞100mL）		2%或10个（取较少者）
眼用及其他非注射产品		
	≤200	5%或2个（取较多者）
	＞200	10个
桶装固体原料		
	≤4	每个容器
	4＜N≤50	20%或4个容器（取较大者）
	＞50	2%或10个容器（取较大者）
抗生素原料药（≥5g）		6个容器
医疗器具		
	≤100	10%或4件（取较大者）
	100＜N≤500	10件
	＞500	2%或20件（取较少者）

表6-4 上市抽验样品（液体制剂）的最少检验量

供试品装量 V/mL	每支样品接入每管培养基的最少样品量/mL	最少检验数量/瓶（或支）	供试品装量 V/mL	每支样品接入每管培养基的最少样品量/mL	最少检验数量/瓶（或支）
≤1	全量	20①	50≤V＜100	半量	10
1＜V＜5	半量	10	（静脉给药）		
5≤V＜20	2	10	100≤V＜500	半量	6
20≤V＜50	5	10	V≥500	500	6
50≤V＜100	10	10			

① 每种培养基各接种10支供试品。

（二）接种量

接种量是指每个最小包装的最少取样量（mL或g）。除另有规定外，接种供试品量按表6-5规定。若采用直接接种法，按接种量要求等量分别接种至硫乙醇酸盐流体培养基和改良马丁培养基中（两种培养基的接种支/瓶数之比为2∶1）；若采用薄膜过滤法，应采用三联薄膜过滤器，其中两联加入硫乙醇酸盐流体培养基，另一联加入改良马丁培养基。只要供试品特性允许，应将所有容器内的内容物全部过滤。

表6-5 上市抽验样品（固定制剂）的最少检验量

每瓶（或支）供试品的装量M	每支样品接入每管培养基的最小样品量	最少检验数量/瓶（或支）
$M＜50$mg	全量	20
50mg≤M＜300mg	半量	10
300mg≤M＜5g	150mg	10
M≥5g	500mg	10

续表

每瓶（或支）供试品的装量M	每支样品接入每管培养基的最小样品量	最少检验数量/瓶（或支）
外科用敷料棉花及纱布	取100mg或1cm×3cm	10
缝合线、一次性医用材料	整个材料	20
带导管的一次性医疗器具（如输液袋）		10
其他医疗器具	整个器具（切碎或拆开）	20

（三）阳性对照

以金黄色葡萄球菌作为阳性对照菌。阳性对照也可在供试品无菌检查培养14d后，取其中1份硫乙醇酸盐流体培养基，加入小于100cfu阳性对照菌，作为阳性对照。阳性对照置30～35℃培养48～72h应生长良好。

（四）阴性对照

供试品无菌检查时，应取相应溶剂、稀释液和冲洗液同法操作，作为阴性对照。阴性对照不得有菌生长。无菌检查法包括薄膜过滤法和直接接种法。只要供试品性状允许，应采用薄膜过滤法。

（五）供试品处理及接种培养基

1. 薄膜过滤法

薄膜过滤法检查供试品的操作，应根据不同供试品而用不同的供试品样品处理方法来进行。

水溶性供试液过滤前先将少量的冲洗液过滤以润湿滤膜。油类供试品，其滤膜和过滤器在使用前应充分干燥。为发挥滤膜的最大过滤效率，应注意保持供试品溶液及冲洗液覆盖整个滤膜表面。供试液经薄膜过滤后，若需要用冲洗液冲洗滤膜，每张滤膜每次冲洗量一般为100mL，总冲洗量不得超过1000mL，以避免滤膜上的微生物受损伤。不同的供试品处理方法不同。

2. 直接接种法

直接接种法适用于无法用薄膜过滤法进行无菌检查的供试品。取规定量供试品，等量分别接种至硫乙醇酸盐流体培养基和改良马丁培养基中（两种培养基的接种支/瓶数之比为2∶1）。

由于直接接种法操作简便，适用于无抑菌作用和无防腐作用药品的无菌检查。操作时，用适当的消毒液对供试品容器表面或外包装采用浸没或擦拭的方法彻底消毒。不同的供试品的处理方法不同。

四、培养及观察

将上述接种后的硫乙醇酸盐流体培养基平均分成两份，一份置30～35℃培养14d；另一份与接种后的改良马丁培养基置20～25℃培养14d，培养期间应逐日观察并记录是否有菌生长。如在加入供试品后、或在培养过程中，培养基出现浑浊，培养14d后，不能从外观上判断有无菌生长，可取该培养液适量转种至同种新鲜培养基中及营养琼脂斜面和改良马丁琼脂斜面培养基上，细菌培养2d、真菌培养3d，观察接种的同种新鲜培养基及营养琼脂和改良马丁琼脂斜面培养基上是否有菌生长；或取培养液（物）涂片，染色，镜检，判断是否有菌，必要时作菌种鉴定。

五、结果判断

阳性对照管应生长良好，阴性对照管不得有菌生长。否则，试验无效。

在药物的无菌检查操作中，应当注意哪些问题？

若供试品管均澄清，或虽显浑浊但经确证无菌生长，判供试品符合规定；若供试品管中任何一管显浑浊并确证有菌生长，判供试品不符合规定，除非能充分证明试验结果无效，即生长的微生物非供试品所含。

试验若经确认无效，应重试。重试时，重新取同量供试品，依法检查，若无菌生长，判供试品符合规定；若有菌生长，判供试品不符合规定。

知识拓展

药物无菌检查操作中的注意事项

1. 正确理解标准并严格遵照执行
① 检验人员和管理人员能力的持续保持发现的问题。
② 实验室标准操作规程的制订及执行。
2. 实验室污染控制
① 环境设施的建设和维护。
② 正确开展实验室消毒的能力。
3. 实验室环境微生物的收集
① 正确判断无菌检查实验过程控制的关键点。
② 搜集证据的主要措施。
4. 无菌检查结果的正确判断
阳性对照管必须有菌生长，阴性对照必须无菌生长，否则，应视为实验失败，应重新调整方法后，再进行实验。

学习小结

本章介绍了药品的生物测定技术，主要介绍了药品的热原检查技术和无菌检测技术。药品的生物测定技术是药品质量控制和保证人民生命健康的重要措施。

项目	概念	检查目的和意义	检查方法
热原检查技术	在规定时间内观察家兔体温升高的情况，以判定供试品中所含热原的限度是否符合规定；或利用鲎试剂检测细菌内毒素的方法	热原和内毒素物质是否在一定限度范围内，以免引起动物热原反应，保证用药安全	家兔升温法 内毒素检查法
无菌检查技术	用于确定要求无菌的药品、医疗器具、原料、辅料及其他品种是否无菌的技术	消除因为制剂染有活菌而对患者带来危害，保证安全	直接接种法 薄膜过滤法

目标检测

一、填空题

1. 热原具有_____、_____、_____、_____等的性质，通常可用_____、_____、_____、_____等方法消除材料中的热原。

2. 家兔法测定热原其判断热原检查结果中_____（或_____）试验的判断合格标准是_____，并且_____合并8只家兔的体温总数不超过_____℃时，均应认为供试品符合热原检查的规定。

3. 无菌检查法是指_____，重要意义在于_____。

4. 药品无菌检查的方法有_____、_____。

5. 药品的无菌检查要进行方法学的验证是因为_____。

6. 药品的无菌检查是硫乙醇酸盐液体培养基应置_____℃培养，培养时间为_____天；改良马丁培养基应置_____℃培养，培养时间为_____天。

二、单选题

1. 青霉素针剂采用直接接种法进行无菌检查时要加（　　）才能进行。
   A. 吐温80　　　　　　　　　　　B. 青霉素酶
   C. 对氨基苯甲酸　　　　　　　　D. 营养肉汤

2. 普鲁卡因青霉素油剂进行无菌检查时要加（　　）才能进行。
   A. 吐温80　　　　　　　　　　　B. 青霉素酶
   C. 对氨基苯甲酸　　　　　　　　D. 吐温80+青霉素酶

3. 适宜任何类型的注射剂、输液剂剂型的无菌检查的方法是（　　）。
   A. 加入吐温80　　　　　　　　　B. 加入青霉素酶
   C. 加入对氨基苯甲酸　　　　　　D. 薄膜过滤法

4. 磺胺类注射剂进行无菌检查时要加（　　）才能进行。
   A. 吐温80　　　　　　　　　　　B. 青霉素酶
   C. 对氨基苯甲酸　　　　　　　　D. 硫乙醇酸盐

第七章
药物制剂检测技术

📖 学习目标

通过本章的学习，掌握制剂分析性质、特点；掌握片剂、注射剂的常规检查及意义。

📖 知识要求

掌握制剂分析与原料药分析的区别；掌握片剂、注射剂的常规检查内容及意义。

📖 能力要求

能依据药典熟练完成重量差异、崩解时限、溶出度的检测，填写检验报告和检验记录；能够熟悉注射剂中热源、无菌的基本操作。

第一节 药物制剂分析的特点

为了防治与诊断疾病的需要，更好地发挥药物的疗效，降低毒性，减少副作用，便于患者服用，便于储藏与运输，根据药典、局版标准或其他法定处方，需将原料药和辅料等经过加工制成各种具体的给药形式。原料药经过一定的生产工艺制成适当的剂型，称为药物制剂。常用的剂型有片剂、注射剂、胶囊剂、颗粒剂、丸剂等。

一、制剂分析

制剂分析是根据药物的性质特点，采用适当的理化法、光谱法、色谱法及生物学法等，对药物制剂的质量进行全面的分析测定，以检验制剂是否符合质量标准的过程。从原料药制成制剂，要经过一定的生产工艺，加入了一定的附加成分，如赋形剂、稀释剂、稳定剂、抗氧剂、防腐剂和着色剂等，由于有这些附加成分的存在，会对主药分析产生影响。药物制剂是患者用药的最终形式，因此药物制剂分析是药物分析中重要的组成部分。和原料药的分析检测一样，药物制剂分析的主要程序也分为性状、鉴别、检查和含量测定等方面；与之不同的是，药物制剂中除有效成分应符合规定外，还应符合制剂通则的相关要求。制剂通则系指按照药物剂型分类，针对剂型特点对各种剂型所规定的基本技术要求。制剂分析与原料药分析的区别表现在以下几方面。

二、制剂分析的特点

1. 制剂分析的复杂性

由于制剂过程中辅料的加入，制剂分析比原料药分析复杂。制剂分析的复杂，一方面体现在拟定测定方案时，不仅要考虑主药的结构和性质，还要考虑附加成分对测定的影响，包括：附加成分有无干扰；干扰程度如何；干扰如何消除等。另一方面体现在进行测定时，更要注意测定条件，如不严格按规程进行，干扰因素未排除干净，就将造成测定结果中存在较大误差，从而产生严重后果。

以阿司匹林为例，阿司匹林原料药采用直接滴定法测定含量，而阿司匹林片和肠溶片旧版药典曾采用两步滴定法，现版药典采用高效液相色谱法。原因是阿司匹林片剂中加入了附加成分酒石酸或枸橼酸，且制剂生产过程中也可能有酸性水解产物（水杨酸、醋酸）产生，故而需采用两步滴定法，第一步滴定先中和与供试品共存的酸，第二步再在碱性条件下滴定水解后的产物从而得到其含量，这样可较有效排除制剂中附加成分的干扰，采用专属性强的高效液相色谱法测定含量排除干扰的效果更好，而且操作简便。复方制剂中由于所含药物不止一种，确定分析方法时，不仅要考虑附加成分的干扰，还要考虑有效成分之间的相互干扰，因此其分析更为复杂

2. 检验项目和要求不同

制剂分析鉴别项主要进行常规的化学性检验，一般不再进行专属性强的鉴别试验。检查项目亦不再去重复原料药已做过的部分，只是针对在制剂生产过程中或储存过程中所产生的杂质进行检查。例如，盐酸普鲁卡因干燥时性质稳定，而在制成注射液和储存过程中，往往会水解生成对氨基苯甲酸。因此该品的注射液增加一项对氨基苯甲酸的检查。另外，药物制剂分析均应按制剂通则规定，进行检查并应符合规定。某些情况下，杂质限量的要求不同。如阿司匹林原料药中"游离水杨酸"含量不大于 0.1%，而肠溶片中"游离水杨酸"含量不大于 0.3%。

3. 分析方法的侧重不同

制剂分析要求方法具有一定的专属性和灵敏度。原料药不含附加成分，分析测定时干扰少，在方法的选择上应侧重准确度高的方法，因此容量分析法用得比较多。制剂分析中，排除附加成分的干扰是其主要考虑的因素，在方法的选择上则应侧重专属性的方法，因此仪器分析法用得比较多。

第二节 片剂分析

片剂是指原料药物或与适宜的辅料制成的圆形或异形的片状固体制剂。片剂以口服普通片为主，另有含片、舌下片、口腔贴片、咀嚼片、分散片、可溶片、泡腾片、阴道片、阴道泡腾片、缓释片、控释片、肠溶片与口崩片等。

一、片剂的组成及分析步骤

1. 片剂的组成

片剂由主药和附加剂经过适当工艺加工而成。附加剂主要包含有：赋形剂（如淀粉、糊精、蔗糖、乳糖等）、润滑剂（如滑石粉、硫酸钙、硬脂酸镁等）等。

2. 片剂的分析步骤

片剂分析时，一般按照下面的操作步骤进行：

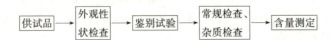

二、片剂的常规检查

片剂在生产与储藏期间应符合下列规定：

① 原料药物与辅料混合均匀。含药量小或含毒剧药的片剂，应采用适宜方法使药物分散均匀。

② 凡属挥发性或对光、热不稳定的药物，在制片过程中应遮光、避热，以避免成分损失或失效。

③ 压片前的物料、颗粒或半成品应控制水分，以适应制片工艺的需要，防止片剂在储存期间发霉、变质。

④ 含片、口腔贴片、咀嚼片、分散片、泡腾片、嚼片等根据需要可加入矫味剂、芳香剂和着色剂等附加剂。

⑤ 为增加稳定性、掩盖原料药物不良臭味、改善片剂外观等，可对片剂进行包衣。

⑥ 片剂外观应完整光洁，色泽均匀，有适宜的硬度和耐磨性，除另有规定外，对于非包衣片，应符合片剂脆碎度检查法的要求，防止包装、运输过程中发生磨损或破碎。

⑦ 片剂的微生物限度应符合要求。

⑧ 片剂的溶出度、释放度、含量均匀度、微生物限度等应符合要求。必要时，薄膜包衣片剂应检查残留溶剂。

⑨ 除另有规定外，片剂应密封储存。

《中国药典》（2020）规定片剂的常规检查包括：重量差异或含量均匀度检查，崩解时限检查或溶出度、释放度检查，发泡量，分散均匀性，微生物限度检查。《中国药典》（2020）规定片剂包含的种类很多，检查时并不要求常规检查项目全部都做，而是按片剂的分类有针对地进行，如分散片要检查分散均匀性、泡腾片检查发泡量。本节主要介绍重量差异、崩解时限、含量均匀度检查和溶出度检查。

（一）重量差异

重量差异是指按规定称量方法测定每片的重量与平均片重之间的差异程度。在片剂的生产过程中，由于生产设备和工艺、颗粒的均匀度和流动性等原因，都会使片剂重量产生差异，片重的差异又会使各片间主药含量产生差异，因此重量差异检查的目的是通过控制各片重量的一致性，控制片剂中药物含量的均匀程度，从而保证用药剂量的准确。

1. 检查方法

取供试品 20 片，精密称定总重量，求得平均片重后，再分别精密称定每片的重量，每片重量与平均片重相比较（凡无含量测定的片剂或有标示重的中药片剂，每片重量应与标示片重比较），按表 7-1 中的规定，超出重量差异限度的不得多于 2 片，并不得有 1 片超出限度 1 倍。

表 7-1 片剂重量差异限度

平均片重或标示片重	重量差异限度
0.30g 以下	±7.5%
0.30g 或 0.30g 以上	±5%

2. 注意事项

① 糖衣片的片心应检查重量差异并符合规定，包糖衣后不再检查重量差异。薄膜衣片应在包薄膜衣后检查重量差异并符合规定。

② 凡规定检查含量均匀度的片剂，一般不再进行重量差异检查。

③ 操作过程中勿用手直接接触片剂，应戴手套或指套，用平头镊子拿取片剂。

④ 易吸潮的供试品需置于密闭的称量瓶中，尽快称量。

【实例解析】 维生素 C 片的重量差异检查

取维生素 C 20 片，检查重量差异。

称重
  称量瓶重 +20 片重   39.845g
  称量瓶重   36.832g
  20 片重   3.013g
  m 0.1507g

20 片的重量：0.151g、0.150g、0.149g、0.151g、0.149g、0.150g、0.144g、0.153g、0.154g、0.157g、0.149g、0.155g、0.152g、0.155g、0.150g、0.156g、0.153g、0.156g、0.157g、0.153g。

允许片重范围：0.139 ~ 0.162g。

结果判断：符合规定。

（二）崩解时限

崩解是指口服固体制剂在规定条件下全部崩解溶散或成碎粒，除不溶性包衣材料或破碎的胶囊壳外，应全部通过筛网。如有少量不能通过筛网，但已软化或轻质上漂且无硬心者，可作符合规定论。崩解时限是指固体制剂在规定方法和液体介质中，崩解溶散到小于 2.0mm 碎粒（或溶化、软化）所需时间的限度。片剂经口服后在胃肠道中首先要经过崩解，药物才能被释放、吸收。如果片剂不能崩解，药物就不能很好地溶出，也就起不到应有的治疗作用。因此为保证药物疗效，各国药典都把崩解时限作为片剂的常规检查项目之一。《中国药典》（2020）采用升降式崩解仪进行检查。除另有规定外，照崩解时限检查法（通则 0921）检查，应符合规定。凡规定检查溶出度、释放度或分散均匀性的制剂，不再进行崩解时限检查。

1. 仪器装置

采用升降式崩解仪，主要结构为一能升降的金属支架与下端镶有筛网的吊篮，并附有挡板。升降的金属支架上下移动距离为（55±2）mm，往返频率为每分钟 30 ~ 32 次。

（1）吊篮 玻璃管 6 根，管长（77.5±2.5）mm，内径 21.5mm，壁厚 2mm；透明塑料板

2块,直径90mm,厚6mm,板面有6个孔,孔径26mm;不锈钢板1块(放在上面一块塑料板上),直径90mm,厚1mm,板面有6个孔,孔径22mm;不锈钢丝筛网1张(放在下面一块塑料板下),直径90mm,筛孔内径2.0mm;以及不锈钢轴1根(固定在上面一块塑料板与不锈钢板上),长80mm。将上述玻璃管6根垂直置于2块塑料板的孔中,并用3只螺钉将不锈钢板、塑料板和不锈钢丝筛网固定,即得(见图7-1)。

(2)挡板 为一平整光滑的透明塑料块,相对密度1.18～1.20,直径(20.7±0.15)mm,厚(9.5±0.15)mm;挡板共有5个孔,孔径2mm,中央1个孔,其余4个孔距中心6mm,各孔间距相等;挡板侧边有4个等距离的V形槽,V形槽上端宽9.5mm、深2.55mm,底部开口处的宽与深度均为1.6mm(见图7-2)。

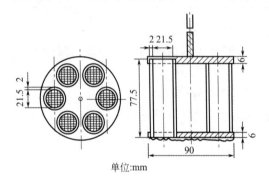

图7-1 吊篮装置图

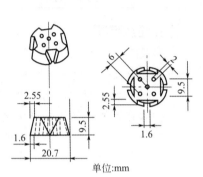

图7-2 挡板结构图

2. 检查方法

将吊篮通过上端的不锈钢轴悬挂于金属支架上,浸入1000mL烧杯中,并调节吊篮位置使其下降时筛网距烧杯底部25mm,烧杯内盛有温度为(37±1)℃的水,调节水位高度使吊篮上升时筛网在水面下15mm处。

除另有规定外,取供试品6片,分别置上述吊篮的玻璃管中,启动崩解仪进行检查,各片均应在15min内全部崩解。如有1片不能完全崩解,应另取6片复试,均应符合规定。

3. 注意事项

① 薄膜衣片,按上述装置与方法检查,并可改在盐酸溶液(9→1000)中进行检查,化药薄膜衣片应在30min内全部崩解。如有1片不能完全崩解,应另取6片复试,均应符合规定。

② 糖衣片,按上述装置与方法检查,应在1h内全部崩解。如有1片不能完全崩解,应另取6片复试,均应符合规定。

③ 肠溶衣片,按上述装置与方法,先在盐酸溶液(9→1000)中检查2h,每片均不得有裂缝、崩解或软化现象;将吊篮取出,用少量水洗涤后,每管加入挡板1块,再按上述方法在磷酸盐缓冲液(pH 6.8)中进行检查,1h内应全部崩解。如有1片不能完全崩解,应另取6片复试,均应符合规定。

④ 泡腾片,取1片,置250mL烧杯中,烧杯内盛有200mL水,水温为15～25℃,有许多气泡放出,当片剂或碎片周围的气体停止逸出时,片剂应溶解或分散在水中,无聚集的颗粒剩留。除另有规定外,同法检查6片,各片均应在5min内崩解。如有1片不能完全崩解,应另取6片复试,均应符合规定。

(三)含量均匀度检查

含量均匀度是指小剂量或单剂量的固体制剂、半固体制剂和非均相液体制剂的每片（个）含量符合标示量的程度。事实上，重量差异并不能完全反应药物含量的均匀程度，对于小剂量片剂，《中国药典》（2020，通则 0941）采用含量均匀度检查来控制。

1. 检查方法及结果判定

除另有规定外，取供试品 10 片（个），照各品种项下规定的方法，分别测定每片（个）以标示量为 100 的相对含量 X，求其均值 $\overline{X}$ 和标准差 S 以及标示量与均值之差的绝对值 A：

$$S=\sqrt{\frac{\sum (X-\overline{X})^2}{n-1}} \qquad A=|100-\overline{X}|$$

如 $A+2.2S \leq L$，则供试品的含量均匀度符合规定；

若 $A+S > L$，则不符合规定；

若 $A+2.2S > L$，且 $A+S \leq L$，则应另取 20 片（个）复试。根据初、复试结果，计算 30 片（个）的均值 $\overline{X}$、标准差 S 和标示量与均值之差的绝对值 A：

当 $A < 0.25L$ 时，若 $A^2+S^2 < 0.25L^2$，则供试品的含量均匀度符合规定；若 $A^2+S^2 > 0.25L^2$，则不符合规定。

当 $A > 0.25L$ 时，若 $A+1.7S < L$，则供试品的含量均匀度符合规定；若 $A+1.7S > L$，则不符合规定。

上述公式中 L 为规定值。除另有规定外，$L = 15.0$；单剂量包装的口服混悬液、内充非均相溶液的软胶囊、胶囊型或泡囊型粉雾剂、单剂量包装的眼用、耳用、鼻用混悬剂、固体或半固体制剂 $L = 20.0$；透皮贴剂、栓剂 $L = 25.0$。如该品种项下规定含量均匀度的限度为 ±20% 或其他数值时，$L = 20.0$ 或其他相应的数值。

2. 注意事项

① 除另有规定外，片剂、硬胶囊剂或注射用无菌粉末，每片（个）标示量不大于 25mg 或主药含量不大于每片（个）重量 25% 者；内容物非均一溶液的软胶囊、单剂量包装的口服混悬液、透皮贴剂、吸入剂和栓剂，均应检查含量均匀度。

② 凡检查含量均匀度的制剂，一般不再检查重（装）量差异。

③ 含量均匀度的限度应符合各品种项下的规定。除另有规定外，单剂量包装的口服混悬剂、内充混悬物的软胶囊剂、胶囊型或泡囊型粉雾剂、单剂量包装的眼用、耳用、鼻用混悬剂、固体或半固体制剂，其限度均应为 ±20%；透皮贴剂、栓剂的限度应为 ±25%。

（四）溶出度检查

溶出度是指活性药物从片剂、胶囊剂或颗粒剂等普通制剂中在规定条件下溶出的速率和程度。凡检查溶出度的制剂，不再进行崩解时限的检查。溶出度测定是一种模拟口服固体制剂在胃肠道中崩解和溶出的体外试验方法，是控制固体制剂内在质量的重要指标之一，对难溶性的药物一般都应做溶出度的测定。在缓释制剂、控释制剂、肠溶制剂及透皮贴剂等制剂中，也称释放度。

1. 原理

《中国药典》（2020）收载了多种方法进行溶出度的检查，常用的有篮法、桨法、小杯法等。一般情况下，篮法适用于胶囊剂和易于漂浮的药物制剂，桨法适用于片剂，小杯法适用于小规格的固体制剂。三种方法原理基本相同，即将某种固体制剂的一定量置于溶出仪的吊篮（或烧杯）中，在（37±0.5）℃恒温下，在规定的转速、介质中依法检查，在规定的时间内测定其溶出的量。

$$溶出度 = \frac{溶出量}{标示量} \times 100\%$$

2. 检查方法

我们以普通制剂为例，简要介绍篮法、桨法和小杯法的检查方法。

（1）篮法　测定前，应对仪器装置进行必要的调试，使转篮底部距溶出杯的内底部（25±2）mm。分别量取经脱气处理的溶出介质，置各溶出杯内，实际量取的体积与规定体积的偏差应不超过±1%，待溶出介质温度恒定在（37±0.5）℃后，取供试品6片（粒、袋），分别投入6个干燥的转篮内，将转篮降入溶出杯中，注意供试品表面上不要有气泡，按各品种项下规定的转速启动仪器，计时；至规定的取样时间（实际取样时间与规定时间的差异不得过±2%），吸取溶出液适量 [取样位置应在转篮顶端至液面的中点，距溶出杯内壁不小于10mm处；须多次取样时，所量取溶出液的体积之和应在溶出介质的1%之内，如超过总体积的1%时，应及时补充相同体积的温度为（37±0.5）℃的溶出介质，或在计算时加以校正]，立即用适当的微孔滤膜滤过，自取样至滤过应在30s内完成。取澄清滤液，照该品种规定的方法测定，计算每片（粒、袋）的溶出量。

（2）桨法　除将转篮换成搅拌桨外，其他装置和要求与第一法相同。测定时，取供试品6片（粒、袋）投入6个溶出杯内（当品种项下规定需要使用沉降篮时，可将胶囊剂先装入规定的沉降篮内；品种项下未规定使用沉降篮时，如胶囊剂浮于液面，可用一小段耐腐蚀的细金属丝轻绕于胶囊外壳）。其余同篮法。

（3）小杯法　小杯法以更小规格的搅拌桨代替转篮，以250mL的溶出杯代替篮法1000mL的溶出杯。测定前，应对仪器装置进行必要的调试，使桨叶底部距溶出杯的内底部（15±2）mm。分别量取溶出介质置各溶出杯内，介质的体积150~250mL，实际量取的体积与规定体积的偏差应在±1%范围之内（当品种项下规定需要使用沉降装置时，可将胶囊剂先装入规定的沉降装置内；品种项下未规定使用沉降装置时，如胶囊剂浮于液面，可用一小段耐腐蚀的细金属丝轻绕于胶囊外壳）。

缓释制剂或控释制剂参照普通制剂方法操作，但至少采用三个取样时间点，在规定取样时间点，吸取溶液适量，及时补充相同体积的温度为（37±0.5）℃的溶出介质，滤过，自取样至滤过应在30秒内完成。照各品种项下规定的方法测定，计算每片（粒）的溶出量。

3. 结果判定

符合下述条件之一者，可判为符合规定。

① 6片（粒、袋）中，每片（粒、袋）的溶出量按标示量计算，均不低于规定限度（Q）；

② 6片（粒、袋）中，如有1~2片（粒、袋）低于Q，但不低于Q-10%，且其平均溶出量不低于Q；

③ 6片（粒、袋）中，有1~2片（粒、袋）低于Q，其中仅有1片（粒、袋）低于Q-10%，但不低于Q-20%，且其平均溶出量不低于Q时，应另取6片（粒、袋）复试；初、复试的12片（粒、袋）中有1~3片（粒、袋）低于Q，其中仅有1片（粒、袋）低于Q-10%，但不低于Q-20%，且其平均溶出量不低于Q。

以上结果判断中所示的 10%、20% 是指相对于标示量的百分率（%）。

4. 溶出条件和注意事项

① 溶出度仪的适用性及性能确认试验。除仪器的各项力学性能应符合上述规定外，还应采用溶出度标准片对仪器进行性能确认试验，按照标准片的说明书操作，试验结果应符合标准片的规定。

② 溶出介质。应使用各品种规定的溶出介质，并应新鲜制备和经脱气处理 [溶解的气体在试验中可能形成气泡，从而影响试验结果，因此溶解的气体应在试验之前除去。可采用下列方法进行脱气处理：取溶出介质，在缓慢搅拌下加热至约 41℃，并在真空条件下不断搅拌 5min 以上；或采用煮沸、超声、抽滤等其他有效的除气方法]；如果溶出介质为缓冲液，当需要调节 pH 值时，一般调节 pH 值至规定 pH 值 ±0.05 之内。

③ 如胶囊壳对分析有干扰，应取不少于 6 粒胶囊，尽可能完全地除尽内容物，置同一溶出杯内，用该品种规定的分析方法测定每个空胶囊的空白值，作必要的校正。如校正值大于标示量的 25%，试验无效。如校正值不大于标示量的 2%，可忽略不计。

④ 凡检查溶出度的制剂，不再进行崩解时限的检查。

第三节　注射剂分析

注射剂是指原料药物或与适宜的辅料制成的供注入体内的无菌制剂。注射剂可分为注射液、注射用无菌粉末与注射用浓溶液等。注射液系指原料药物或与适宜的辅料制成的供注入体内的无菌液体制剂，包括溶液型、乳状液型或混悬型等注射液。注射用无菌粉末是指原料药物或与适宜辅料制成的供临用前用无菌溶液配制成注射液的无菌粉末或无菌块状物，一般采用无菌分装或冷冻干燥法制得。注射用浓溶液是指原料药物与适宜辅料制成的供临用前稀释后注射的无菌浓溶液。

一、注射剂的组成及分析步骤

1. 注射剂的组成

除注射用无菌粉末外，注射剂是由原料药溶解于溶剂中，配成一定的浓度，经过滤、灌封、灭菌而制成。其组成主要包含主药、溶剂及其他附加剂。

注射用的溶剂包括水性溶剂、植物油及其他非水性溶剂等。最常用的水性溶剂为注射用水，亦可用 0.9% 氯化钠溶液或其他适宜的水溶液。非水溶剂有乙醇、丙二醇、聚乙二醇的水溶液。常用的油溶剂为注射用大豆油。

2. 注射剂的分析步骤

注射剂分析时，一般按照下面的操作步骤进行：

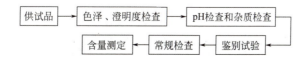

二、注射剂的常规检查

《中国药典》(2020)规定注射剂的常规检查包括：注射液及注射用浓溶液的装量检查、注射用无菌粉末的装量差异检查、渗透压摩尔浓度、可见异物检查、不溶性微粒检查、无菌检查、细菌内毒素检查或热原检查。

> **思想加油站**
>
> **欣弗事件**
>
> 某药企在2006年6、7月生产的克林霉素磷酸酯葡萄糖注射液（欣弗），未按批准的工艺参数灭菌，影响了灭菌效果，药检人员仍出具合格证明。后经中国药品生物制品检定所检验，无菌检查和热原检查不符合规定，导致上百例严重不良反应，其中11人不幸死亡。
>
> 药品安全关系到人民生命健康，作为药品质检人员，药品质量控制的每一个环节都必须严格按照规程操作，树立严肃的药品质量控制观念。

（一）装量

注射液及注射用浓溶液应检查装量，照下述方法检查应符合规定。

检查法：标示装量为不大于2mL者取供试品5支（瓶），2mL以上至50mL者取供试品3支（瓶）；开启时注意避免损失，将内容物分别用相应体积的干燥注射器及注射针头抽尽，然后注入经标化的量具内（量具的大小应使待测体积至少占其额定体积的40%），在室温下检视。测定油溶液或混悬液的装量时，应先加温摇匀，再用干燥注射器及注射针头抽尽后，同前法操作，放冷，检视，每支的装量均不得少于其标示量。也可采用重量除以相对密度计算装量。准确量取供试品，精密称定，求出每1mL供试品的重量（即供试品的相对密度）；精密称定用干燥注射器及注射针头抽出或直接缓慢倾出供试品内容物的重量，再除以供试品相对密度，得出相应的装量。

标示装量为50mL以上的注射液及注射用浓溶液照最低装量检查法（通则0942）检查，应符合规定。

（二）装量差异

注射用无菌粉末应检查装量差异，照下述方法检查应符合规定。

检查法：取供试品5瓶（支），除去标签、铝盖，容器外壁用乙醇擦净，干燥，开启时注意避免玻璃屑等异物落入容器中，分别迅速精密称定，倾出内容物，容器用水或乙醇洗净，在适宜条件下干燥后，再分别精密称定每一容器的重量，求出每瓶（支）的装量与平均装量。每瓶（支）装量与平均装量相比较，应符合下列规定，如有1瓶（支）不符合规定，应另取10瓶（支）复试，应符合规定。凡规定检查含量均匀度的注射用无菌粉末，一般不再进行装量差异检查。装量差异限度见表7-2。

表7-2 装量差异限度

平均装量/g	装量差异限度/%
≤0.05	±15

续表

平均装量/g	装量差异限度/%
0.05～0.15	±10
0.15～0.50	±7
>0.50	±5

（三）渗透压摩尔浓度

除另有规定外，静脉输液及椎管注射用注射液按各品种项下的规定，照渗透压摩尔浓度测定法（通则 0632）测定，应符合规定。

（四）可见异物

除另有规定外，照可见异物检查法（通则 0904）检查，应符合规定。

（五）不溶性微粒

除另有规定外，溶液型静脉用注射液、注射用无菌粉末及注射用浓溶液照不溶性微粒检查法（通则 0903）检查，均应符合规定。

（六）无菌

照无菌检查法（通则 1101）检查，应符合规定。

（七）细菌内毒素或热原

除另有规定外，静脉用注射剂按各品种项下的规定，照细菌内毒素检查法（通则 1143）或热原检查法（通则 1142）检查，应符合规定。

（八）中药注射剂有关物质

按各品种项下规定，照注射剂有关物质检查法（通则 2400）检查，应符合有关规定。

（九）重金属及有害元素残留量

除另有规定外，中药注射剂照铅、镉、砷、汞、铜测定法（通则 2321）测定，按各品种项下每日最大使用量计算，铅不得超过 12μg，镉不得超过 3μg，砷不得超过 6μg，汞不得超过 2μg，铜不得超过 150μg。

第四节　胶囊剂分析

胶囊剂是指药物或加有辅料充填于空心胶囊或密封于软质囊材中的固体制剂。胶囊剂依据其溶解与释放特性，可分为硬胶囊（通称为胶囊）、软胶囊（胶丸）、缓释胶囊、控释胶囊和肠溶胶囊，主要供口服用。

一、胶囊剂的组成及分析步骤

1. 胶囊剂的组成

胶囊剂由原料药物或与适宜辅料充填于空心胶囊或密封于软质囊材中制成，可分为硬胶囊、软胶囊、缓释胶囊、控释胶囊和肠溶胶囊，主要供口服用。附加剂主要包含有填充剂（淀粉、糊精、乳糖等）、崩解剂（羧甲基淀粉钠、干淀粉、低取代羟丙基纤维素等）、润滑剂（滑石粉、硬脂酸镁等）。

2. 胶囊剂的分析步骤

胶囊剂分析时，一般按照下面的操作步骤进行：

供试品 → 外观性状检查 → 鉴别试验 → 常规检查、杂质检查 → 含量测定

二、胶囊剂的常规检查

胶囊剂在生产与贮藏期间应符合下列有关规定。

① 胶囊剂内容物不论是原料药物还是辅料，均不应造成胶囊壳的变质。

② 硬胶囊可根据不同的制剂技术制备不同形式内容物充填于空心胶囊中。如将药物粉末直接填充；或将药物加适宜的辅料等制成均匀的粉末、颗粒或小片；或将速释小丸、缓释小丸、控释小丸或肠溶小丸单独填充或混合后填充或填充药物的包合物、固体分散体、微囊或微球等。

③ 小剂量原料药物，应先用适宜的稀释剂稀释，并混合均匀。

④ 胶囊剂应整洁，不得有黏结、变形、渗漏或囊壳破裂现象，并应无异臭。

⑤ 一般情况下，胶囊剂的溶出度、释放度、含量均匀度、微生物限度等应符合要求。必要时，内容物包衣的胶囊剂应检查残留溶剂。

⑥ 除另有规定外，胶囊剂应密封储存，其存放环境温度不高于30℃，湿度应适宜，防止受潮、发霉、变质。

除另有规定外，胶囊剂应进行以下相应检查。

（一）水分

中药硬胶囊剂应进行水分检查。取供试品内容物，照水分测定法（通则0832）测定。除另有规定外，不得过9.0%。硬胶囊内容物为液体或半固体者不检查水分。

（二）装量差异

照下述方法检查，应符合规定。本法适用于胶囊剂的装量差异检查。凡规定检查含量均匀度的胶囊剂可不进行装量差异检查。在生产过程中，由于空胶囊容积、粉末的流动性以及工艺、设备等原因，可引起胶囊剂内容物装量的差异。

1. 仪器与用具

① 分析天平。感量0.1mg（适用于平均装量0.30g以下的胶囊剂）或感量1mg（适用于平均装量0.30g或0.30g以上的胶囊剂）。

② 扁形称量瓶。

③ 小毛刷。

④ 剪刀或刀片。

⑤ 弯头或平头手术镊。

2. 操作方法

（1）硬胶囊　除另有规定外，取供试品20粒（中药取10粒），分别精密称定每粒重量后，取开囊帽，倾出内容物（不得损失囊壳），用小毛刷或其他适宜用具将囊壳（包括囊体和囊帽）内外拭净，并依次精密称定每一囊壳重量，即可求出每粒内容物的装量和平均装量。

（2）软胶囊　除另有规定外，取供试品20粒，分别精密称定每粒重量后，依次放置于

固定位置；分别用剪刀或刀片划破囊壳，倾出内容物（不得损失囊壳），用乙醚等易挥发性溶剂洗净，置通风处使溶剂自然挥尽，再依次精密称定每一囊壳重量，即可求出每粒内容物的装量和平均装量。

3. 注意事项

① 每粒胶囊的两次称量中，应注意编号顺序以及囊体和囊帽的对号，不得混淆。

② 洗涤软胶囊壳应用与水不混溶又易挥发的有机溶剂，其中以乙醚最好。挥散溶剂时，应在通风处使自然挥散，不得加热或长时间置干燥处，以免囊壳失水。

③ 在称量前后，均应仔细查对胶囊数。称量过程中，应避免用手直接接触供试品。已取出的胶囊，不得再放回供试品原包装容器内。

4. 记录与计算

① 依次记录每粒胶囊及其自身囊壳的称量数据。

② 根据每粒胶囊重量与囊壳重量之差求算每粒内容物重量，保留三位有效数字。

③ 每粒内容物重量之和除以20，得每粒平均装量，保留三位有效数字。

④ 按下表规定装量差异限度，求出允许装量范围。

平均装量/g	装量差异限度/%
＜0.30	±10
≥0.30	±7.5（中药 ±10%）

⑤ 遇有超出允许装量范围并处于边缘者，应再与平均装量相比较，计算出该粒装量差异的百分数，再根据上表规定的装量差异限度作为判定的依据（避免在计算允许装量范围时受数值修约的影响）。

5. 结果与判定

① 每粒的装量均未超出允许装量范围；或与平均装量相比较，均未超出上表中的装量差异限度；或超过装量差异限度的胶囊不多于2粒，且均未超出限度1倍；均判为符合规定。

② 每粒的装量与平均装量相比较，超出装量差异限度的胶囊多于2粒；或超出装量差异限度的胶囊虽不多于2粒，但有1粒超出限度的1倍；均判为不符合规定。

（三）崩解时限

硬胶囊或软胶囊，除另有规定外，取供试品6粒，按片剂崩解时限检查法的装置与方法检查，如胶囊漂浮于液面，可加挡板。硬胶囊应在30min内全部崩解，软胶囊应在1h内全部崩解。以明胶为基质的软胶囊可改在人工胃液中进行检查。如有1粒不能完全崩解，应另取6粒复试，均应符合规定。

肠溶胶囊，除另有规定外，取供试品6粒，按上述装置与方法（如胶囊漂浮于液面，可加挡板），先在盐酸溶液（9→1000）中不加挡板检查2h，每粒的囊壳均不得有裂缝或崩解现象；继续将吊篮取出，用少量水洗涤后，每管各加入挡板，再按上述方法，改在人工肠液中进行检查，1h内应全部崩解。如有1粒不能完全崩解，应另取6粒复试，均应符合规定。

课堂互动

崩解时限检查和溶出度、释放度检查有何异同？

结肠肠溶胶囊，除另有规定外，取供试品6粒，按上述装置与方法（如胶囊漂浮于液面，可加挡板），先在盐酸溶液（9→1000）中检查 2h，每粒的囊壳均不得有裂缝或崩解现象；将吊篮取出，用少量水洗涤后，再按上述方法在磷酸盐缓冲液（pH 6.8）中不加挡板检查 3h，每粒的囊壳均不得有裂缝或崩解现象；继续将吊篮取出，用少量水洗涤后，每管各加入挡板，再按上述方法，改在磷酸盐缓冲液（pH 7.8）中进行检查，1h 内应全部崩解。如有 1 粒不能完全崩解，应另取 6 粒复试，均应符合规定。

凡规定检查溶出度或释放度的胶囊剂，一般不再进行崩解时限的检查。

（四）微生物限度

以动物、植物、矿物质来源的非单体成分制成的胶囊剂，生物制品胶囊剂，照非无菌产品微生物限度检查：微生物计数法（通则 1105）和控制菌检查法（通则 1106）及非无菌药品微生物限度标准（通则 1107）检查，应符合规定。规定检查杂菌的生物制品胶囊剂，可不进行微生物限度检查。

崩解时限检查和溶出度、释放度检查有何异同？

学习小结

本章主要介绍了制剂分析性质、特点。重点介绍了片剂、注射剂和胶囊剂的常规检查方法及意义。

剂型	常规检查项目
片剂	重量差异、崩解时限、含量均匀度、溶出度检查
注射剂	装量/装量差异、渗透压摩尔浓度、可见异物、不溶性微粒无菌、细菌内毒素或热原；中药注射剂有关物质、重金属及有害元素残留量
胶囊剂	水分、装量差异、崩解时限、微生物限度

目标检测

一、选择题

（一）单项选择题

1. 药典规定，检查崩解时限应取供试品（　　）片（个）。
A. 20　　　　B. 15　　　　C. 10　　　　D. 6

2. 药典规定，凡检查溶出度、释放度或融变时限的制剂，不再进行（　　）。
A. 重量差异检查　　B. 崩解时限检查　　C. 含量均匀度检查　　D. 热原检查

3. 药典规定，凡检查含量均匀度的制剂，不再进行（　　）。
A. 重量差异检查　　B. 崩解时限检查　　C. 含量均匀度检查　　D. 热原检查

（二）多项选择题
1. 注射剂常规检查项目包括（　　）。
A. 装量差异或装量　　B. 可见异物　　C. 无菌　　D. 微生物限度　　E. 溶散时限
2. 溶出度测定法包括（　　）。
A. 显微技术法　　B. 搅拌桨法　　C. 转篮法　　D. 小杯法　　E. 灯检法
3. 影响溶出度测定因素包括（　　）。
A. 温度　　B. 搅拌速度　　C. 溶出介质　　D. 溶出时间　　E. 取样位置

二、简答题
1.《中国药典》中规定检查装量差异的主要有哪些剂型？有何异同点？
2.《中国药典》中规定检查重量差异的主要有哪些剂型？有何异同点？
3. 简述溶出度测定目的及操作过程。

第八章
维生素类药物的质量分析

📖 学习目标

通过本章的学习，掌握维生素 C 原料药及其制剂的质量分析方法；掌握维生素 B_1 原料药及其制剂的质量分析方法。

📖 知识要求

掌握维生素 C 的结构特点和理化性质；掌握维生素 B_1 的结构特点和理化性质。

📖 能力要求

能依据药典熟练完成维生素 C 原料药及其制剂的检验，填写检验报告和检验记录；能够灵活应用碘量法完成维生素 C 样品的含量测定。

能依据药典熟练完成维生素 B_1 原料药及其制剂的检验，填写检验报告和检验记录；能够灵活应用紫外-可见分光光度法完成药品的鉴别和含量测定。

维生素（Vitamin）是维持人体正常生长和代谢功能所必需的微量活性物质，体内不能自行合成，需从食物中摄取。它们的结构各不相同，有些是醇、酯，有些是胺、酸，还有些是酚和醛类，各具不同的理化性质和生理作用。维生素分为脂溶性维生素和水溶性维生素两类。前者包括维生素 A、维生素 D、维生素 E、维生素 K 等，后者有 B 族维生素、维生素 C、烟酸和叶酸等。人和动物缺乏维生素时不能正常生长，并发生特异性病变，即所谓维生素缺乏症。

《中国药典》（2020）收载维生素类原料和制剂 40 多种，本章主要讨论水溶性维生素 C 和维生素 B_1 及其制剂的质量分析与检测问题。

🌐 思想加油站

滥用维生素

现代人工作压力大、生活节奏快，加之网络媒体的吹捧，很多人认为人体需要不断补充某些维生素。故此，经常可以见到很多人带着十瓶八瓶的维生素片，一日几餐服用，甚至饭可以不吃，维生素片不可缺少。维生素是维持身体健康所必需的一类有机化合物，部分人存在一个认知误区：既然维持人体健康需要维生素，那么服用维生素就是安全的，不会出现不良反应。这是真的吗？请同学们思考、讨论，说出自己的看法。

实际上，维生素是一类调节物质，在物质代谢中起重要作用。人体一般可从食物中摄取维生素，如果因缺乏维生素引起疾病，可及时补充相应的维生素进行治疗。但过量使用维生素，往往容易引起严重不良反应。这也提醒我们，处理任何事情都要注意把握过犹不及、适度的原则，要学会运用辩证思维解决问题。

第一节 维生素C原料药的分析

维生素C又叫抗坏血酸，是胶原蛋白形成所必需的，它有助于保持间质物质的完整，如结缔组织、骨样组织以及牙本质。严重缺乏可引起坏血病，这是一种急性或慢性疾病，特征为出血，类骨质及牙本质形成异常。儿童主要表现为骨发育障碍、肢体肿痛、假性瘫痪、皮下出血。成人表现为齿龈肿胀、出血，皮下瘀点，关节及肌肉疼痛，毛囊角化等。

一、结构及理化性质

1. 化学结构

维生素C分子中具有与羰基共轭的烯二醇结构。化学结构与糖类十分相似。

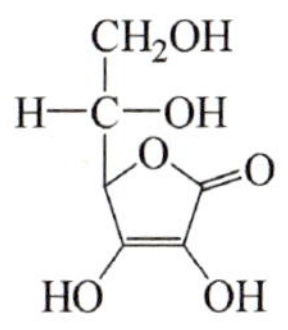

维生素C

课堂互动

请同学们根据维生素C的化学结构式，结合以前所学的相关知识，讨论并归纳维生素C的结构特点。

2. 主要理化性质

① 本品为白色结晶或结晶性粉末；无臭，味酸；久置色渐变微黄。在水中易溶。水溶液显酸性，在乙醇中略溶，在氯仿或乙醚中不溶。

② 分子中有两个手性碳原子，因而具有旋光性。含本品为0.10g/mL的水溶液，比旋度为 $+20.5°\sim+21.5°$。

③ 与糖的结构相似，具有糖类性质的反应。结构中的烯二醇具有极强的还原性，易被氧化为去氢维生素C，氢化又可还原为维生素C。去氢维生素C在碱性溶液或强酸性溶液中，可进一步水解生成二酮古洛糖酸而失去活性。

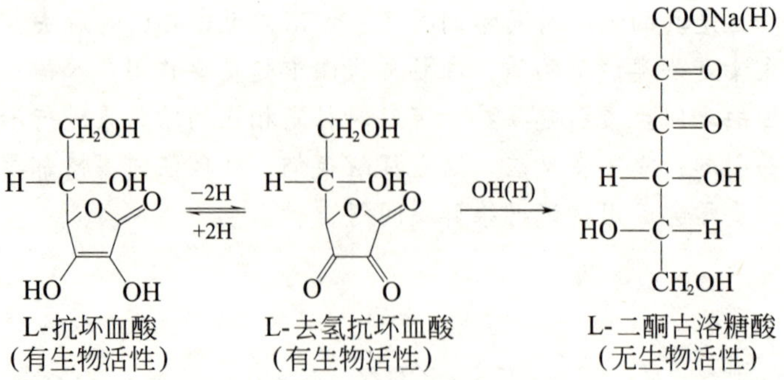

$$\text{L-抗坏血酸} \underset{+2H}{\overset{-2H}{\rightleftharpoons}} \text{L-去氢抗坏血酸} \xrightarrow{OH(H)} \text{L-二酮古洛糖酸}$$

（有生物活性）　　　（有生物活性）　　　（无生物活性）

④ 维生素 C 分子中具有烯二醇结构，C2—OH 由于受共轭效应影响酸性极弱（pK_2=11.5）；C3—OH 酸性较强（pK_1=4.17）。故维生素 C 显酸性，能与碳酸氢钠作用生成钠盐。

⑤ 维生素 C 分子结构中具有共轭双键，在稀盐酸溶液中，在 243nm 波长处有最大吸收；若在中性或碱性条件下，则波长红移至 265nm。

二、鉴别试验

1. 与硝酸银反应

（1）测定原理　维生素 C 分子中有烯二醇的结构，具有极强的还原性，可被硝酸银氧化为去氢维生素 C，同时产生黑色银沉淀。

（2）鉴别方法　取本品 0.2g 加水 10mL 溶解后，取该溶液 5mL，加硝酸银试液 0.5mL，即生成银的黑色沉淀。

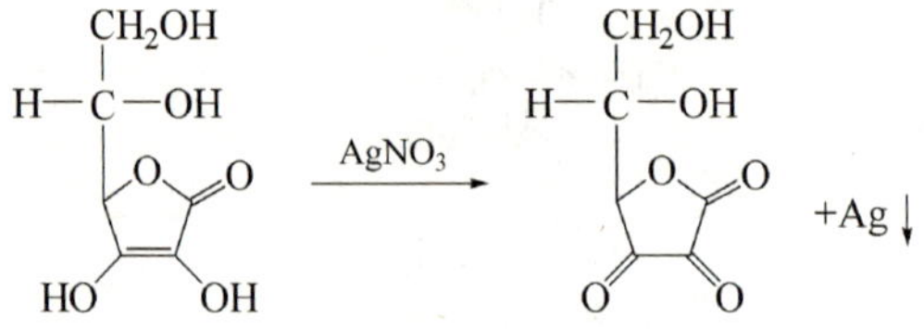

$$\text{维生素C} \xrightarrow{AgNO_3} \text{去氢维生素C} + Ag\downarrow$$

2. 与 2,6- 二氯靛酚反应

（1）测定原理　2,6- 二氯靛酚为一氧化性的染料，其氧化型在酸性介质中为玫瑰红色，在碱性介质中为蓝色。当 2,6- 二氯靛酚钠与维生素 C 作用后，被还原成无色的酚亚胺。

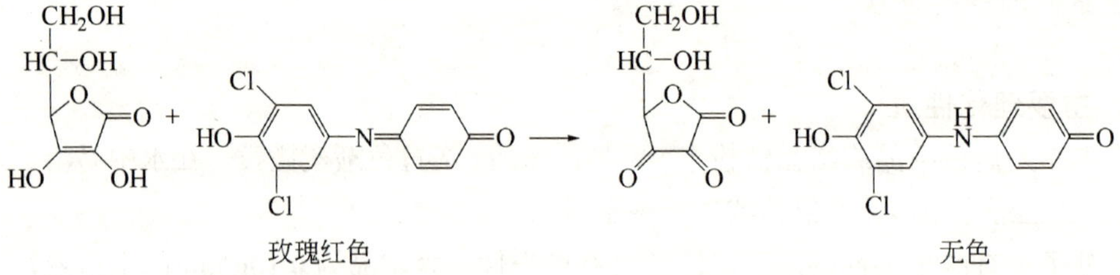

维生素C + 2,6-二氯靛酚（玫瑰红色）→ 去氢维生素C + 酚亚胺（无色）

（2）鉴别方法　取本品 0.2g，加水 10mL 溶解后，取该溶液 5mL，加二氯靛酚钠试液 1～2 滴，试液的颜色即消失。

3. 红外光谱

利用维生素 C 分子在红外的特征吸收进行鉴定。本品的红外光吸收图谱应与对照的图谱一致，如图 8-1 所示。

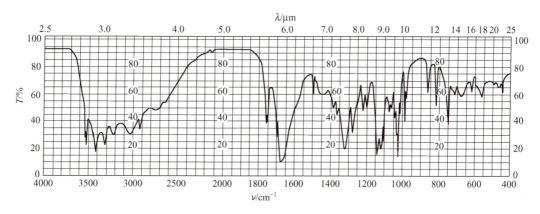

图 8-1 维生素 C 的红外光谱

三、杂质检查

1. 溶液澄清度与颜色的检查

维生素 C 及其制剂在储存期间易变色,且颜色随储存时间延长而逐渐加深。这是因为维生素 C 的水溶液在高于或低于 pH=5~6 时,受空气、光线和温度的影响,分子中的内酯环可发生水解,并进一步发生脱羧反应生成糠醛聚合物呈色。

检查方法:取维生素 C 供试品 3.0g,加水 15mL 振摇使之溶解,经 4 号垂熔玻璃漏斗滤过,取滤液,水为参比,在 420nm 的波长处测定,吸收度不得超过 0.03。

2. 铁盐的检查

检查方法:取本品 5.0g 两份,分别置于 25mL 容量瓶中,一份中加 0.1mol/L 硝酸溶液溶解并稀释至刻度,摇匀,作为供试品溶液(B);另一份中加标准铁溶液(精密称取硫酸铁铵 863mg,置于 1000mL 容量瓶中,加 1mol/L 硫酸溶液 25mL,加水稀释至刻度,摇匀,精密量取 10mL,置于 100mL 容量瓶中,加水稀释至刻度,摇匀)1.0mL,加 0.1mol/L 硝酸溶液溶解并稀释至刻度,摇匀,作为对照溶液(A)。照原子吸收分光光度法,在 248.3nm 的波长处分别测定,供试溶液(B)测得吸光度为 b,对照溶液(A)测得吸光度为 a,则 $(a-b)$ 为标准铁的吸收。A 和 B 溶液测得吸收度应符合规定要求 $b < (a-b)$。

3. 铜的检查

检查方法:取本品 2.0g 两份,分别置于 25mL 容量瓶中,一份中加 0.1mol/L 硝酸溶液溶解并稀释至刻度,摇匀,作为供试品溶液(B);另一份中加标准铜溶液(精密称取硫酸铜 393mg,置于 1000mL 容量瓶中,加水稀释至刻度,摇匀,精密量取 10mL,置于 100mL 容量瓶中,加水稀释至刻度,摇匀)1.0mL,加 0.1mol/L 硝酸溶液溶解并稀释至刻度,摇匀,作为对照溶液(A)照原子吸收分光光度法,在 324.8nm 的波长处分别测定,应符合规定。

4. 炽灼残渣

按炽灼残渣检查法检查不得超过 0.1%。

5. 重金属

取本品 1.0g,加水溶解成 25mL,依法检查(通则 0821 第一法),含重金属不得超过 10mg/L。

6. 细菌内毒素

取本品,加碳酸钠(170℃加热 4h 以上)适量,使混合,依法检查,每 1mg 维生素 C

中含内毒素的量应小于 0.02EU（供注射用）。

7. 草酸

取本品 0.25g，加水 4.5mL，振摇使维生素 C 溶解，加氢氧化钠试液 0.5mL，加稀醋酸 1mL，加氯化钙试液 0.5mL，摇匀，放置 1h，作为供试品溶液；另精密称取草酸 75mg，置于 500mL 容量瓶中，加水稀释至刻度，摇匀，精密量取 5mL，加稀醋酸 1mL，加氯化钙试液 0.5mL，摇匀，放置 1h，作为对照品溶液。供试品溶液产生的浑浊不得浓于对照品溶液（0.3%）。

四、含量测定

《中国药典》（2020）中应用碘量法测定维生素 C 的含量。

1. 测定原理

维生素 C 具有强还原性，在稀醋酸溶液中，可被碘定量氧化，以淀粉为指示剂，终点溶液显蓝色。根据碘滴定液消耗的体积，可计算出维生素 C 的含量。

2. 测定方法

取本品约 0.2g，精密称定，加新煮沸并冷却的蒸馏水 100mL 与稀醋酸 10mL 使之溶解，加淀粉指示液 1mL，立即用碘滴定液（0.05mol/L）滴定，至溶液显蓝色并在 30s 内不褪色。每 1mL 碘滴定液（0.05mol/L）相当于 8.806mg 的 $C_6H_8O_6$。含 $C_6H_8O_6$ 不得少于 99.0%。

$$百分含量 = \frac{V \times T \times F \times 10^{-3}}{W_{样}} \times 100\%$$

式中　V——消耗滴定液的体积，mL；

　　　T——滴定度，mg/mL；

　　　F——校正系数；

　　　$W_{样}$——样品的取样量，g。

> **知识拓展**
>
> **2，6-二氯靛酚滴定法测定维生素 C 的含量**
>
> 2，6-二氯靛酚（2，6-二氯吲哚酚）为一染料，其氧化型在酸性溶液中显玫瑰红色，碱性溶液中为蓝色。当在酸性溶液中与维生素 C 反应后，即转变为无色的酚亚胺（还原型）。因此，维生素 C 可在酸性溶液中，用 2，6-二氯靛酚标准液滴定，至溶液由无色至玫瑰红色时，即为终点，无需另加指示剂。
>
> 测定方法（维生素 C 注射液的含量测定）：精密量取本品适量（约相当于维生素 C 50mg，如有必要，先用水稀释），置于 100mL 容量瓶中，加偏磷酸-醋酸试液 20mL，用水稀释至刻度，摇匀；精密量取稀释液适量（约相当于维生素 C 2mg）置 50mL 锥形瓶中，加偏磷酸-醋酸试液 5mL，用 2，6-二氯靛酚滴定液滴定，至溶液显玫瑰红色，并持续 5s 不褪色；另取偏磷酸-醋酸试液 5.5mL，加水 15mL，用 2，6-二氯靛酚滴定液滴定，做空白

试验校正。以 2,6-二氯靛酚滴定液浓度、体积以及相应维生素 C 滴定度计算，即可。

说明：

① 本法并非维生素 C 的专一反应，其他还原性物质对测定也有干扰。但由于维生素 C 的氧化速度远比干扰物质的快，故快速滴定可减少干扰物质的影响。

② 可用 2,6-二氯靛酚进行剩余比色测定，即在加入维生素 C 后，在很短的时间间隔内，测定剩余染料的吸收强度，或利用乙酸乙酯或乙酸丁酯提取剩余染料后进行比色测定。

③ 由于 2,6-二氯靛酚滴定液不够稳定，储存时易缓缓分解，故需经常标定，储备液不宜超过一周。

④ 本法的专属性较碘量法为高，多用于含维生素 C 的制剂及食品的分析。

第二节　维生素 C 片的分析

一、性状

本品为白色或略带淡黄色片剂。

二、鉴别

维生素 C 的含量测定

① 取本品的细粉适量（约相当于维生素 C 0.2g），加水 10mL，振摇使维生素 C 溶解，滤过，滤液照维生素 C 项下的鉴别 1 试验，显相同的反应。

② 薄层色谱（TLC）法进行维生素 C 片的鉴别。具体方法：取本品的细粉适量（相当于维生素 C 10mg），加水 10mL，振摇使维生素 C 溶解，滤过，取滤液作为供试液；另取维生素 C 对照品适量，加水溶解制成 1mL 含 1mg 的溶液，作为对照品溶液。照薄层色谱法 [《中国药典》（2020）通则 0521] 试验，吸取上述两种溶液各 2μL，分别点于同一硅胶 GF_{254} 薄层板上，以乙酸乙酯-乙醇-水（5:4:1）为展开剂，展开后，晾干，立即（1h 内）置于紫外灯（254nm）下检视，供试品溶液所显主斑点的颜色和位置应与对照品溶液的主斑点相同。

附：《中国药典》（2020）通则 0502：薄层色谱法

薄层色谱法系将供试品溶液点样于薄层板上，经展开、检视后所得的色谱图，与适宜的对照物按同法所得的色谱图作对比，用于药品的鉴别或杂质检查的方法。

1. 仪器与材料

（1）薄层板

① 自制薄层板。除另有规定外，玻璃板要求光滑、平整，洗净后不附水珠，晾干。最常用的固定相有硅胶 G、硅胶 GF_{254}、硅胶 H 和硅胶 HF_{254}，其次有硅藻土、硅藻土 G、氧化铝、氧化铝 G、微晶纤维素、微晶纤维素 F_{254} 等。其颗粒大小，一般要求粒径为 5～40μm。

薄层涂布，一般可分为无黏合剂和含黏合剂两种。前者系将固定相直接涂布于玻璃板上，后者系在固定相中加入一定量的黏合剂，一般常用 10%～15% 煅石膏（$CaSO_4 \cdot 2H_2O$ 在 140℃加热 4h），混匀后加水适量使用，或用羧甲基纤维素钠水溶液（0.2%～0.5%）适量调成糊状，均匀涂布于玻璃板上。使用涂布器涂布应能使固定相在玻璃板上涂成一层符合厚度要求的均匀薄层。

② 商品薄层板。分普通薄层板和高效薄层板，如硅胶薄层板、硅胶 GF_{254} 薄层板、聚酰胺薄膜和铝基片薄层板等。高效薄层板的粒径一般为 5～7μm。

（2）点样器　同纸色谱法项下。

（3）展开容器　应使用适合薄层板大小的玻璃制薄层色谱展开缸，并有严密的盖子，底部应平整光滑，或有双槽。

（4）显色剂　见各品种项下的规定。

（5）显色装置　喷雾显色要求用压缩气体使显色剂呈均匀细雾状喷出；浸渍显色可用专用玻璃器皿或用适宜的玻璃缸代替；蒸气熏蒸显色可用双槽玻璃缸或适宜大小的干燥器代替。

（6）检视装置　为装有可见光、短波紫外光（254nm）、长波紫外光（365nm）光源及相应滤片的暗箱，可附加摄像设备供拍摄色谱用，暗箱内光源应有足够的光照度。

2. 操作方法

（1）薄层板制备　自制薄层板除另有规定外，将 1 份固定相和 3 份水在研钵中按同一方向研磨混合，去除表面的气泡后，倒入涂布器中，在玻璃板上平稳地移动涂布器进行涂布（厚度为 0.2～0.3mm），取下涂好薄层的玻璃板，置水平台上于室温下晾干后，在 110℃活化 30min，即置有干燥剂的干燥箱中备用。使用前检查其均匀度（可通过透射光和反射光检视）。

商品薄层板临用前一般应在 110℃活化 30min。聚酰胺薄膜不需活化。铝基片薄层板可根据需要剪裁，但须注意剪裁后的薄层板底边的硅胶层不得有破损。如在储放期间被空气中杂质污染，使用前可用适宜的溶剂在展开容器中上行展开预洗，110℃活化后，放干燥器中备用。

（2）点样　除另有规定外，用点样器点样于薄层板上，一般为圆点，点样基线距底边 2.0cm，样点直径为 2～4mm（高效薄层板为 1～2mm），点间距离可视斑点扩散情况以不影响检出为宜，一般为 1.0～2.0cm（高效薄层板可不小于 5mm）。点样时必须注意勿损伤薄层板表面。

（3）展开　展开缸如需预先用展开剂饱和，可在缸中加入足够量的展开剂，必要时在壁上贴两条与缸一样高的宽滤纸条，一端浸入展开剂中，密封顶盖，使系统平衡或按各品种项下的规定操作。

将点好供试品的薄层板放入展开缸中，浸入展开剂的深度为距薄层板底边 0.5～1.0cm（切勿将样点浸入展开剂中），密封顶盖，待展开至适宜的展距（如 20cm 的薄层板，展距一般为 10～15cm，高效薄层板展距一般为 5cm 左右），取出薄层板，晾干，按各品种项下的规定检测。

展开可以单向展开，即向一个方向进行；也可以进行双向展开，即先向一个方向展开，取出，待展开剂完全挥发后，将薄层板转动 90°，再用原展开剂或另一种展开剂进行展开；亦可多次展开。

（4）显色与检视　荧光薄层板可用荧光猝灭法；普通薄层板，有色物质可直接检视，无色物质可用物理或化学方法检视。物理方法是检出斑点的荧光颜色及强度；化学方法一般用化学试剂显色后，立即覆盖同样大小的玻璃板，检视。

3. 系统适用性试验

按各品种项下要求对检测方法进行系统适用性试验，使斑点的检测灵敏度、比移值（R_f）和分离效能符合规定。

（1）检测灵敏度　系指杂质检查时，供试品溶液中被测物质能被检出的最低量。一般采用对照溶液稀释若干倍的溶液与供试品溶液和对照溶液在规定的色谱条件下，在同一块薄层板上点样、展开、检视，前者应显示清晰的斑点。

（2）比移值（R_f） 系指从基线至展开斑点中心的距离与从基线至展开剂前沿的距离的比值。鉴别时，可用供试品溶液主斑点与对照品溶液主斑点的比移值进行比较，或用比移值来说明主斑点或杂质斑点的位置。

除另有规定外，R_f 应在 0.2～0.8 之间。

（3）分离效能 鉴别时，在对照品与结构相似药物的对照品制成混合对照溶液的色谱图中，应显示两个清晰分离的斑点。考察分离效能可采用下列溶液：将杂质对照品用供试品自身稀释对照溶液溶解制成混合对照溶液；也可将杂质对照品用待测组分的对照品溶液溶解制成混合对照溶液；或者采用供试品以适当的降解方法获得的溶液。上述溶液点样展开后的色谱图中，应显示清晰分离的斑点。

4. 测定法

（1）鉴别 可采用与同浓度的对照品溶液，在同一块薄层板上点样、展开与检视，供试品溶液所显主斑点的颜色（或荧光）与位置（R_f）应与对照品溶液的主斑点一致，而且主斑点的大小与颜色的深浅也应大致相同。或采用供试品溶液与对照品溶液等体积混合，应显示单一、紧密的斑点；或选用与供试品化学结构相似的药物对照品与供试品溶液的主斑点比较，两者 R_f 应不同，或将上述两种溶液等体积混合，应显示两个清晰分离的斑点。

（2）杂质检查 可采用杂质对照品法、供试品溶液的自身稀释对照法或杂质对照品法与供试品溶液自身稀释对照法并用。供试品溶液除主斑点外的其他斑点应与相应的杂质对照品溶液或系列浓度杂质对照品溶液的主斑点比较，或与供试品溶液的自身稀释对照溶液或系列浓度自身稀释对照溶液的主斑点比较，不得更深。

通常应规定杂质的斑点数和单一杂质量，当采用系列自身稀释对照溶液时，也可规定估计的杂质总量。

课外实训项目

请同学们认真看某药厂的《维生素 C 片质量标准及检验规程》，并完成以下任务。

1. 根据检验需要将"主要试剂与仪器"项补充完整，并准备好相关试剂和仪器。
2. 根据含量测定方法，计算公式为_____。
3. 按此检验规程完成对维生素 C 片的检验，并填写检验报告单。

标题	维生素 C 片质量标准及检验规程		页数	
制定人		制定日期	编号	××
审查人		审查日期	版本	
批准人		批准日期	生效日期	年 月 日
颁发部门	质保部	送达部门	份数	

目的：规范检验操作，确保检验结果的准确可靠。

使用范围：适用于维生素 C 片的检验。

责任者：化验员。

引用标准：《中国药典》（2020）二部。

批准文号：××××××。

本品含维生素 C（$C_6H_8O_6$）应为标示量的 93.0%～107.0%。

三、检查

1. 溶液的颜色

取本品的细粉适量（相当于维生素C1.0g）加水 20mL，振摇使维生素 C 溶解，滤过，滤液照紫外 - 可见分光光度法 [《中国药典》(2020) 通则 0401] 在 440nm 的波长处测定吸光度，不得超过 0.07。

2. 其他

应符合片剂项下有关的各项规定 [《中国药典》（2020）通则 0101]。

四、含量测定

《中国药典》（2020）应用碘量法进行维生素 C 片的含量测定。

1. 测定原理

维生素 C 具有强还原性，在稀醋酸溶液中，可被碘定量氧化，以淀粉为指示剂，终点溶液显蓝色。根据碘滴定液消耗的体积，可计算出维生素 C 的含量。

2. 主要试剂与仪器

滴定管、容量瓶，所用试剂均为 AR 级。

3. 测定方法

取本品 20 片，精密称定，研细，精密称取适量（约相当于维生素 C0.2g），置于 100mL 容量瓶中，加新沸过的冷水 100mL 与稀醋酸 10mL 的混合液适量，振摇使维生素 C 溶解并稀释至刻度，摇匀，经干燥滤纸迅速滤过，精密量取续滤液 50mL，加淀粉指示液 1mL，用碘滴定液（0.05mol/L）滴定，至溶液显蓝色并持续 30s 不褪。每 1mL 碘滴定液（0.05mol/L）相当于 8.806mg 的 $C_6H_8C_6$。

> **课堂互动**
>
> 请同学们讨论：加入新沸冷水、加入稀醋酸的目的；样品的取样范围；指示剂原理及何时加入。

4. 计算

$$标示量\% = \frac{V \times T \times F \times \overline{W} \times 10^{-3}}{W_{样} \times 标示量} \times 100\%$$

式中　V——消耗滴定液的体积，mL；

　　　T——滴定度，mg/mL；

　　　F——校正系数；

　　　$W_{样}$——样品取样量，g；

　　　$\overline{W}$——平均片重，g。

【实例解析】 维生素 C 片的含量测定

维生素 C 片（规格 100mg）的含量测定：取本品 20 片，精密称定，质量 2.2020g，研细，精密称取 0.2201g，置于 100mL 容量瓶中，加新沸过的冷水 100mL 与稀醋酸 10mL 的混合液适量，振摇使维生素 C 溶解并稀释至刻度，摇匀，经干燥滤纸迅速滤过，精密量取续滤液 50mL，加淀粉指示液 1mL，用碘滴定液（0.05004mol/L）滴定，至溶液显蓝色并持续 30s 不褪。消耗碘滴定液 22.06mL。每 1mL 碘滴定液（0.05mol/L）相当于 8.806mg 的 $C_6H_8C_6$。计算维生素 C 片的含量。

$$标示量\% = \frac{V \times T \times F \times \overline{W}}{W_样 \times 标示量} \times 100\%$$

$$= \frac{22.06 \times 8.806 \times 0.05004/0.05 \times 2.2020/20}{0.2201 \times 100} \times 100\%$$

$$= 97.25\%$$

第三节 维生素 C 注射液的分析

本品为维生素 C 的灭菌水溶液，含维生素 C（$C_6H_8O_6$）应为标示量的 93.0% ～ 107.0%。

一、性状

本品为无色或微黄色的澄清透明液体。

二、鉴别

① 取本品适量，加水制成 1mL 含维生素 C 10mg 的溶液，取 4mL，加 0.1mol/L 的盐酸溶液 4mL，混匀，加 0.05% 亚甲基蓝 - 乙醇溶液 4 滴，置于 40℃ 水浴中加热，3min 内溶液应由深蓝色变为浅蓝色或完全褪色。

② 取本品适量，加水制成 1mL 含维生素 C 1mg 的溶液，照维生素 C 片项下的鉴别②试验，供试品溶液所显主斑点的颜色和位置应与对照品溶液的主斑点相同。

三、检查

1. pH 值

应为 5.0 ～ 7.0[《中国药典》（2020）通则 0631]。

2. 颜色

取本品，加水稀释成每 1mL 中含维生素 C 50mg 的溶液，照紫外 - 可见分光光度法 [《中国药典》（2020）通则 0401]，在 420nm 的波长处测定，吸光度不得超过 0.06。

3. 草酸

取本品，用水稀释成每 1mL 中含维生素 C 50mg 的溶液，精密量取 5mL，加 2mol/L 醋酸溶液 1mL，加氯化钙试液 0.5mL，摇匀，放置 1h，作为供试品溶液。精密称取草酸 75mg，置于 500mL 容量瓶中，加水稀释至刻度，摇匀，精密量取 5mL，加 2mol/L 醋酸溶液 1mL，加氯化钙试液 0.5mL，摇匀，放置 1h，作为对照溶液。供试品溶液产生的浑浊不得浓于对照溶液（0.3%）。

4. 细菌内毒素

取本品，依法检查 [《中国药典》（2020）通则 1143]，每 1mL 中含内毒素量应小于 0.02EU。

5. 其他

应符合注射剂项下有关的各项规定 [《中国药典》（2020）通则 0102]。

四、含量测定

精密量取本品适量（约相当于维生素 C 0.2g），加水 15mL 与丙酮 2mL，摇匀，放置 5min，加稀醋酸 4mL 与淀粉指示液 1mL，用碘滴定液（0.05mol/L）滴定，至溶液显蓝色并持续 30s 不褪。每 1mL 碘滴定液（0.05mol/L）相当于 8.806mg 的 $C_6H_8O_6$。

课外实训项目

请同学们查找维生素 C 泡腾片的质量标准。根据质量标准设计维生素 C 泡腾片的检验标准操作规程并完成其检验。

×××有限公司检验记录　　　　　　　　　　　　No.

检品名称		检品来源	
批号/编号		取样日期	年　月　日
数量		报告日期	年　月　日
检验依据			
检验结果汇总			
检验项目	检验结果	检验项目	检验结果
性状		可见异物	
鉴别		装量	
pH 值		无菌检查	
颜色		含量	
检验过程及数据处理			
检验人		复核人	

第四节　维生素 B_1 原料药的分析

维生素 B_1 是最早被人们提纯的维生素，1896 年荷兰王国科学家伊克曼首先发现，1910 年为波兰化学家丰克从米糠中提取和提纯。它是白色粉末，易溶于水，遇碱易分解。维生素 B_1 主要存在于种子的外皮和胚芽中，如米糠和麸皮中含量很丰富，在酵母菌中含量也极丰富。瘦肉、白菜和芹菜中含量也较丰富。目前所用的维生素 B_1 都是化学合成的产品。在体内，维生素 B_1 以辅酶形式参与糖的分解代谢，有保护神经系统的作用；还能促进肠胃蠕动，增加食欲。

维生素 B_1 缺乏时，可引起多种神经炎症，如脚气病菌。维生素 B_1 缺乏所引起的多发性神经炎，患者的周围神经末梢有发炎和退化现象，并伴有四肢麻木、肌肉萎缩、心力衰竭、下肢水肿等症状。18～19 世纪脚气病在中国、日本，尤其在东南亚一带广为流行，当时每年约有几十万人死于脚气病。中国古代医书中早有治疗脚气病的记载，中国名医孙思邈已知用谷皮治疗脚气病。在现代医学上，维生素 B_1 制剂治疗脚气病和多种神经炎症有显著疗效。

一、结构及理化性质

1. 化学结构

请同学们根据维生素 B_1 的化学结构式，讨论并归纳维生素 B_1 的结构特点。

$$\left[\begin{array}{c} H_3C \diagdown \diagup NH_2 \quad S \diagdown CH_2CH_2OH \\ \diagdown N \diagdown \diagup \diagup N^+ \diagdown \diagup \\ \diagdown CH_3 \end{array} \right] Cl^- \cdot HCl$$

维生素 B_1 又名盐酸硫胺，是由氨基嘧啶环和噻唑环通过亚甲基连接而成的季铵化合物的盐酸盐。

2. 主要理化性质

（1）性状　维生素 B_1 为白色结晶或结晶性粉末；有微弱的特臭；味苦；干燥品在空气中迅即吸收约 4% 的水分。

（2）易溶于水，在乙醇中微溶，在乙醚中不溶。水溶液显酸性，且在酸性溶液中较稳定。

（3）维生素 B_1 中的噻唑环在碱性介质中可开环，再与嘧啶环上的氨基环合，经铁氰化钾等氧化剂氧化生成具有荧光的硫色素。此反应又称硫色素反应。

（4）维生素 B_1 分子结构中含有杂环，可与硅钨酸等生物碱沉淀试剂反应生成沉淀。

（5）维生素 B_1 分子结构中具有共轭双键，对紫外光有吸收。

二、鉴别试验

1. 硫色素反应

维生素 B_1 在碱性溶液中，可被铁氰化钾氧化生成硫色素。硫色素溶于正丁醇（或异丁醇）中，显蓝色荧光。

鉴别方法：取本品约 5mg，加氢氧化钠试液 2.5mL 溶解后，加铁氰化钾试液 0.5mL 与正丁醇 5mL，强力振摇 2min，放置使其分层，上面的醇层显强烈的蓝色荧光；加酸使呈酸性，荧光即消失；再加碱使呈碱性，荧光又出现。

2. 与硝酸铅的反应

本品水溶液加硝酸铅试液与氢氧化钠试液并加热，溶液即由黄色经棕色最后生成黑色沉淀。本反应是由氢氧化钠分解维生素 B_1，生成的硫化钠与硝酸铅作用生成黑色硫化铅沉淀。

$$维生素 B_1 + NaOH \xrightarrow{共热} Na_2S$$
$$Na_2S + Pb(NO_3)_2 \longrightarrow PbS_2\downarrow \text{（黑色）}$$

3. 紫外吸收光谱

取本品，精密称定，加盐酸溶液（9→1000）溶解并定量稀释制成每1mL约含12.5μg的溶液，照紫外-可见分光光度法[《中国药典》（2020）通则0401]，在246nm的波长处测定吸光度，吸收系数（$E_{1cm}^{1\%}$）为406～436。

> **课堂互动**
>
> 请同学们根据已经掌握的知识和技能，分组完成下述任务。
>
> （1）绘制紫外吸收光谱　取本品12.5μg/mL的盐酸溶液（9→1000），照紫外分光光度法，以盐酸溶液（9→1000）为参比溶液，用1cm石英吸收池，从200nm开始，每次增加5nm（增加值240nm后，每次增加2～250nm，之后每次仍然增加5nm），依次测定其吸光度，测定至300nm。利用上述在不同波长处测得的吸光度数据，在方格坐标纸上以吸光度A为纵坐标，以波长λ为横坐标，绘制维生素B_1的A-λ曲线，即得到维生素B_1的吸收光谱。
>
> （2）检查最大吸收波长　根据所绘制的吸收光谱，检查在246nm处是否有最大吸收？

4. 红外光谱

取本品适量，加水溶解，水浴蒸干，在105℃干燥2h测定。本品的红外光吸收图谱应与对照的图谱（光谱集1205图）一致（见图8-2）。

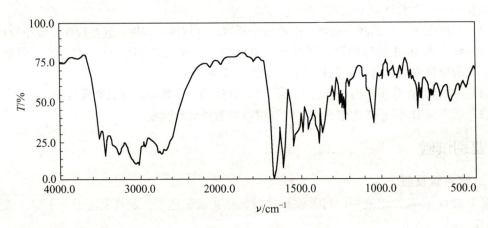

图8-2　维生素B_1的红外光谱图

5. 沉淀反应

维生素B_1可与多种生物碱沉淀试剂反应，生成不同颜色的沉淀。如与碘生成红色沉淀[B]·HI·I_2；与碘化汞钾生成淡黄色沉淀[B]·H_2HgI_4；与硅钨酸生成白色沉淀$[B]_2$·SiO_2（OH$)_2$·12WO_3·4H_2O；与苦味酸生成黄色沉淀。

维生素B_1与氢氧化钠共热，分解产生硫化钠，生成的硫化钠可与硝酸铅反应生成黑色硫化铅沉淀。

6. 氯化物反应

维生素 B_1 是一种盐酸盐,故本品的水溶液显氯化物的鉴别反应 [《中国药典》(2020) 通则 0301]。

三、杂质检查

1. 酸度

取本品 0.50g,加水 20mL 溶解后,依法测定 [《中国药典》(2020) 通则 0631],pH 值应为 2.8 ~ 3.3。

2. 溶液的澄清度与颜色

取本品 1.0g,加水 10mL 溶解后,溶液应澄清无色;如显色,与对照液(取比色用重铬酸钾液 0.1mL,加水适量使成 10mL)比较,不得更深。

3. 硫酸盐

取本品 2.0g,依法检查 [《中国药典》(2020) 通则 0802],与标准硫酸钾溶液 2.0mL 制成的对照液比较,不得更浓(0.01%)。

4. 硝酸盐

取本品 1.0g,加水溶解使成 100mL,取 1.0mL,加水 4.0mL 与 10% 氯化钠溶液 0.5mL,摇匀,精密加入稀靛胭脂试液(取靛胭脂试液,加等量的水稀释)。临用前,量取本液 1.0mL,用水稀释至 50mL,照紫外-可见分光光度法 [《中国药典》(2020) 通则 0401],在 610nm 的波长处测定,吸光度应为 0.3 ~ 0.4,摇匀,沿管壁缓缓加硫酸 5.0mL,立即缓缓振摇 1min,放置 10min,与标准硝酸钾溶液(精密称取在 105℃干燥至恒重的硝酸钾 81.5mg,置于 50mL 容量瓶中,加水溶解并稀释至刻度,摇匀,精密量取 5mL,置于 100mL 容量瓶中,加水稀释至刻度,摇匀。每 1mL 相当于 50μg 的 NO_3^-)0.50mL,用同一方法制成的对照液比较,不得更浅(0.25%)。

5. 有关物质

精密称取本品约 10mg,加流动相稀释制成每 1mL 中含维生素 B_1 1mg 的溶液,作为供试品溶液,精密量取 1mL,置于 100mL 容量瓶中,加流动相稀释至刻度,摇匀作为对照溶液。照高效液相色谱法 [《中国药典》(2020) 通则 0512] 测定,用十八烷基硅烷键合硅胶为填充剂;以甲醇-乙腈-0.02mol/L 庚烷磺酸钠溶液(含 1% 三乙胺,用磷酸调 pH 值至 5.5)(9 : 9 : 82)为流动相,检测波长为 254nm,理论板数按维生素 B_1 计算不低于 2000,主峰与前后峰的分离度应符合要求。取对照溶液 20μL 注入液相色谱仪,调节检测灵敏度,使主成分色谱峰的峰高约为满量程的 20%。精密量取供试品溶液与对照溶液各 20μL,分别注入液相色谱仪,记录色谱图至主成分保留时间的 3 倍,供试品溶液色谱图如有杂质峰(扣除溶剂峰),各杂质峰面积的和不得大于对照溶液主峰面积 1/2(0.5%)。

6. 干燥失重

取本品,在 105℃干燥至恒重,质量减失不得超过 5.0% [《中国药典》(2020) 通则 0831]。

7. 炽灼残渣

不得超过 0.1% [《中国药典》(2020) 通则 0841]。

8. 铁盐

取本品 1.0g，加水 25mL 溶解后，依法检查 [《中国药典》(2020) 通则 0807]，与标准铁溶液 2.0mL 制成的对照液比较，不得更深（0.002%）。

9. 重金属

取本品 1.0g，加水 25mL 溶解后，依法检查 [《中国药典》(2020) 通则 0821 第一法]，含重金属不得过百万分之十。

10. 总氯量

取本品约 0.2g，精密称定，加水 20mL 溶解后，加稀醋酸 2mL 与溴酚蓝指示液 8～10 滴，用硝酸银滴定液（0.1mol/L）滴定至显蓝紫色。每 1mL 硝酸银滴定液（0.1mol/L）相当于 3.54mg 的氯（Cl）。按干燥品计算，含总氯量应为 20.6%～21.2%。

四、含量测定——非水滴定法的应用

1. 非水滴定

非水溶液滴定法是在非水溶剂中进行滴定的方法。主要用来测定有机碱（有机弱碱、生物碱类、咖啡因、胺类）及其氢卤酸盐（盐酸麻黄碱）、磷酸盐、硫酸盐或有机酸盐（扑尔敏）(因有机弱碱一般难溶于水，常制成其盐类以增大其溶解度)，以及有机酸-碱金属盐（弱酸强碱盐枸橼酸钾）类药物的含量。也用于测定某些有机弱酸的含量。

非水滴定法原理：常见矿酸在水中都是强酸，水溶液中高氯酸和盐酸强度相同，水是各种矿酸的均化性溶剂，水中存在的最强酸是 H_3O^+（水合氢离子），最强碱是 OH^-（氢氧根）。酸性越强，其共轭碱碱性越弱，醋酸酸性比水强，其共轭碱醋酸根 Ac^- 碱性比 OH^- 弱（也就是说醋酸根接受/争夺质子的能力比氢氧根弱）。醋酸溶液中高氯酸和盐酸不能被均化到相同的强度，高氯酸是比盐酸更强的酸，醋酸是高氯酸和盐酸的区分性溶剂。假如 B 是一个弱碱，在水中接受质子的能力弱，在醋酸中，醋酸根和弱碱 B 争夺质子的能力弱，相对增强 B 的碱性，满足滴定要求，从而达到滴定 B 的目的。非水溶剂的作用就是可以将水中极弱酸碱的酸碱性较明显地表现出来，使其易于被滴定。

维生素 B_1 分子结构中含有两个碱性基团，即已成盐的氨基和季铵基团，在非水溶液中均可与高氯酸作用，在醋酸汞存在下，均可被高氯酸滴定，反应系数比为 1∶2。可用于弱酸性特别是弱碱性药物及其盐类的含量测定。

非水滴定法测定维生素 B_1 的方法是：取本品约 0.15g，精密称定，置于 100mL 具塞锥形瓶中，加冰醋酸 20mL 微热溶解后，密塞，冷至室温，加醋酸汞试液 5mL、喹哪啶红-亚甲基蓝混合指示液 2 滴，用高氯酸滴定液（0.1mol/L）滴定至溶液显天蓝色，振摇 30s 不褪色，并将滴定结果用空白试验校正。

2. 维生素 B_1 含量的测定

《中国药典》(2020) 中应用电位滴定法测定维生素 B_1 的含量。

取本品约 0.12g，精密称定，加冰醋酸 20mL 微热溶解后，放冷，加醋酐 30mL，照电位滴定法（通则 0701），用高氯酸滴定液（0.1mol/L）滴定，并将滴定的结果用空白试验校正。每 1mL 高氯酸滴定液（0.1mol/L）相当于 16.86mg 的 $C_{12}H_{17}ClN_4OS \cdot HCl$。按干燥品计算，含 $C_{12}H_{17}ClN_4OS \cdot HCl$ 不得少于 99.0%。

> **知识拓展**
>
> **电位滴定法**
>
> 电位滴定法是容量分析中用以确定终点或选择核对指示剂变色域的方法。普通滴定法是依靠指示剂颜色变化来指示滴定终点,如果待测溶液有颜色或浑浊时,终点的指示就比较困难,或者根本找不到合适的指示剂。电位滴定法是在滴定过程中通过测量电位变化以确定滴定终点的方法。在滴定到达终点前后,滴液中的待测离子浓度往往连续变化 n 个数量级,引起电位的突跃,被测成分的含量仍然通过消耗滴定剂的量来计算。
>
> 选用适当的电极系统可以作氧化还原法、中和法(水溶液或非水溶液)、沉淀法、重氮化法或水分测定法第一法等的终点指示。电位滴定法选用两支不同的电极。一支为指示电极,其电极电位随溶液中被分析成分的离子浓度的变化而变化;另一支为参比电极,其电极电位固定不变。在到达滴定终点时,因被分析成分的离子浓度急剧变化而引起指示电极的电位突减或突增,此转折点称为突跃点。酸碱滴定时使用 pH 玻璃电极为指示电极,在氧化还原滴定中,可以从铂电极作指示电极。在配合滴定中,若用 EDTA 作滴定剂,可以用汞电极作指示电极,在沉淀滴定中,若用硝酸银滴定卤素离子,可以用银电极作指示电极。
>
> 仪器装置:电位滴定可用电位滴定仪、酸度计或电位差计。
>
> 滴定法:电位滴定法将盛有供试品溶液的烧杯置电磁搅拌器上,浸入电极,搅拌,并自滴定管中分次滴加滴定液;在滴定过程中,随着滴定剂的不断加入,电极电位 E 不断发生变化,电极电位发生突跃时,说明滴定到达终点。用微分曲线比普通滴定曲线更容易确定滴定终点。如果使用自动电位滴定仪,在滴定过程中可以自动绘出滴定曲线,自动找出滴定终点,自动给出体积,滴定快捷方便。
>
> 如系供终点时指示剂色调的选择或核对,可在滴定前加入指示剂,观察终点前至终点后的颜色变化,以确定该品种在滴定终点时的指示剂颜色。

第五节 维生素 B_1 片的分析

一、性状

本品为白色片。

二、鉴别

取本品的细粉适量,加水搅拌,滤过,滤液蒸干后,照维生素 B_1 项下的鉴别试验,显相同的反应。

三、检查

1. 有关物质

取本品的细粉适量,加流动相稀释制成每 1mL 中含维生素 B_1 1mg 的溶液,滤过,取续滤液作为供试品溶液;精密量取 1mL,置于 100mL 容量瓶中,加流动相稀释至刻度,摇匀,作为对照溶液。照维生素 B_1 有关物质项下的方法试验，供试品溶液色谱图中如有杂质峰（扣除辅料峰），各杂质峰面积的和不得大于对照溶液主峰面积的 1.5 倍（1.5%）。

2. 其他

应符合片剂项下有关的各项规定 [《中国药典》（2020）通则 0101]。

四、含量测定

采用紫外-可见分光光度法进行维生素 B_1 片的含量测定。

1. 测定原理

维生素 B_1 分子结构中具有共轭双键，在紫外有吸收，可在 246nm 波长处测定吸光度，进行含量测定。

2. 主要仪器及试剂

BS 210S 型天平，UV751GD 型紫外可见分光光度计。维生素 B_1 片，维生素 B_1 标准溶液，盐酸溶液。

3. 测定方法

取维生素 B_1 片 20 片，精密称定，研细，精密称取适量（约相当于维生素 B_1 25mg），置于 100mL 容量瓶中，加盐酸溶液（9→1000）约 70mL，振摇 15min 使维生素 B_1 溶解，加盐酸溶液（9→1000）稀释至刻度，摇匀，用干燥滤纸过滤，精密量取滤液 5mL，置于另一个 100mL 容量瓶中，再加盐酸溶液（9→1000）稀释至刻度，照紫外-可见分光光度法 [《中国药典》（2020）通则 0401]，在 246nm 波长处测定吸光度，按 $C_{12}H_{17}ClN_4OS \cdot HCl$ 的吸收系数（$E_{1cm}^{1\%}$）为 421 计算，即得。

4. 计算

$$标示量（\%）= \frac{\dfrac{A}{E_{1cm}^{1\%}} \times \dfrac{1}{100} \times V \times D \times \overline{W}}{W \times 标示量} \times 100\%$$

式中　A——吸光度；

　　　D——供试品的稀释倍数；

　　　W——称取维生素 B_1 片粉质量，mg；

　　　$\overline{W}$——片平均质量，mg；

　　　V——起始溶液体积，100mL。

5. 偏差控制

两份平行样结果相对偏差应在 1.0% 之内。

> **课外实训项目**
>
> 请同学们认真看某药厂的《维生素 B_1 片质量标准及检验规程》，并完成以下任务：
>
> 1. 根据检验需要将"主要试剂与仪器"项补充完整，并准备好相关试剂和仪器。
>
> 2. 根据含量测定方法，计算公式中 D 应为多少？将 D 和其他已知项一起代入公式，则计算公式可简化为_____。
>
> 3. 按此检验规程完成对维生素 B_1 片的检验，并填写检验报告单。

标题	维生素 B_1 片质量标准及检验规程			页数	
制定人		制定日期		编号	××
审查人		审查日期		版本	
批准人		批准日期		生效日期	年　月　日
颁发部门	品保部	送达部门		份数	

目的：规范检验操作，确保检验结果的准确可靠。
使用范围：适用于维生素 B_1 片的检验
责任者：化验员
引用标准：《中国药典》（2020）二部
批准文号：××××××
本品含维生素 $B_1 C_{12}H_{17}ClN_4OS \cdot HCl$ 应为标示量的 90.0%～110.0%。

第六节　维生素 B_1 注射液的分析

本品为维生素 B_1 的灭菌水溶液。

一、性状

本品为无色的澄清透明液体。

二、鉴别

取本品适量，照维生素 B_1 项下的鉴别试验，显相同的反应。

紫外分光光度法测定维生素 B_1 片的含量

三、检查

1. pH 值
pH 值应为 2.5～4.0[《中国药典》（2020）通则 0631]。

2. 有关物质
取本品适量，用流动相稀释制成每 1mL 中含维生素 B_1 1mg 的溶液，作为供试品溶液；精密量取 1mL，置于 100mL 容量瓶中，用流动相稀释至刻度，摇匀，作为对照溶液。照维生素 B_1 有关物质项下的方法试验，供试品溶液色谱图如有杂质峰（扣除溶剂峰），各杂质峰面积的和不得大于对照溶液主峰面积的 2 倍（2.0%）。

3. 其他
应符合注射剂项下有关的各项规定 [《中国药典》（2020）通则 0102]。

> **课外实训项目**
> 请同学们针对维生素 B_1 片含量测定的方法设计实验内容进行分析方法的验证，并分组完成。

×××有限公司检验记录				No.
检品名称		检品来源		
批号/编号		取样日期		年　月　日
数量		报告日期		年　月　日
检验依据				
检验结果汇总				
检验项目	检验结果	检验项目		检验结果
性状		可见异物		
鉴别		装量		
pH值		无菌检查		
颜色		含量		
检验过程及数据处理				
检验人		复核人		

四、含量测定

精密量取本品适量（约相当于维生素 B_1 50mg），置于 200mL 容量瓶中，加水稀释至刻度，摇匀，精密量取 5mL，置于 100mL 容量瓶中，加盐酸溶液（9→1000）稀释至刻度，照紫外-可见分光光度法 [《中国药典》（2020）通则 0401]，在 246nm 的波长处测定吸光度，按 $C_{12}H_{17}ClN_4OS·HCl$ 的吸收系数（$E_{1cm}^{1\%}$）为 421 计算，即得。含维生素 B_1（$C_{12}H_{17}ClN_4OS·HCl$）应为标示量的 93.0% ~ 107.0%。

【实例解析】

以移液管精密量取维生素 B_1 注射液（规格 2mL：100mg）1mL，置于 200mL 容量瓶中，加水稀释至刻度，摇匀，精密量取 5mL，置于 100mL 容量瓶中，加盐酸溶液（9→1000）稀释至刻度，照紫外-可见分光光度法，在 246nm 的波长处测定吸光度为 0.519，请问该供试品含量是否合格？

分析：

$$维生素B_1注射液的标示百分含量 = \frac{\frac{A}{(E_{1cm}^{1\%})_{标}} \times \frac{1}{100} \times 稀释倍数}{标示量(g/mL)} \times 100\%$$

$$= \frac{\frac{0.519}{421} \times \frac{1}{100} \times \left(\frac{200}{1} \times \frac{100}{5}\right)}{\frac{0.1}{2}} \times 100\%$$

$$= 98.6\%$$

93.0% < 98.6% < 107.0%，该维生素 B_1 注射液供试品含量合格。

> **课外实训项目**
>
> **请同学们应用标准曲线法计算维生素 B_1 的含量**
>
> 实验步骤
>
> 1. 配制维生素 B_1 对照品的系列标准溶液　取维生素 B_1 对照品适量，以盐酸溶液（9→1000）为溶剂，配制的浓度为 40μg/mL 的储备液。分别取贮备液适量，依次得浓度分别为 4μg/mL、8μg/mL、10μg/mL、12μg/mL、16μg/mL、20μg/mL 的溶液。
>
> 2. 分别测定各标准溶液的吸光度　照紫外-可见分光光度法，以盐酸溶液（9→1000）为参比溶液，用 1cm 石英吸收池，在 246nm 处，依次测定系列标准溶液的吸光度。
>
> 3. 利用上述在不同浓度处测得的吸光度数据，在 Excel 中以吸光度 A 为纵坐标，以浓度 c 为横坐标，绘制维生素 B_1 的 A-c 曲线，并计算标准曲线方程和相关系数。
>
> 4. 配制样品溶液　精密量取维生素 B_1 注射液适量（约相当于维生素 B_1 50mg），置 200mL 量瓶中，加水稀释至刻度，摇匀，精密量取 5mL，置 100mL 量瓶中，加盐酸溶液（9→1000）稀释至刻度，在 246nm 处，测定其吸光度。
>
> 5. 根据标准曲线方程计算样品含量。

学习小结

1. 维生素 C 原料药和制剂的性质、鉴别试验、检查和含量测定的原理与方法。要求学生学习过程中要通过理论联系实践更好地掌握理论知识，同时，也提高自己的动手能力，熟练应用碘量法。

项目	鉴别试验	检查	含量测定
维生素 C 原料药	与硝酸银反应、与 2,6-二氯靛酚反应 IR	溶液澄清度与颜色的检查、铁盐的检查、铜的检查、炽灼残渣、重金属 细菌内毒素 草酸	碘量法
维生素 C 片	同维生素 C 原料药	溶液的颜色、片剂项下有关的各项规定	碘量法
维生素 C 注射液	同维生素 C 原料药	pH 值、颜色 细菌内毒素 注射剂项下有关的各项规定	碘量法

2. 维生素 B_1 和制剂的性质、鉴别反应、检查和含量测定。维生素 B_1 主要根据含氮杂环的碱性和共轭基团对紫外光的吸收进行分析。

项目	鉴别试验	检查	含量测定
维生素 B_1 原料药	硫色素反应、沉淀反应、氯化物鉴别试验 UV、IR	酸度、溶液的澄清度与颜色、硫酸盐、硝酸盐、有关物质、干燥失重、炽灼残渣、铁盐、重金属、总氯量	非水滴定法

项目	鉴别试验	检查	含量测定
维生素 B_1 片	同维生素 B_1 原料药	有关物质、片剂项下有关的各项规定	紫外-可见分光光度法
维生素 B_1 注射液	同维生素 B_1 原料药	pH值、有关物质、注射剂项下有关的各项规定	紫外-可见分光光度法

目标检测

一、单选题

1. 维生素 C 中铁和铜的检查采用什么方法（　　）。
A. 容量滴定法　　　　　　B. 比色法
C. 原子吸收分光光度法　　D. TLC 法

2. 碘量法测定维生素 C 含量时，每 1mL 碘滴定液（0.05mol/L）相当于维生素 C 的质量为（　　）。
A. 17.613mg　　B. 8.806mg　　C. 5.871mg　　D. 4.403mg

二、简答题

1. 测定维生素 C 含量时要用煮沸后冷却的水，为什么？加入稀醋酸的作用是什么？
2. 测定维生素 C 注射液含量时，为什么要加入丙酮？

三、设计题

查阅药典及相关标准，设计维生素 C 颗粒的检验方法，详细说明检验过程。

四、计算题

取标示量为 10mg 的维生素 B_1 片 15 片，总重为 1.2156g，研细，称出 0.4082g，按药典规定用紫外-可见分光光度法测定。先配成 100mL 溶液，滤过后，取续滤液 1mL 稀释为 50mL，照分光光度法在 246nm 波长处测定吸光度为 0.407。按 $C_{12}H_{17}ClN_4OS \cdot HCl$ 的吸收系数（$E_{1cm}^{1\%}$）为 425 计算，求该片剂按标示量表示的百分含量？（95.1%）

第九章
水杨酸类药物的质量分析

📚 学习目标

通过本章的学习，掌握阿司匹林原料药及其制剂的质量分析方法。

📚 知识要求

熟悉阿司匹林的结构特点和理化性质；掌握阿司匹林的典型鉴别反应、杂质检查方法。

📚 能力要求

能依据药典熟练完成阿司匹林原料药及其制剂的检验，填写检验报告和检验记录；能够灵活应用酸碱滴定法完成阿司匹林样品的含量测定。

🌐 思想加油站

阿司匹林竟"源自"柳树皮？

公元前两千多年前，古埃及最古老的医学文献《埃伯斯纸草文稿》就记录了柳树叶的止痛功效，无独有偶，古代中国人也发现了柳树的药用价值，并将其载入《神农本草经》中"柳之根、皮、枝、叶均可入药，有祛痰明目、清热解毒、利尿防风之效，外敷可治牙痛"。由于技术的限制，古时候的人们没办法进一步探究柳树背后的秘密。直到1828年，法国药学家 Henri Leroux 和意大利化学家 Raffaele Piria 从柳树皮中分离提纯了水杨苷，水杨苷经水解、氧化可变成水杨酸。1897年，德国拜耳公司在水杨酸的基础上发明了阿司匹林。

同学们，科学技术对于天然药物的发展起到了什么样的作用呢？请大家思考、讨论，畅谈在现如今科技发展大背景下中医药振兴的新途径。

习近平总书记指出，中医药学是"祖先留给我们的宝贵财富"。我们要以高度的文化自信投入新时代中医药振兴发展事业中，在科技发展大背景下努力探索中医药振兴的新途径。

第一节　概述

水杨酸类药物属于芳酸类药物中的一类，是临床常用的解热镇痛药，《中国药典》（2020）收载的水杨酸类药物有用于消毒防腐的水杨酸，用于解热、消炎镇痛的阿司匹林和贝诺酯，用于治疗结核病的对氨基水杨酸钠等。

一、化学结构

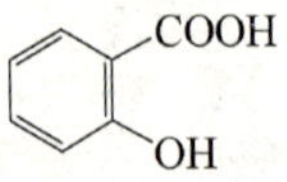

水杨酸 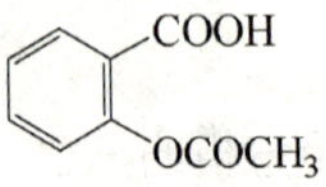　　　阿司匹林 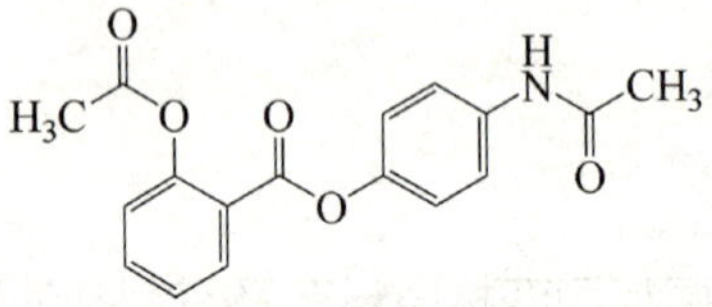　　　贝诺酯 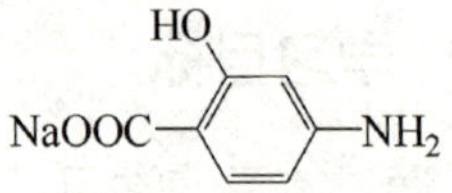　　　对氨基水杨酸钠

二、理化性质

1. 性状

水杨酸为白色细微的针状结晶或白色结晶性粉末；无臭或几乎无臭，味微甜，后转不适；水溶液显酸性反应；在乙醇或乙醚中易溶，在沸水中溶解，在氯仿中略溶，在水中微溶。阿司匹林为白色结晶或结晶性粉末；无臭或微带醋酸臭，味微酸；遇湿气即缓缓水解；在乙醇中易溶，在氯仿或乙醚中溶解，在水或无水乙醚中微溶，在氢氧化钠溶液或碳酸钠溶液中溶解，但同时分解。贝诺酯为白色结晶或结晶性粉末；无臭，无味；在沸乙醇中易溶；在沸甲醇中溶解，在甲醇或乙醇中微溶，在水中不溶，对氨基水杨酸钠为白色或类白色的结晶或结晶性粉末；无臭、味甜带咸；在水中易溶，在乙醇中略溶，在乙醚中不溶。

2. 具有酸性

水杨酸和阿司匹林的结构中具有游离羧基。可与碱发生中和反应，用于鉴别及含量测定。

3. 具酚羟基

水杨酸和对氨基水杨酸钠的结构中具有酚羟基，可与氯化铁试液作用显色，可用于鉴别。

4. 具芳伯氨基

对氨基水杨酸钠的结构中具有芳伯氨基，可发生重氮化-偶合反应，生成猩红色的沉淀，可用于鉴别。

5. 具酯键

阿司匹林和贝诺酯的结构中具有酯键，在碱性条件下易水解产生酚羟基和羧酸，常利用其水解产物作特殊性质进行鉴别。

第二节 阿司匹林原料药的分析

一、结构及理化性质

1. 性状
本品为白色结晶或结晶性粉末;无臭或微带醋酸臭,味微酸;遇湿气即缓缓水解。

2. 溶解性
本品在乙醇中易溶,在三氯甲烷或乙醚中溶解,在水或无水乙醚中微溶;在氢氧化钠溶液或碳酸钠溶液中溶解,但同时分解。

> 课堂互动
> 请同学们根据阿司匹林的化学结构式,讨论并归纳阿司匹林的结构特点。

3. 酸性
阿司匹林的结构中具有游离羧基显弱酸性。可与碱发生中和反应,用于鉴别及含量测定。

4. 易水解
阿司匹林的结构中有酯键,在碱性条件下易水解产生酚羟基和羧酸,常利用其水解产物的特殊性质进行鉴别。

二、鉴别试验

1. 水解反应
(1)测定原理　此反应为阿司匹林酯基的反应。阿司匹林分子结构中具有酯键,与碳酸钠试液共热,水解生成水杨酸钠和醋酸钠,放冷后用稀硫酸酸化,析出白色的水杨酸沉淀,并产生醋酸的臭气,可供鉴别。

$$\text{C}_6\text{H}_4(\text{COOH})(\text{OCOCH}_3) + \text{Na}_2\text{CO}_3 \xrightarrow{\Delta} \text{C}_6\text{H}_4(\text{COONa})(\text{OH}) + \text{CH}_3\text{COONa} + \text{CO}_2\uparrow$$

$$2\,\text{C}_6\text{H}_4(\text{COONa})(\text{OH}) + \text{H}_2\text{SO}_4 \longrightarrow 2\,\text{C}_6\text{H}_4(\text{COOH})(\text{OH})\downarrow + \text{Na}_2\text{SO}_4$$

$$2\,\text{CH}_3\text{COONa} + \text{H}_2\text{SO}_4 \longrightarrow 2\,\text{CH}_3\text{COOH}\uparrow + \text{Na}_2\text{SO}_4$$

(2)鉴别方法　取本品约0.5g,加碳酸钠试液10mL,煮沸2min后,放冷,加过量的稀硫酸,即析出白色沉淀,并发生醋酸的臭气。

2. 氯化铁反应
此反应为芳环上酚羟基的反应。

（1）测定原理　阿司匹林分子结构均无游离酚羟基，与氯化铁试液不发生显色反应。但加入 NaOH 试液加热使其水解，产生具有酚羟基的水杨酸，也可与氯化铁试液作用，显示紫堇色。

（2）鉴别方法　取本品约 0.1g，加水 10mL，煮沸，放冷，加氯化铁试液 1 滴，即显紫堇色。

3. 红外光谱

本品的红外光吸收图谱应与对照的图谱（光谱集 209 图）一致（见图 9-1）。

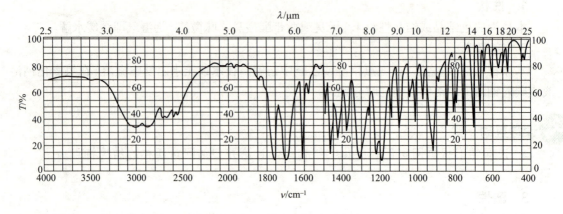

图 9-1　阿司匹林红外光谱图

三、杂质检查

1. 溶液的澄清度

取本品 0.50g，温热至约 45℃，加碳酸钠试液 10mL 溶解后，溶液应澄清。

2. 游离水杨酸

照高效液相色谱法 [《中国药典》（2020）通则 0512] 测定。

① 色谱条件与系统适用性试验：用十八烷基硅烷键合硅胶为填充剂；以乙腈 - 四氢呋喃 - 冰醋酸 - 水（20∶5∶5∶70）为流动相；检测波长为 303nm。理论板数按水杨酸峰计算不低于 5000，阿司匹林主峰与水杨酸主峰分离度应符合要求。

② 供试品溶液的制备：取本品约 100mg，精密称定，置于 10mL 容量瓶中，加 1% 冰醋酸 - 甲醇溶液适量，振摇使之溶解，并稀释至刻度，摇匀，即得（临用前新配）。

③ 对照品溶液的制备：取水杨酸对照品约 10mg，精密称定，置于 100mL 容量瓶中，加 1% 冰醋酸 - 甲醇溶液适量使之溶解，并稀释至刻度，摇匀；精密量取 5mL，置于 50mL 容量瓶中，用 1% 冰醋酸 - 甲醇溶液稀释至刻度，摇匀，即得。

④ 测定法：立即精密量取供试品溶液、对照品溶液各 10μL，分别注入液相色谱仪，记录色谱图。供试品溶液色谱图中如显水杨酸色谱峰，按外标法以峰面积计算供试品中水杨酸含量，含水杨酸不得超过 0.1%。

3. 易炭化物

取本品 0.5g，依法检查 [《中国药典》（2020）通则 0842]，与对照液（取比色用氯化钴液 0.25mL、比色用重铬酸钾液 0.25mL、比色用硫酸铜液 0.40mL，加水使成 5mL）比较，不得更深。

4. 炽灼残渣

不得超过 0.1%[《中国药典》（2020）通则 0841]。

5. 重金属

取本品 1.0g，加乙醇 23mL 溶解后，加醋酸盐缓冲液（pH=3.5）2mL，依法检查 [《中国药典》（2020）通则 0821 第一法]，含重金属不得超过百万分之十。

6. 有关物质

照高效液相色谱法 [《中国药典》（2020）通则 0512] 测定。

① 色谱条件与系统适用性试验：用十八烷基硅烷键合硅胶为填充剂，以乙腈 - 四氢呋喃 - 冰醋酸 - 水（20∶5∶5∶70）为流动相 A，乙腈为流动相 B，按表 9-1 所示进行线性梯度洗脱；检测波长为 276nm。阿司匹林峰的保留时间约为 8min，理论板数按阿司匹林峰计算不低于 5000，阿司匹林峰与水杨酸峰分离度应符合要求。

表 9-1　阿司匹林有关物质检查梯度洗脱表

时间/min	流动相A/%	流动相B/%
0.0	100	0
60.0	20	80

② 测定法：取本品约 0.1g，精密称定，置于 10mL 容量瓶中，加 1% 冰醋酸 - 甲醇溶液适量，振摇使之溶解，并稀释至刻度，摇匀，即得供试品溶液；精密量取供试品溶液 1mL，置于 200mL 容量瓶中，用 1% 冰醋酸 - 甲醇溶液稀释至刻度，摇匀，即得对照溶液；精密量取对照溶液 10mL，置于 100mL 容量瓶中，用 1% 冰醋酸 - 甲醇溶液稀释至刻度，摇匀，即得灵敏度试验溶液。分别精密量取供试品溶液、对照溶液、灵敏度试验溶液及水杨酸检查项下的水杨酸对照品溶液各 10μL，注入液相色谱仪，记录色谱图。供试品溶液色谱图中如显杂质峰，除小于灵敏度试验溶液中阿司匹林主峰面积的单个杂质峰、溶剂峰及水杨酸峰不计外，其余各杂质峰面积的和不得大于对照溶液主峰峰面积（0.5%）。

7. 干燥失重

取本品置于五氧化二磷干燥器中，在 60℃减压干燥至恒重，减失重量不得超过 0.5%[《中国药典》（2020）通则 0831]。

四、含量测定

《中国药典》（2020）中应用酸碱滴定法测定阿司匹林的含量。

1. 测定原理

阿司匹林结构中具有羧基，酸性比较强，原料采用直接酸碱滴定法测定含量。阿司匹林在水中不溶，但易水解，所以选用乙醇作溶剂；化学计量点偏碱性，所以选用酚酞作指示剂。

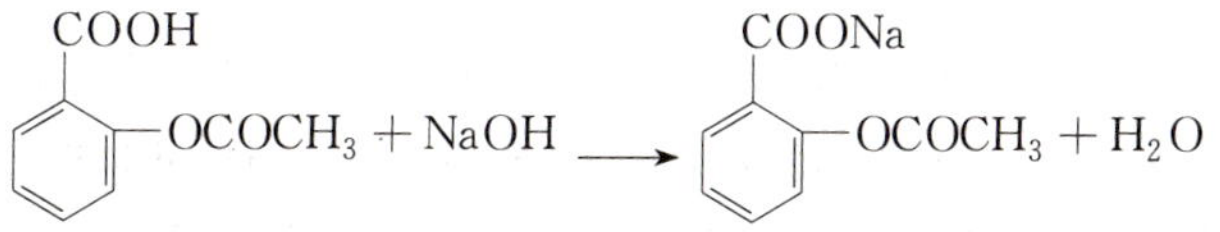

2. 测定方法

取供试品约 0.4g，精密称定，加中性乙醇（对酚酞指示液显中性）20mL 溶解后，加酚酞指示液 3 滴，用氢氧化钠滴定液（0.1mol/L）滴定。每 1mL 氢氧化钠滴定液（0.1mol/L）相当于 18.02mg 的 $C_9H_8O_4$。含 $C_9H_8O_4$ 不得少于 99.5%。

$$百分含量 = \frac{V \times T \times F \times 10^{-3}}{W_{样}} \times 100\%$$

式中　V——消耗滴定液的体积，mL；
　　　T——滴定度，mg/mL；
　　　F——校正系数；
　　　$W_{样}$——样品的取样量，g。

第三节　阿司匹林肠溶片的分析

一、性状

本品为肠溶包衣片，除去包衣后显白色。

二、鉴别

取本品的细粉适量（约相当于阿司匹林 0.1g），加水 10mL，煮沸，放冷，加氯化铁试液 1 滴，即显紫堇色。

采用含量鉴定法对阿司匹林肠溶片的鉴别。方法为：在含量测定项下记录的色谱图中，供试品溶液主峰的保留时间应与对照品溶液主峰的保留时间一致。

三、检查

1. 游离水杨酸

除检测波长改为 303nm 外，照含量测定项下的色谱条件试验。精密称取细粉适量（约相当于阿司匹林 0.1g），置于 100mL 容量瓶中，用 1% 冰醋酸-甲醇溶液振摇溶解，并稀释至刻度，摇匀，用有机相滤膜（孔径：0.45μm）滤过，立即精密量取续滤液 10μL，注入液相色谱仪，记录色谱图；另取水杨酸对照品约 15mg，精密称定，置于 50mL 容量瓶中，用 1% 冰醋酸-甲醇溶液溶解，并稀释至刻度，摇匀，精密量取 5mL，置于 100mL 容量瓶中，用 1% 冰醋酸-甲醇溶液稀释至刻度，摇匀，同法测定。按外标法以峰面积计算，含水杨酸不得超过阿司匹林标示量的 1.5%。

2. 释放度

（1）酸中释放量　取本品照溶出度与释放度测定法 [《中国药典》（2020）通则 0931 第一法方法 1] 测定，采用溶出度测定法第一法装置，以 0.1mol/L 的盐酸溶液为溶出介质（25mg、40mg、50mg 规格为 600mL，100mg、300mg 规格为 750mL），转速为 100r/min，依法操作，经 2h 后，取溶液 10mL，滤过，照含量测定项下的色谱条件，精密量取续滤液 10μL 注入液相色谱仪，记录色谱图；另取阿司匹林对照品适量（25mg、40mg、50mg、100mg、300mg 规格的取样量分别为 17mg、28mg、33mg、13mg、40mg），精密称定，置于 200mL 容量瓶中，用 1% 冰醋酸 - 甲醇溶液溶解并稀释至刻度，摇匀，精密量取 5mL，置于 100mL（25mg、40mg、50mg 规格）或 25mL（100mg、300mg 规格）的容量瓶中，用 1% 冰醋酸 - 甲醇溶液稀释至刻度，摇匀，即得阿司匹林对照品溶液；另取水杨酸对照品适量（25mg、40mg、50mg、100mg、300mg 规格的取样量分别为 13mg、21mg、26mg、10mg、15mg），精密称定，置于 200mL 容量瓶中，用 1% 冰醋酸 - 甲醇溶液溶解并稀释至刻度，摇匀，精密量取 1mL，置于 200mL（25mg、40mg、50mg 规格）、50mL（100mg 规格）或 25mL（300mg 规格）的容量瓶中，用 1% 冰醋酸 - 甲醇溶液稀释至刻度，摇匀，即得水杨酸对照品溶液。分别取上述对照品溶液同法测定，按外标法分别计算出每片阿司匹林的释放量和水杨酸含量，将所测得的水杨酸含量乘以 1.304，再加上阿司匹林释放量即得本品酸中释放量，限度应不大于阿司匹林标示量的 10%。

（2）缓冲液中释放量　酸中释放量检查项下的溶液中继续加入 37℃ 的 0.2mol/L 磷酸钠溶液（25mg、40mg、50mg 规格的溶出介质均为 200mL；100mg、300mg 规格的溶出介质均为 250mL），混匀，用 2mol/L 盐酸溶液或 2mol/L 氢氧化钠溶液调节溶液的 pH 值为 6.8±0.05，继续溶出 45min，取溶液 10mL，滤过，照含量测定项下的色谱条件，精密量取续滤液 10μL，注入液相色谱仪，记录色谱图。另精密称取阿司匹林对照品适量（25mg、40mg、50mg、100mg、300mg 规格的取样量分别为 22mg、35mg、44mg、18mg、25mg），置于 200mL（25mg、40mg、50mg 规格）、50mL（100mg 规格）或 25mL（300mg 规格）的容量瓶中，用 1% 冰醋酸 - 甲醇溶液溶解并稀释至刻度，摇匀，精密量取 5mL，置于 25mL 容量瓶中，用 1% 冰醋酸 - 甲醇溶液稀释至刻度，摇匀，即得阿司匹林对照品溶液；另精密称取水杨酸对照品适量（25mg、40mg、50mg、100mg、300mg 规格的取样量分别为 17mg、26mg、34mg、22mg、16mg），置于 500mL（25mg、40mg、50mg 规格）、200mL（100mg 规格）或 50mL（300mg 规格）的容量瓶中，用 1% 冰醋酸 - 甲醇溶液溶解并稀释至刻度，摇匀，用 1% 冰醋酸 - 甲醇溶液稀释至刻度，摇匀，精密量取 5mL，置于 100mL 容量瓶中，用 1% 冰醋酸 - 甲醇溶液稀释至刻度，摇匀，即得水杨酸对照品溶液。分别取上述对照品溶液同法测定，按外标法分别计算出每片阿司匹林的释放量和水杨酸含量，将所测得的水杨酸含量乘以 1.304，再加上阿司匹林释放量即得本品释放量。限度为标示量的 70%，应符合规定（阿司匹林分子量为 180.16，水杨酸分子量为 138.12，校正因子为 1.304）。

课堂互动

《中国药典》（2005）应用何种方法测定阿司匹林肠溶片的含量？

3. 其他
应符合片剂项下有关的各项规定 [《中国药典》（2020）通则 1010]。

四、含量测定

《中国药典》（2020）应用高效液相色谱法进行阿司匹林肠溶片的含量测定。

高效液相色谱法测定阿司匹林肠溶片的含量

1. 测定方法

照高效液相色谱法 [《中国药典》（2020）通则 0512] 测定。

（1）色谱条件与系统适用性试验　用十八烷基硅烷键合硅胶为填充剂，以乙腈-四氢呋喃-冰醋酸-水（20∶5∶5∶70）为流动相；检测波长为276nm。理论板数按阿司匹林峰计算不低于3000，阿司匹林峰与水杨酸峰分离度应符合要求。

（2）测定法　取本品20片，精密称定，充分研细，精密称取细粉适量（约相当于阿司匹林10mg），置于100mL容量瓶中，用1%的冰醋酸-甲醇溶液强烈振摇溶解并稀释至刻度，用有机相滤膜（孔径：0.45μm）滤过，精密量取续滤液10μL，注入液相色谱仪，记录色谱图；另精密称取阿司匹林对照品20mg，精密称定，置于200mL容量瓶中，加1%的冰醋酸-甲醇溶液强烈振摇溶解并稀释至刻度，摇匀，同法测定。按外标法以峰面积计算，即得。

2. 计算

$$C_X = C_R \times \frac{A_X}{A_R}$$

式中　C_X——供试品溶液的浓度；
　　　C_R——对照品溶液的浓度；
　　　A_X——供试品峰面积；
　　　A_R——对照品峰面积。

$$标示量\% = \frac{C_X \times D \times V \times \overline{W}}{W_样 \times 标示量} \times 100\%$$

式中　C_X——供试品溶液的浓度；
　　　D——稀释倍数；
　　　V——定容体积；
　　　$\overline{W}$——肠溶片平均质量。

课外实训项目

请同学们认真看某药厂的《阿司匹林片质量标准及检验规程》，并完成以下任务：

（1）根据检验需要将"主要试剂与仪器"项补充完整，并准备好相关试剂和仪器。
（2）根据含量测定方法，计算公式为_____。
（3）按此检验规程完成对阿司匹林肠溶片的检验，并填写检验报告单。

标题	维生素C片质量标准及检验规程		页数	
制定人		制定日期	编号	××
审查人		审查日期	版本	
批准人		批准日期	生效日期	年　月　日
颁发部门	质保部	送达部门	份数	

目的：规范检验操作，确保检验结果的准确可靠
使用范围：适用于阿司匹林肠溶片的检验
责任者：化验员
引用标准：《中国药典》（2020）二部
批准文号：××××××
本品含阿司匹林（$C_9H_8O_4$）应为标示量的93.0%～107.0%

知识拓展

两步滴定法测定阿司匹林肠溶片的含量

在旧版的《中国药典》中一直采用两步滴定法测定阿司匹林肠溶片的含量。为了更好地熟悉阿司匹林的性质，以下介绍两步滴定法。

阿司匹林肠溶片中除了加入少量酒石酸或枸橼酸稳定剂外，在制剂的过程中也会有水解产物水杨酸、醋酸产生，如果制剂含量测定采用直接酸碱滴定法，则所加枸橼酸或酒石酸以及水解产物水杨酸、醋酸就会消耗氢氧化钠滴定液，使测定结果偏高，所以采用两步酸碱滴定法，先中和与供试品共存的酸，再将阿司匹林在碱性条件下水解后测定。以阿司匹林片剂的测定为例介绍两步滴定法的原理。

第一步中和：取本品10片，精密称定，研细，精密称取适量（约相当于阿司匹林0.3g），置于锥形瓶中，加入中性乙醇（对酚酞指示液显中性）20mL，振摇使阿司匹林溶解，加酚酞指示液3滴，滴加氢氧化钠滴定液（0.1mol/L）至溶液显粉红色。

在此过程，中和了阿司匹林制剂中可能存在的各种酸，阿司匹林也同时成为钠盐，反应式如下：

中和 [结构式] + NaOH → [结构式] + H_2O

第二步中和与测定：于上述溶液中，再精密加氢氧化钠滴定液（0.1mol/L）40mL，置于水浴中加热15min并时时振摇，迅速放冷到室温，用硫酸滴定液（0.05mol/L）滴定，并将滴定的结果用空白试验校正。每1mL的氢氧化钠滴定液（0.1mol/L）相当于18.02mg的$C_9H_8O_4$。

在这一步过程中，阿司匹林中酯结构水解而消耗碱，而共存酸不再消耗碱，供试品中阿司匹林的含量，由水解时消耗的碱量计算。反应式如下：

水解 [结构式] + NaOH → [结构式] + CH_3COONa

$2NaOH + H_2SO_4 \longrightarrow Na_2SO_4 + 2H_2O$

计算结果：该滴定法为剩余滴定法，从空白溶液所消耗碱的量减去供试液消耗碱的量，即为阿司匹林中酯键水解所消耗碱的量，由于氢氧化钠1mol与硫酸0.5mol、阿司匹林1mol相当，故1mL氢氧化钠滴定液（0.1mol/L）相当于阿司匹林为：

滴定度　$T = \dfrac{1}{1} \times 0.1 \times 180.2 = 18.02$

$$\text{供试品标示量百分含量} = \dfrac{T \times (V_0 - V) \times F \times 10^{-3}}{W_{样}} \times \dfrac{\text{片平均质量}}{\text{标示量}} \times 100\%$$

第四节　阿司匹林栓剂的分析

一、性状

本品为乳白色或微黄色的栓剂。

二、鉴别

取本品适量（约相当于阿司匹林 0.6g），加乙醇 20mL，微温使阿司匹林溶解，置于冰浴中冷却 5min，并不断搅拌，滤过，滤液置于水浴上蒸干，残渣照阿司匹林项下的鉴别 1、2 项试验，显相同的结果。

三、检查

1. 游离水杨酸

临用新制。精密量取含量测定项下的供试品储备液 5mL，置 10mL 量瓶中，用 1% 冰醋酸的甲醇溶液稀释至刻度，摇匀，作为供试品溶液；取水杨酸对照品约 15mg，精密称定，置 50mL 量瓶中，加 1% 冰醋酸的甲醇溶液溶解并稀释至刻度，摇匀，精密量取 1mL，置 10mL 量瓶中，用 1% 冰醋酸的甲醇溶液稀释至刻度，摇匀，作为对照品溶液。照阿司匹林游离水杨酸项下的方法测定。供试品溶液色谱图中如有与水杨酸峰保留时间一致的色谱峰，按外标法以峰面积计算，不得过阿司匹林标示量的 3.0%。

2. 其他

应符合栓剂项下有关的各项规定 [《中国药典》（2020）通则 0107]。

四、含量测定

照高效液相色谱法 [《中国药典》（2020）通则 0512] 测定。

1. 色谱条件与系统适用性试验

用十八烷基硅烷键合硅胶为填充剂；以乙腈 - 四氢呋喃 - 冰醋酸 - 水（20∶5∶5∶70）为流动相；检测波长为 276nm。理论板数按阿司匹林峰计算不低于 3000，阿司匹林峰、水杨酸峰和内标物质峰的分离度应符合要求。

2. 测定法

取本品 5 粒，精密称定，置小烧杯中，在 40～50℃ 水浴上微温熔融，在不断搅拌下冷却至室温，精密称出适量（约相当于阿司匹林 0.1g），置 50mL 量瓶中，加 1% 冰醋酸的甲醇溶液适量，在 40～50℃ 水浴中充分振摇使阿司匹林溶解，放冷，用 1% 冰醋酸的甲醇溶液稀释至刻度，摇匀，置冰浴中冷却 1 小时，取出，迅速滤过，取续滤液作为供试品贮备液。精密量取供试品储备液 5mL，置 100mL 量瓶中，用 1% 冰醋酸的甲醇溶液稀释至刻度，摇匀，精密量取 10μL 注入液相色谱仪，记录色谱图；另取阿司匹林对照品，精密称定，加 1% 冰醋酸的甲醇溶液振摇使溶解并定量稀释制成每 1mL 中约含 0.1mg 的溶液，同法测定。

按外标法以峰面积计算，即得。

学习小结

本章重点介绍了阿司匹林原料和制剂的性质、鉴别试验、检查和含量测定的原理与方法。要求学生学习过程中要通过理论联系实践更好地掌握理论知识，同时，也提高自己的动手能力，熟练应用酸碱滴定法，初步熟悉高效液相色谱法。

项目	鉴别试验	检查	含量测定
阿司匹林原料药	水解反应 三氯化铁反应 红外光谱	溶液的澄清度、游离水杨酸、易炭化物、炽灼残渣、重金属、有关物质、干燥失重	酸碱滴定法
阿司匹林肠溶片	同维生素C原料药	游离水杨酸、释放度、片剂项下有关的各项规定	高效液相色谱法
阿司匹林栓剂	同维生素C原料药	游离水杨酸、栓剂项下有关的各项规定	高效液相色谱法

目标检测

一、单选题

1. 用两步滴定法测定阿司匹林肠溶片是因为（　　）。
A. 含有其他酸性物质　　　B. 含有其他碱性物质
C. 与碱定量水解　　　　　D. 阿司匹林具有酸碱两性

2. 鉴别水杨酸及其盐类，最常用的试液是（　　）。
A. 碘化钾　　B. 氯化铁　　C. 硫酸亚铁　　D. 亚硝基铁氰化钾

二、简答题

1. 阿司匹林检查游离水杨酸是利用什么原理？原料药已控制水杨酸含量，片剂仍进行水杨酸检查，且限量不同，为什么？

2. 阿司匹林及其肠溶片为何采用不同含量测定方法，如片剂也采用原材料药的分析方法，会产生什么影响？

三、设计题

查阅药典及相关标准，设计阿司匹林泡腾片的检验方法，详细说明检验过程。

第十章

芳胺类药物的质量分析

学习目标

通过本章的学习，掌握酰胺类典型药物的质量分析方法。

知识要求

了解酰胺药物的分类、结构特征及其代表药物；掌握对乙酰氨基酚及其制剂的质量检测方法。

能力要求

能正确阅读、理解酰胺类代表药物的质量标准，熟练地运用药物检验的方法与技术，根据《中国药典》的规定独立完成酰胺类药物的检验工作，准确记录、处理分析数据，评价药物质量。

第一节 概述

氨基直接和芳香环相连的药物称为芳胺类药物。芳胺类药物结构的共性是，既具有苯环，又具有氨基，或另有取代基。这些官能团是药物理化性质和质量控制方法的基础。本类药物包括：对氨基苯甲酸酯类和芳酰胺类。

一、结构及理化性质

1. 对氨基苯甲酸酯类

临床上常用于局部麻醉的对氨基苯甲酸酯类的典型药物主要有：

盐酸普鲁卡因　　　　　　　　苯佐卡因

主要性质如下。

（1）芳伯胺的特性 本类药物的结构中有芳伯胺基团，显芳伯胺的特征反应，如重氮化-偶合反应；与芳醛缩合形成 Schiff 碱；易被氧化变色等。

（2）水解反应 本类药物含有的酯结构易水解生成相应的酸和醇。

（3）弱碱性 分子结构中含有脂烃叔胺氮原子的药物具有弱碱性，能与生物碱沉淀剂发生沉淀反应，但其碱性较弱不能在水溶液中用标准酸直接滴定。

2. 芳酰胺类

常见的芳酰胺类药物主要有：

对乙酰氨基酚　　　　　　盐酸利多卡因

主要性质如下。

（1）芳伯胺的特性 本类药物的结构中具有潜在的芳伯胺基团，芳酰胺经水解后形成芳伯胺，有芳伯胺的特征反应。

（2）酚羟基特性 对乙酰氨基酚具有酚羟基，与氯化铁发生显色反应。可与分子结构中不含酚羟基的本类药物相区别。

（3）弱碱性 分子结构中含有脂烃叔胺氮原子的药物具有弱碱性，能与盐酸等形成盐；能与生物碱沉淀剂发生沉淀反应；但其碱性较弱不能在水溶液中用标准酸直接滴定。

（4）与重金属离子反应 盐酸利多卡因分子结构中酰胺基上的氮可与水溶液中的铜离子或钴离子配位，生成有色的配位化合物沉淀。此沉淀可溶于氯仿等有机溶剂而显色。

（5）光谱特性 分子结构中含有苯环，具有特征的紫外和红外吸收特征。

二、鉴别试验

1. 重氮化偶合反应

分子结构中含有芳伯胺或潜在的芳伯胺基团的药物均可发生重氮化反应，生成的重氮盐与偶合试剂 β-萘酚进行偶合生成有颜色的偶氮染料。苯佐卡因的鉴别方法如下。

取供试品约 50mg，加稀盐酸 1mL，必要时缓缓加热溶解，放冷，加 0.1mol/L 亚硝酸钠试液数滴，再滴加 β-萘酚试液数滴，可观察到生成橙黄色到猩红色沉淀。

2. 与金属离子的反应

氮原子外层未成键的电子对与重金属已形成配位键，生成有颜色的配位化合物。

盐酸利多卡因的鉴别：称取本品约 0.1g 溶于 1mL 乙醇中，加 0.5mL 100g/L 硝酸钴溶液振摇 2min，生成亮绿色沉淀。

$$\text{Ar-NHCOCH}_2\text{N}(C_2H_5)_2 + Co^{2+} \longrightarrow [\text{Co complex}] + 2H^+$$

3. 水解产物的反应

部分药物含有酯基、酰胺基等，在碱性条件下水解，并与某些试剂反应可进行鉴别。

4. 吸收光谱特征

（1）紫外光谱法　本类药物的结构中含有苯环，具有苯环的吸收特征，用紫外吸收光谱可进行药物的鉴别。

（2）红外光谱法　红外吸收光谱具有专属性强、吸收好的特点。该法适用于化学结构比较复杂、化学结构相互之间差别较小的药物的鉴别与区别。

三、杂质检查

1. 盐酸普鲁卡因中对氨基苯甲酸的检查

盐酸普鲁卡因分子结构中有酯键，可发生水解反应。特别是在注射液制备过程中受灭菌温度、时间、溶液 pH、储藏时间以及光线和金属离子等因素的影响，易发生水解反应生成对氨基苯甲酸和二乙氨基乙醇。其中对氨基苯甲酸随储藏时间的延长或受热，可进一步脱羧转化成苯胺，而苯胺又可被氧化为有色物，使注射液变黄、疗效下降、毒性增加。其中盐酸普鲁卡因原料药及注射用灭菌粉末中对氨基苯甲酸的限量不超过 0.5%，盐酸普鲁卡因注射液中对氨基苯甲酸的限量不得超过 1.2%。

盐酸普鲁卡因中杂质对氨基苯甲酸的化学变化反应式：

$$H_2N\text{-}C_6H_4\text{-}COOH \xrightarrow{-CO_2} H_2N\text{-}C_6H_5 \xrightarrow{[O]} O\text{=}C_6H_4\text{=}O$$

检查方法：取本品，精密称定，加水溶解并定量稀释制成每 1mL 中含 0.2mg 的溶液，作为供试品溶液；另取对氨基苯甲酸对照品，精密称定，加水溶解并定量制成每 1mL 中含 1μg 的溶液，作为对照品溶液；取供试品溶液 1mL 与对照品溶液 9mL 混合均匀，作为系统适用性溶液。照高效液相色谱法试验，用十八烷基硅烷键合硅胶为填充剂；以含 0.1% 庚烷磺酸钠的 0.05mol/L 磷酸二氢钾溶液（用磷酸调节 pH 值至 3.0）：甲醇（68：32）为流动相；检测波长为 279nm。取系统适用性溶液 10μL，注入液相色谱仪，理论板数按对氨基苯甲酸峰计算不低于 2000，普鲁卡因峰和对氨基苯甲酸峰的分离度应大于 2.0。精密量取对照品溶液与供试品溶液各 10μL，分别注入液相色谱仪，记录色谱图。供试品溶液色谱图中如有与对氨基苯甲酸峰保留时间一致的色谱峰，按外标法以峰面积计算，不得起过 0.5%。

2. 盐酸利多卡因注射液中 2, 6- 二甲基苯胺及其他杂质的检查

盐酸利多卡因注射液生产和贮藏过程中易水解产生 2, 6- 二甲基苯胺等物质，为此《中国药典》（2020）中规定盐酸利多卡因注射液需要检查其中 2, 6- 二甲基苯胺等有关物质。检查方法如下。

精密量取本品适量，用流动相定量稀释制成每 1mL 中约含盐酸利多卡因 2mg 的溶液，作为供试品溶液；精密量取 1mL，置 100mL 量瓶中，用流动相稀释至刻度，作为对照溶液；另取 2, 6- 二甲基苯胺对照品，精密称定，加流动相溶解并稀释制成每 1mL 中约含 0.8μg 的溶液，作为对照品溶液。照含量测定项下色谱条件，检测波长为 230nm，精密量取上述三种溶液各 20μL，分别注入液相色谱仪，记录色谱图至主成分峰保留时间的 3.5 倍，供试品溶液的色谱图中如有与 2, 6- 二甲基苯胺保留时间一致的色谱峰，按外标法以峰面积计算，不得超过 0.04%，其他各杂质峰面积的和不得大于对照溶液主峰面积（1.0%）。

四、含量测定

1. 亚硝酸钠滴定法

含有芳伯胺或潜在芳伯胺的芳胺类药物可用亚硝酸钠滴定法测定含量。其方法是在酸性条件下芳胺类药物与亚硝酸钠反应，根据滴定剂亚硝酸钠的用量计算芳胺类的含量。

（1）基本原理 含有芳伯胺药物或水解后生成芳伯胺的水解产物在酸性条件下与亚硝酸钠反应生成重氮盐。当达到滴定终点时，过量一滴的亚硝酸钠在一定的电压下改变电流的大小从而判断滴定终点。

$$Ar-NH_2 + NaNO_2 + 2HCl \longrightarrow Ar-N_2^+Cl^- + 2H_2O$$

（2）滴定条件 重氮化反应的进行以及反应速率受多种因素的影响，并且亚硝酸钠滴定液以及生成的重氮盐不稳定，因此应注意滴定条件的选择。

① 酸性条件：重氮化反应是在酸性条件下进行的，因此滴定时应加入酸溶液使溶液酸化。在不同的酸溶液中，重氮化反应速率不同，即氢溴酸＞盐酸＞硝酸、硫酸。由于氢溴酸较昂贵，并且药物的盐酸盐比硫酸盐溶解度大，因此一般多用盐酸溶液（1→2）。从反应式的计量关系可知，芳伯胺与盐酸的摩尔比为 1：2，而实际滴定中盐酸的用量大得多。因为过量的盐酸有利于较难溶解的药物的溶解；加快重氮化反应的速率；使重氮盐在酸性介质中稳定存在；防止生成偶氮氨基化合物而影响测定结果。

$$Ar-N_2^+Cl^- + H_2N-Ar \Longleftrightarrow Ar-N=N-NH-Ar + HCl$$

但是如果酸度过大，妨碍芳伯胺的游离反而影响重氮化反应速率，并且太浓的盐酸溶液中亚硝酸易分解，所以一般多用盐酸溶液（1→2），芳伯胺药物与酸的摩尔比为 1：2.5～1：6。

② 溴化钾的作用：为了加快反应速率以便适合于滴定反应，往往加入适量的溴化钾。因为反应体系中含有盐酸，因此溴化钾在盐酸体系中起氢溴酸加快反应速率的作用。

③ 反应温度：温度升高有利于重氮化反应的进行，但生成的重氮盐随着温度的升高而加速分解。因此一般在室温（10～30℃）下进行，15℃以下结果较准确。

④ 滴定速度：重氮化反应速率相对较慢，故滴定速度不宜太快，为了避免滴定过程中

亚硝酸挥发和分解，滴定时宜将滴定管尖端插入液面下约 2/3 处，一次将大部分亚硝酸的滴定液在搅拌条件下迅速加入，使其尽快稳定。然后将滴定管尖端提出液面，用少量水淋洗尖端，再缓缓滴定。尤其是近终点时，因尚未反应的芳伯胺基药物的浓度极稀，须在最后一滴加入后，搅拌 1～5min，再确定滴定终点是否真正到达。这样可以缩短滴定时间，也不影响结果。

（3）指示终点的方法　滴定终点的判断可采用电位法、永停滴定法、外指示剂法、内指示剂法等。《中国药典》（2020）采用的是永停滴定法指示终点。

永停滴定法采用两支相同的铂电极，当在电极间加一低电压（例如 50mV）时，若电极在溶液中极化，则在未到滴定终点时，仅有很小或无电流通过；但当到达终点时，滴定液略有过剩，使电极去极化，溶液中即有电流通过，电流计指针突然偏转，不再回复。反之，若电极由去极化变为极化，则电流计指针从有偏转回到零点，也不再变动。

操作方法：用作重氮化法的终点指示时，调节 R_1 使加于电极上的电压约为 50mV。取供试品适量，精密称定，置烧杯中，除另有规定外，可加入水 40mL 与盐酸（1→2）15mL，而后置电磁搅拌器搅拌使溶解，再加溴化钾 2g，插入铂-铂电极后将滴定管的尖端插入液面下约 2/3 处，用亚硝酸钠滴定液迅速测定，并随滴随搅拌。至近终点时，将滴定管的尖端提出液面，用水冲洗后继续缓缓滴定，至电流计指针突然偏转并不复位即为终点。

永停滴定装置可用两个铂电极、检流计、干电池、若干个电阻组装，如图 10-1 所示。

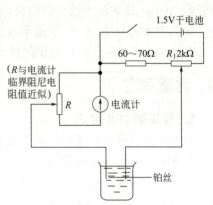

图 10-1　永停滴定仪装置图

知识拓展

《中国药典》（2020）盐酸普鲁卡因的含量测定

取本品约 0.6g，精密称定，照永停滴定法（通则 0701），在 15～25℃，用亚硝酸钠滴定液（0.1mol/L）滴定。每 1mL 亚硝酸钠滴定液（0.1mol/L）相当于 27.28mg 的 $C_{13}H_{20}N_2O_2 \cdot 2HCl$。

2. 非水滴定法

非水溶液滴定法是在非水溶剂中进行滴定的方法。主要用来测定有机碱（有机弱碱生物碱类咖啡因、胺类）及其氢卤酸盐（盐酸麻黄碱）、磷酸盐、硫酸盐或有机酸盐（扑尔敏）（因有机弱碱一般难溶于水，常制成其盐类以增大其溶解度），以及有机酸-碱金属盐（弱酸强碱盐枸橼酸钾）类药物的含量。也用于测定某些有机弱酸的含量。

非水滴定法原理：常见矿酸在水中都是强酸，水溶液中高氯酸和盐酸强度相同，水是各种矿酸的均化性溶剂，水中存在的最强酸是 H_3O^+，（水合氢离子）最强碱是 OH^-（氢氧根）。酸性越强，其共轭碱碱性越弱，醋酸酸性比水强，其共轭碱醋酸根 Ac^- 碱性比 OH^- 弱，（也就是说醋酸根争夺质子的能力比氢氧根弱）。醋酸溶液中高氯酸和盐酸不能被均化到相同的强度，高氯酸是比盐酸更强的酸，醋酸是高氯酸和盐酸的区分性溶剂。假如 B 是一个弱碱，在水中接受质子的能力弱，在醋酸中，醋酸根接受质子的能力比氢氧根弱，也就是说，醋酸根和弱碱 B 争夺质子的能力弱，则 B 接受质子的反应可进行很完全，从而达到滴定 B 的目的。非水溶剂的作用就是可以将水中极弱酸碱的酸碱性较明显表现出来，使其易于被滴定。

盐酸纳洛酮的含量测定：取本品约 0.2g，精密称定，加冰醋酸 40mL 和醋酐 10mL 超声使溶解后，放冷，照电位滴定法（通则 0701），用高氯酸滴定液（0.1mol/L）滴定，并将滴定的结果用空白试验校正。每 1mL 高氯酸滴定液（0.1mol/L）相当于 36.38mg 的 $C_{19}H_{21}NO_4 \cdot HCl$。

3. 分光光度法

苯胺类药物含有苯环，对紫外区有吸收。《中国药典》（2020）收载了对乙酰氨基酚原料药及其制剂的含量测定方法。

对乙酰氨基酚的含量测定：取本品约 40mg，精密称定，置 250mL 量瓶中，加 0.4% 氢氧化钠溶液 50mL 溶解后，加水至刻度，摇匀，精密量取 5mL，置 100mL 量瓶中，加 0.4% 氢氧化钠溶液 10mL，加水至刻度，摇匀，照分光光度法（通则 0401），在 257mL 的波长处测定吸收度，按 $C_8H_9NO_2$ 的吸收系数（$E_{1cm}^{1\%}$）为 715 计算，即得。

4. 高效液相色谱法

高效液相色谱法具有较强的分析能力，又有较高的灵敏度，故目前国内外药典越来越广泛地采用此法进行本类药物及其制剂的含量测定。《中国药典》（2020）收载的盐酸利多卡因的含量测定方法如下。

色谱条件与系统适用性试验：用十八烷基硅烷键合硅胶为填充剂；以磷酸盐缓冲液（取 1mol/L 磷酸二氢钠溶液 1.3mL 与 0.5mol/L 磷酸氢二钠溶液 32.5mL，用水稀释至 1000mL，摇匀）- 乙腈（50∶50）（用磷酸调节 pH 值至 8.0）为流动相；检测波长 254nm。理论板数按利多卡因峰计算不低于 2000。

测定法：取本品适量，精密称定，加流动相溶解并定量稀释制成每 1mL 中约含 2mg 的溶液，精密量取 20μL 注入液相色谱仪，记录色谱图；另取利多卡因对照品，同法测定。按外标法以峰面积计算，并将结果乘以 1.156，即得。

第二节　对乙酰氨基酚及其制剂的质量分析

一、对乙酰氨基酚原料药的分析

（一）性状

本品为白色结晶或结晶性粉末；无臭，味微苦。本品在热水或乙醇中易溶，在丙酮中溶解，在水中略溶。本品的熔点为 168～172℃。

（二）鉴别

1. 氯化铁反应

原理：本品具有酚羟基，可与氯化铁试液生成蓝紫色配合物，反应式如下：

$$\left[\begin{array}{c}\text{NHCOCH}_3\\ \includegraphics{benzene}\\ \text{OH}\end{array}\right]_3 + \text{FeCl}_3 \longrightarrow \left[\begin{array}{c}\text{NHCOCH}_3\\ \includegraphics{benzene}\\ \text{O}^-\end{array}\right]_3 + \text{Fe} + 3\text{HCl}$$

2. 芳香第一胺鉴别反应

原理：本品加稀盐酸水浴加热，水解生成对氨基酚，具芳伯氨基结构。能与亚硝酸钠试液作用生成重氮盐，再与碱性 β- 萘酚试液作用生成红色偶氮化合物，反应式如下：

$$\text{HO}\text{—}\bigcirc\text{—}\text{NHCOCH}_3 + \text{HCl} + \text{H}_2\text{O} \longrightarrow \text{HO}\text{—}\bigcirc\text{—}\text{NH}_2 \cdot \text{HCl} + \text{CH}_3\text{COOH}$$

$$\text{HO}\text{—}\bigcirc\text{—}\text{NH}_2 \cdot \text{HCl} + \text{HNO}_2 \longrightarrow \text{HO}\text{—}\bigcirc\text{—}\text{N}_2^+\text{Cl}^- + 2\text{H}_2\text{O}$$

$$\text{HO}\text{—}\bigcirc\text{—}\text{N}_2^+\text{Cl}^- + \includegraphics{naphthol} + \text{NaOH} \longrightarrow \includegraphics{azo} \downarrow + \text{H}_2\text{O} + \text{NaCl}$$

测定方法：取本品约 0.1g，加稀盐酸 5mL，置水浴中加热 40min，放冷；取 0.5mL，滴加亚硝酸钠试液 5 滴，摇匀，用水 3mL 稀释后，加碱性 β- 萘酚试液 2mL，振摇，即显红色。

3. 红外光谱法

操作方法：取本品，按红外分光光度法测定本品的红外吸收光谱，并与《药品红外光谱集》131 号图谱对比（见图 10-2），应符合规定。

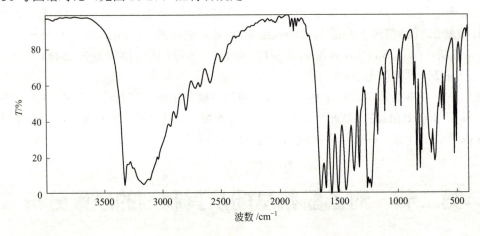

图 10-2 对乙酰氨基酚的红外光谱图

（三）检查

> **知识拓展**
>
> **对乙酰氨基酚的合成工艺**
>
> 对乙酰氨基酚的合成可以对硝基氯苯为原料，水解制得对硝基酚，经还原生成对氨基酚，再用冰醋酸酰化后制得。也有采用以酚为原料经亚硝化及还原反应制成对氨基酚的路线来生产本品。

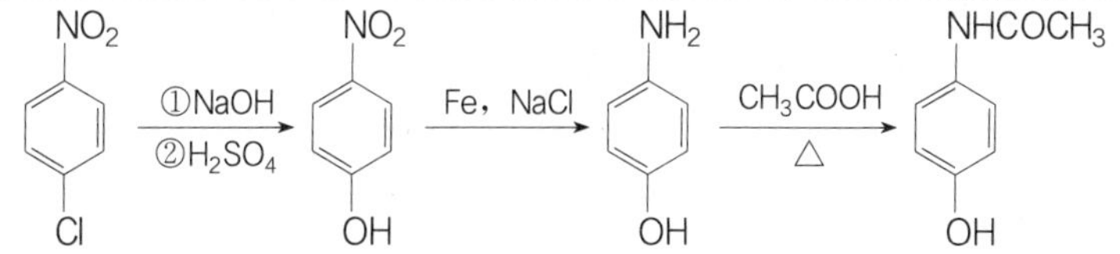

根据对乙酰氨基酚的合成工艺及性质,《中国药典》(2020)除控制酸度、氯化物、硫酸盐、干燥失重、炽灼残渣、重金属等一般杂质外,还需检查乙醇溶液的澄清度与颜色、对氨基酚及有关物质、对氯苯乙酰胺等特殊杂质。

1. 乙醇溶液的澄清度与颜色

本品的合成工艺中使用铁粉作为还原剂,如带入成品中,可使乙醇溶液产生浑浊;中间体对氨基酚易被氧化为有色的醌式产物,在乙醇中呈橙红色或棕色,故应检查此项。

原理:铁粉不溶于乙醇,使乙醇溶液产生浑浊,可用比浊法检查;中间体对氨基酚的有色氧化物在乙醇中显橙红色或棕色,可以用比色法检查。

测定方法:取本品1.0g,加乙醇10mL溶解后,溶液应澄清无色;如显浑浊,与1号浊度标准液比较,不得更浓;如显色,与棕红色2号或橙红色2号标准比色液比较,不得更深。

2. 对氨基酚及有关物质

在合成过程中,由于对氨基酚乙酰化不完全或对乙酰氨基酚储藏不当发生水解,均可在成品中引入对氨基酚。除此之外,合成中还易引入副产物、降解产物,如对氯苯乙酰胺、O-乙酰基对乙酰氨基酚、偶氮苯、氧化偶氮苯、苯醌和醌亚胺等。《中国药典》(2020)采用HPLC法检查对氨基酚及有关物质以控制以上杂质的量。

测定方法:临用新制,取本品适量,精密称定,加溶剂[甲醇-水(4∶6)]制成每1mL中约含对乙酰氨基酚20mg的溶液,作为供试品溶液;另取对氨基酚和对乙酰氨基酚对照品适量,精密称定,加上述溶剂制成每1mL中约含对氨基酚1μg和对乙酰氨基酚20μg的溶液,作为对照品溶液。照高效液相色谱法测定。用辛烷基硅烷键合硅胶为填充剂;磷酸盐缓冲液(取磷酸氢二钠8.95g,磷酸二氢钠3.9g,加水溶解至1000mL,加入10%四丁基氢氧化铵溶液12mL)-甲醇(90∶10)为流动相;检测波长为245nm;柱温为40℃;理论板数按对乙酰氨基酚峰计算应不低于2000,对氨基酚与对乙酰氨基酚峰之间的分离度应符合要求。取对照品溶液20μL,注入液相色谱仪,调节检测灵敏度,使对氨基酚色谱峰的峰高约为满量程的10%,再精密量取供试品溶液与对照品溶液各20μL,分别注入液相色谱仪,记录色谱图至主峰保留时间的4倍;供试品溶液的色谱图中如有与对照品溶液中对氨基酚保留时间一致的色谱峰,按外标法以峰面积计算,含对氨基酚不得过0.005%,其他杂质峰面积均不得大于对照品溶液中对乙酰氨基酚的峰面积(0.1%),杂质总量不得超过0.5%。

3. 对氯苯乙酰胺

临用新制。取对氨基酚检查项下供试品溶液作为供试品溶液;另取对氯苯乙酰胺对照品适量,精密称定,加上述溶剂制成每1mL中约含1μg的溶液,作为对照品溶液。照高效液相色谱法测定。用辛烷基硅烷键合硅胶为填充剂;磷酸盐缓冲液(取磷酸氢二钠8.95g,磷酸二氢钠3.9g,加水溶解至1000mL,加入10%四丁基氢氧化铵12mL)-甲醇(60∶40)为流动相;检测波长为245nm;柱温为40℃;理论板数按对乙酰氨基酚峰计算应不低于2000,对氯苯乙酰胺与对乙酰氨基酚峰之间的分离度应符合要求。取对照品溶液20μL,注入液相色谱仪,调节检测灵敏度,使对氯苯乙酰胺色谱峰的峰高约为满量程的10%,再精密量取供试品溶液与对照品溶液各20μL,分别注入液相色谱仪,记录色谱图;按外标法以峰面积计算,含对氯苯乙酰胺不得超过0.005%。

> **课堂互动**
> 1. 乙醇溶液澄清度与颜色检查主要检查什么杂质?
> 2. 对乙酰氨基酚的含量测定采用的是什么方法?该方法的原理是什么?

4. 含量测定

(1)原理 本品分子中有芳环,在0.4%氢氧化钠溶液中,在257nm波长处有最大吸收,可用紫外分光光度法测定其含量。

(2)操作方法 取本品约40mg,精密称定,置于250mL容量瓶中,加0.4%氢氧化钠溶液50mL溶解后,加水至刻度,摇匀,精密量取5mL,置于100mL容量瓶中,加0.4%氢氧化钠溶液10mL,加水至刻度,摇匀,在257nm波长处测定吸光度。

(3)结果计算

$$含量(\%) = \frac{\frac{A \times 1\%}{E_{1cm}^{1\%} \times L} \times D \times V}{W} \times 100\%$$

式中 A——吸光度;
  D——稀释倍数;
  V——体积;
  W——供试品的取样量,g;
  L——吸收池厚度,cm。

(4)注意事项 本品取样范围为40×(1±10%)(mg)。空白试液为0.4%氢氧化钠溶液。

【实例解析】 对乙酰氨基酚的含量测定

称取对乙酰氨基酚40.83mg,按《中国药典》(2020)紫外-可见分光光度法(通则0401),在257nm的波长处测定吸光度为0.5856,求其百分含量。$C_8H_9NO_2$的吸收系数($E_{1cm}^{1\%}$)为715。《中国药典》(2020)规定含$C_8H_9NO_2$应为98.0%~102.0%。

数据处理:

$$含量 = \frac{\frac{A \times 1\%}{E_{1cm}^{1\%} \times L} \times D \times V}{W} \times 100\%$$

$$= \frac{\frac{0.5856 \times 1\%}{715 \times 1} \times \frac{100}{5} \times 250}{40.83 \times 10^{-3}} \times 100\% = 100.3\%$$

结果:本品含对乙酰氨基酚100.3%。
结论:符合规定。

二、对乙酰氨基酚片的质量分析

本品含对乙酰氨基酚($C_8H_9NO_2$)应为标示量的95%~105%。

1. 性状

本品为白色片、薄膜衣或明胶包衣片,除去包衣后显白色。

2. 鉴别

(1) 取本品的细粉适量(约相当于对乙酰氨基酚 0.5g),用乙醇 20mL 分次研磨使对乙酰氨基酚溶解,过滤,合并滤液,蒸干,残渣照对乙酰氨基酚项下的鉴别试验①、②项,显相同的反应。

① 取本品(上述残渣)少许于试管中加水 2 滴,氯化铁试液 1 滴,即显蓝紫色。

② 取本品(上述残渣)约 0.1g 置于试管中用 5mL 移液管加稀盐酸 5mL,置于水浴中加热 40min,放冷。取 0.5mL 置于小试管中滴加亚硝酸钠试液 5 滴,摇匀,用移液管加水 3mL 稀释后,加碱性 β- 萘酚试液 2mL,振摇即显红色。

(2) 取本品细粉适量(约相当于对乙酰氨基酚 100mg),加丙酮 10mL,研磨溶解,滤过,滤液水浴蒸干,残渣经减压干燥,依法检测,本品的红外光吸收图谱与对照的图谱(光谱集131)一致。

对乙酰氨基酚片的鉴别(IR)

取本品细粉适量(约相当于对乙酰氨基酚 100mg),加丙酮 10mL,研磨溶解,滤过,滤液水浴蒸干,残渣经减压干燥,用红外分光光度仪检测,采用压片法,取残渣 1~1.5mg,置于玛瑙研钵中,加入干燥的溴化钾或氯化钾细粉 200~300mg(与供试品的比约为200:1)作为分散剂,充分研磨混匀,置于直径为 13mm 的药片模具中,使铺展均匀,抽真空约 2min,加至 0.8×10^6 kPa($8 \sim 10$T/cm^2),保持压力 2min,撤去压力并放气后,取出制成的供试片目视检测,片应呈透明状,其中样品分布应均匀,并无明显的颗粒状样品。亦可采用其他直径的压膜制片,样品与分散剂的用量需相应调整以制得浓度适合的片子测定。

3. 检查

(1) 对氨基酚 临用新制,取本品细粉适量(约相当于对乙酰氨基酚 0.2g),精密称定,置于 10mL 容量瓶中,加溶剂 [甲醇 - 水(4:6)] 适量,振摇使对乙酰氨基酚溶解,加溶剂稀释至刻度,摇匀、滤过,取续滤液作为供试品溶液(临用新制);另取对氨基酚和对乙酰氨基酚对照品适量,精密称定,加上述溶剂制成每 1mL 中约含 20μg 的溶液,作为对照品溶液。照高效液相色谱法测定。用辛烷基硅烷键合硅胶为填充剂;磷酸盐缓冲液(取磷酸氢二钠 8.95g,磷酸二氢钠 3.9g,加水溶解至 1000mL,加入 10% 四丁基氢氧化铵溶液12mL)- 甲醇(90:10)为流动相;检测波长为 245nm;柱温为 40℃;理论板数按对乙酰氨基酚峰计算应不低于 2000,对氨基酚与对乙酰氨基酚峰之间的分离度应符合要求。取对照品溶液 20μL,注入液相色谱仪,调节检测灵敏度,使对氨基酚色谱峰的峰高约为满量程的10%;再精密量取供试品溶液与对照品溶液各 20μL,分别注入液相色谱仪,记录色谱图;按外标法以峰面积计算,含对氨基酚不得过标示量的 0.1%。

(2) 溶出度 取本品,照溶出度测定法 [《中国药典》(2020)通则 0931 第一法],以稀盐酸 24mL 加水至 1000mL 为溶出介质,转速为 100r/min,依法操作,经 30min 时,取溶液5mL,滤过,精密量取续滤液 1mL,加 0.04% 氢氧化钠溶液稀释至 50mL,摇匀,照紫外 - 可见分光光度法,在 257nm 波长处测定吸光度,按 $C_8H_9NO_2$ 的吸收系数($E_{1cm}^{1\%}$)为 715 计算每片的溶出量。限度为标示量的 80%，应符合规定。

（3）其他　应符合片剂项下有关的各项规定 [《中国药典》（2020）通则 0101]。

4. 含量测定

（1）测定方法　取本品 20 片，精密称定，研细，精密称取适量（约相当于对乙酰氨基酚 40mg），置于 250mL 容量瓶中，加 0.4% 氢氧化钠溶液 50mL 与水 50mL，振摇 15min，加水至刻度，摇匀，滤过，精密量取续滤液 5mL，照对乙酰氨基酚项下的方法，自"置于 100mL 容量瓶中"起，依法测定，即得。

（2）计算方法

$$标示量（\%）= \frac{\dfrac{A}{E_{1cm}^{1\%} \times L} \dfrac{1}{100} VD\overline{W}}{W \times 标示量} \times 100\%$$

式中　A——吸收度；

　　　D——供试品的稀释倍数；

　　　W——称取对乙酰氨基酚片粉重量，mg；

　　　$\overline{W}$——平均片重，mg；

　　　V——起始溶液体积。

（3）偏差控制　两份平行样结果相对偏差应在 1.0% 之内。

> **课堂互动**
> 1. 思考溶出度的结果判断方法及测定时的注意事项。
> 2. 含量测定为何要做两份平行样品。
> 3. 企业的内控标准有何意义。

三、对乙酰氨基酚胶囊的质量分析

本品含对乙酰氨基酚（$C_8H_9NO_2$）应为标示量的 95.0% ～ 105.0%。

1. 鉴别

取本品的内容物适量（约相当于对乙酰氨基酚 0.5g），用乙醇 20mL 分次研磨使对乙酰氨基酚溶解、滤过、合并滤液、蒸干，残渣照对乙酰氨基酚项下的鉴别试验①、②项，显相同的反应。

> **课堂互动**
> 请同学们依据《中国药典》（2020）完成对乙酰氨基酚胶囊的检验，并填写检验记录。

2. 检查

（1）干燥失重　取本品的内容物适量，在 105℃ 干燥至恒重，减失质量不得超过 0.5%。

（2）对氨基酚　取装量差异项下内容物适量（约相当于对乙酰氨基酚 0.2g），精密称定，置于 10mL 容量瓶中，加溶剂 [甲醇 - 水（4 : 6）] 适量，振摇使对乙酰氨基酚溶解，加溶剂稀释至刻度，摇匀、滤过，取续滤液作为供试品溶液（临用新制）；另取对氨基酚和对乙酰氨基酚对照品适量，精密称定，加上述溶剂制成每1mL中约含20μg的溶液，作为对照品溶液。照高效液相色谱法测定。用辛烷基硅烷键合硅胶为填充剂；磷酸盐缓冲液（取磷酸氢二钠8.95g，磷酸二氢钠3.9g，加水溶解至1000mL，加入10%四丁基氢氧化铵溶液12mL）-甲醇（90∶10）为流动相；检测波长为245nm；柱温为40℃；理论板数按对乙酰氨基酚峰计算应不低于2000，对氨基酚与对乙酰氨基酚峰之间的分离度应符合要求。取对照品溶液20μL，注入液相色谱仪，调节检测灵敏度，使对氨基酚色谱峰的峰高约为满量程的10%；再精密量取供试品溶液与对照品溶液各20μL，分别注入液相色谱仪，记录色谱图；按外标法以峰面积计算，含对氨基酚不得超过标示量的0.1%。

（3）溶出度　取本品，照溶出度测定法，以稀盐酸24mL加水至1000mL为溶出介质，转速为50r/min，依法操作，经45min时，照对乙酰氨基酚片溶出度项下的方法，自"取溶液5mL"起，依法测定。限度为标示量的80%，应符合规定。

（4）其他　应符合胶囊剂项下有关的各项规定。

3. 含量测定

取装量差异项下的内容物，混合均匀，精密称取适量（约相当于对乙酰氨基酚40mg），置于250mL容量瓶中，加0.1mol/L氢氧化钠溶液50mL与水50mL，振摇，用水稀释至刻度，摇匀，滤过，精密量取续滤液5mL，照对乙酰氨基酚项下的方法，自"置于100mL容量瓶中"起，依法测定，即得。

课外实训项目

对乙酰氨基酚片溶出度的测定

根据提纲，完成对乙酰氨基酚片溶出度测定的原始记录和检验报告。

1. 主要仪器与试剂

（1）仪器　一般试验仪器、溶出度测定仪、紫外-可见分光光度仪。

（2）试剂　稀盐酸、0.04%氢氧化钠溶液。

（3）要求　写出主要仪器规格、型号及常用玻璃仪器；完成常用（稀盐酸、氢氧化钠溶液）试剂的配制。

2. 溶出度测定

（1）测定方法　取本品，照溶出度测定法第一法检查，以稀盐酸24mL加脱气冷水至1000mL为溶出介质，设定转速为100r/min，依法操作，设定时间为36min，分别于36min、35min、34min、33min、32min、31min时取样（6片，间隔1min），取溶液5mL，滤过，精密量取续滤液1mL至50mL容量瓶中，加0.04%氢氧化钠溶液稀释至刻度，摇匀，照紫外-可见分光光度法检查，测定时，以配制供试品溶液的同批溶剂为空白校零，采用1cm的石英吸收池，在（257±2）nm波长以内测试吸光度，同理测定供试品的吸光度，按$C_8H_9NO_2$的吸收系数（$E_{1cm}^{1\%}$）为715计算出每片的溶出量。限度为标示量的80%，应符合规定。

（2）计算

$$溶出度（\%）=\frac{\frac{A \times 1\%}{E_{1cm}^{1\%} \times L} \times D \times V}{标示量} \times 100\%$$

式中 A——吸光度；
D——供试品的稀释倍数；
V——起始溶液体积；
L——吸收池厚度。

（3）数据记录与处理

吸光度(A)						
溶出度						

学习小结

本章重点介绍了芳胺类药物的性质、鉴别反应、检查和含量测定。通过学习对乙酰氨基酚质量标准，掌握对乙酰氨基酚的特殊杂质检查内容，熟练进行其溶出度及含量的测定。

典型药物	盐酸普鲁卡因、苯佐卡因、对乙酰氨基酚、盐酸利多卡因
鉴别	重氮化偶合反应、$FeCl_3$ 反应、与金属离子反应、UV 法、IR 法
检查	一般杂质、特殊杂质
含量测定	亚硝酸钠滴定法、非水滴定法、分光光度法、高效液相色谱法

目标检测

一、单项选择题

下列药物加入 $FeCl_3$ 显蓝紫色的是（　　）。

A. 阿司匹林　B. 对乙酰氨基酚　C. 盐酸普鲁卡因　D. 维生素 C　E. 盐酸利多卡因

二、多项选择题

下列药物能发生重氮化偶合反应的是（　　）。

A. 盐酸利多卡因　B. 盐酸普鲁卡因　C. 盐酸苯佐卡因　D. 对乙酰氨基酚　E. 阿司匹林

三、综合题

查阅《中国药典》（2020）对乙酰氨基酚的质量标准，完成对乙酰氨基酚的质量检测，写出仪器与试剂、操作步骤并得出结论。

第十一章
巴比妥类药物的质量分析

学习目标

通过本章的学习,掌握巴比妥类典型药物的质量分析方法。

知识要求

掌握巴比妥类药物的结构特点和理化性质。

能力要求

能依据药典熟练完成巴比妥类药物的检验,填写检验报告和检验记录;能够灵活应用电位滴定法完成药品的含量测定。

思想加油站

巴比妥类药物的成瘾性

巴比妥类药物是一类作用于中枢神经系统的镇静剂。该类药物能够抑制脑干网状结构,减少眼快动睡眠,即使短期服用,突然停药也易出现眼快动睡眠的反跳,表现为多噩梦、疲倦,迫使病人继续用药,终至成瘾。同学们,关于"药物成瘾"你了解多少?我们要如何安全合理地使用易成瘾药物呢?

随着社会的发展,社会上一些不良现象也日渐呈现。各种具有很强隐蔽性的精神类毒品和麻醉类毒品给社会带来了严重危害。作为当代青年,我们要了解毒品知识,积极宣传防毒、禁毒,不断增强自身的法制意识和社会责任感,不断增强不盲从、追求真理的科学态度。

第一节 概述

巴比妥类药物是一类常见的镇静、催眠药,有抑制中枢神经的作用。临床常用的有巴比妥、苯巴比妥、异戊巴比妥、司可巴比妥、硫喷妥等以及它们的钠盐。

一、化学结构

巴比妥类药物基本结构如下式:

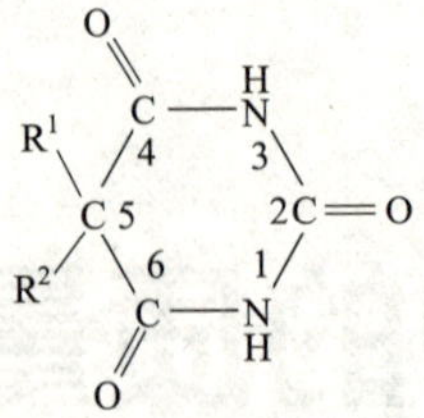

$$
\begin{array}{c}
\text{基本结构（环状丙二酰脲）}
\end{array}
$$

本类药物分子结构是由母核和取代基两部分构成的。其母核为环状丙二酰脲，是巴比妥类药物的共同结构，决定了巴比妥类药物的特性；由于 5 位取代基 R^1 和 R^2 的不同，可以形成各种具体的巴比妥类药物，并具有不同的理化性质。这些理化性质可用于各种巴比妥类药物之间的相互区别。现将常用的巴比妥类药物列于表 11-1。

二、理化特性

1. 弱酸性

巴比妥类药物分子结构中都具有 1，3- 二酰亚胺基团（—CONHCO—），能发生酮式烯醇式互变异构，在水溶液中可以发生二级电离：

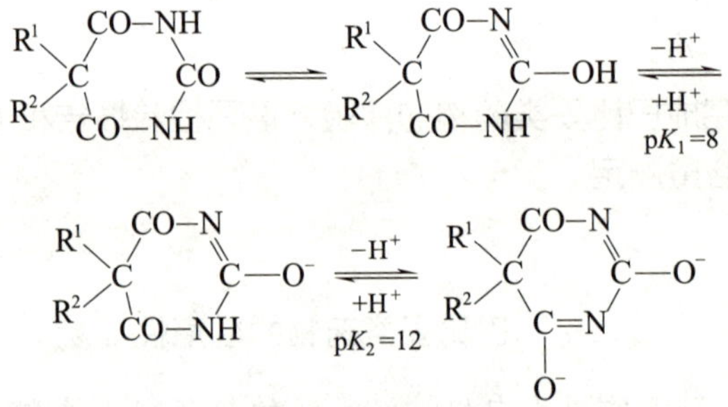

$$
\text{酮式} \rightleftharpoons \text{烯醇式} \xrightleftharpoons[+H^+]{-H^+} \text{一价阴离子}\ (pK_1=8)
$$

$$
\text{一价阴离子} \xrightleftharpoons[+H^+]{-H^+} \text{二价阴离子}\ (pK_2=12)
$$

表 11-1　常见巴比妥药物及其结构

名　称	R^1	R^2	备　注
巴比妥（barbital）	—C_2H_5	—C_2H_5	
苯巴比妥（phenobarbital）	—C_2H_5	—C_6H_5	
司可巴比妥（secobarbital）	—$CH_2CH=CH_2$	—CH(CH$_3$)(CH$_2$)$_2$CH$_3$	
异戊巴比妥（amobarbital）	—C_2H_5	—CH$_2$CH$_2$CH(CH$_3$)$_2$	
戊巴比妥（pentobarbital）	—C_2H_5	—CH(CH$_3$)(CH$_2$)$_2$CH$_3$	
环己烯巴比妥（cyclobarbital）	—C_2H_5	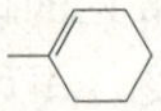 —（环己烯基）	

续表

名　称	R¹	R²	备　注
环己巴妥（hexobarbital）	—CH₃	(环己烯基)	N1 有 CH₃ 取代物
硫喷妥钠（thiopental sodium）	—C₂H₅	—CH(CH₃)(CH₂)₂CH₃	C₂ 有硫取代基钠盐

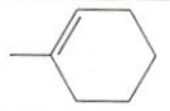

因此，本类药物的水溶液显弱酸性，可与强碱形成水溶性的盐类，常见为钠盐：

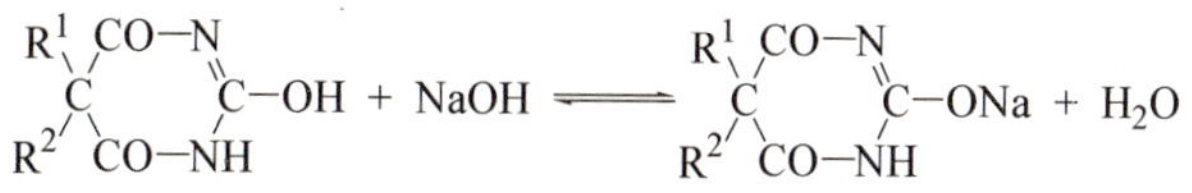

$$\begin{array}{c} R^1 \\ R^2 \end{array}\!\!\!\!\!\!\!\!\!\!\!\!\!\!\!\!\begin{array}{c} CO-N \\ CO-NH \end{array}\!\!\!\!\!\!C-OH + NaOH \rightleftharpoons \begin{array}{c} R^1 \\ R^2 \end{array}\!\!\!\!\!\!\!\!\!\!\!\!\!\!\!\!\begin{array}{c} CO-N \\ CO-NH \end{array}\!\!\!\!\!\!C-ONa + H_2O$$

由于巴比妥类药物为弱酸性物质（一般 pK_a 为 7.3～8.4），故其盐的水溶液显碱性，若加酸使其成酸性后，则析出游离的巴比妥类药物，可用有机溶剂将游离的巴比妥类药物提取出来。

根据巴比妥类药物的弱酸性、盐溶液的碱性以及游离巴比妥类药物和其盐在水中溶解性质的不同，可用于鉴别、提取分离和含量测定。

2. 水解反应

本类药物分子结构中具有酰亚胺结构，与碱溶液共沸即水解产生氨气，可使红色石蕊试纸变蓝，反应式如下：

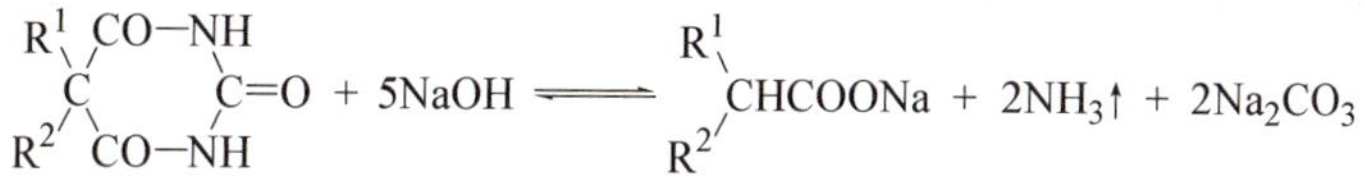

$$\begin{array}{c} R^1 \\ R^2 \end{array}\!\!\!\!\!\!\!\!C\!\!\!\!\!\!\begin{array}{c} CO-NH \\ CO-NH \end{array}\!\!\!\!\!\!C=O + 5NaOH \rightleftharpoons \begin{array}{c} R^1 \\ R^2 \end{array}\!\!\!\!\!\!CHCOONa + 2NH_3\uparrow + 2Na_2CO_3$$

此反应可用于鉴别该类药物，如异戊巴比妥和巴比妥。JP（13）曾用此法进行鉴别试验：

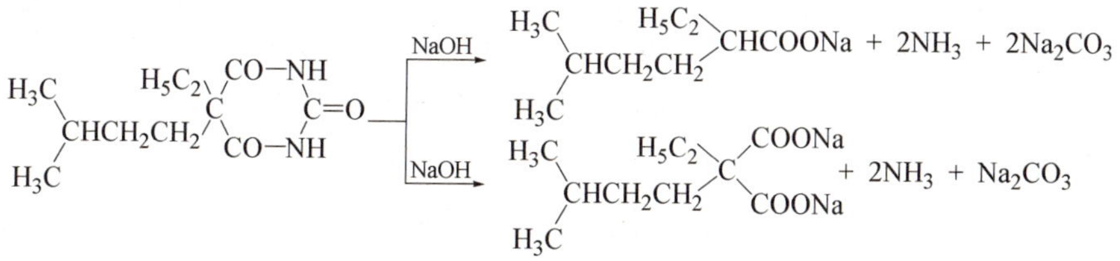

$$\begin{array}{c} H_3C \\ H_3C \end{array}\!\!\!\!\!\!CHCH_2CH_2 \!\!\begin{array}{c} H_5C_2 \\ \end{array}\!\!\!C\!\!\begin{array}{c} CO-NH \\ CO-NH \end{array}\!\!\!C=O \xrightarrow{NaOH} \begin{array}{c} H_3C \\ H_3C \end{array}\!\!\!CHCH_2CH_2\!\!\begin{array}{c} H_5C_2 \\ \end{array}\!\!CHCOONa + 2NH_3 + 2Na_2CO_3$$

$$\xrightarrow{NaOH} \begin{array}{c} H_3C \\ H_3C \end{array}\!\!\!CHCH_2CH_2\!\!\begin{array}{c} H_5C_2 \\ \end{array}\!\!C\!\!\begin{array}{c} COONa \\ COONa \end{array} + 2NH_3 + Na_2CO_3$$

在吸湿的情况下，本类药物的钠盐，也能水解成无效物质。一般情况，在室温和 pH 值为 10 以下，水解较慢；pH 值在 11 以上温度升高，水解加快。反应式如下：

3. 与重金属离子的反应

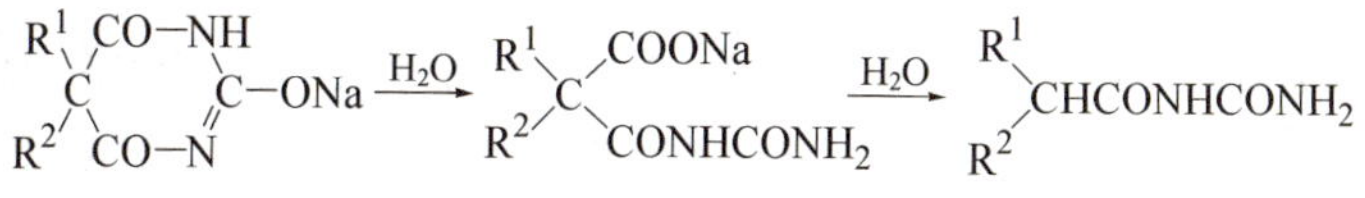

$$\begin{array}{c} R^1 \\ R^2 \end{array}\!\!\!C\!\!\begin{array}{c} CO-NH \\ CO-N \end{array}\!\!C-ONa \xrightarrow{H_2O} \begin{array}{c} R^1 \\ R^2 \end{array}\!\!\!C\!\!\begin{array}{c} COONa \\ CONHCONH_2 \end{array} \xrightarrow{H_2O} \begin{array}{c} R^1 \\ R^2 \end{array}\!\!\!CHCONHCONH_2$$

巴比妥类药物分子中因含有—CONHCONHCO—基团，所以在适宜的 pH 值溶液中，可与有些重金属离子（银盐、铜盐、钴盐、汞盐等）进行反应，生成有色或不溶性有色物质。以此性质，可对本类药物进行鉴别和含量测定。

4. 与香草醛的反应

因巴比妥类药物分子结构中具有活泼氢，可与香草醛在浓硫酸存在下发生缩合反应，产生棕红色产物。测定方法如下：在瓷盘中放入戊巴比妥 10μg 和香草醛 10mg，加浓硫酸 0.15mL 混合后，放在水浴上加热 30s，即产生棕红色物质。放冷，加 95% 的乙醇 0.5mL，颜色则转变为暗蓝色。其反应式为：

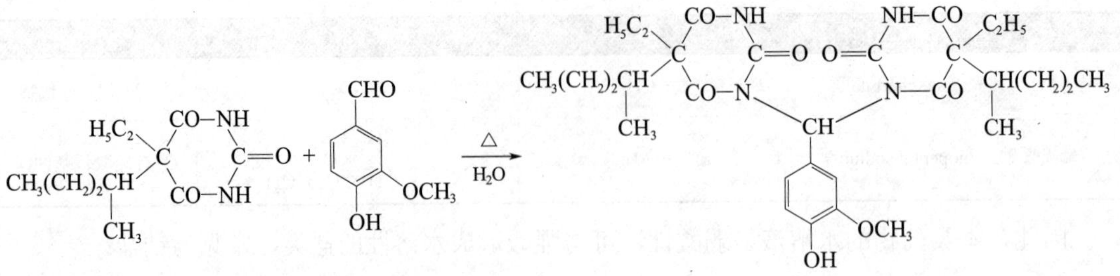

加 95% 的乙醇后产物可转变为：

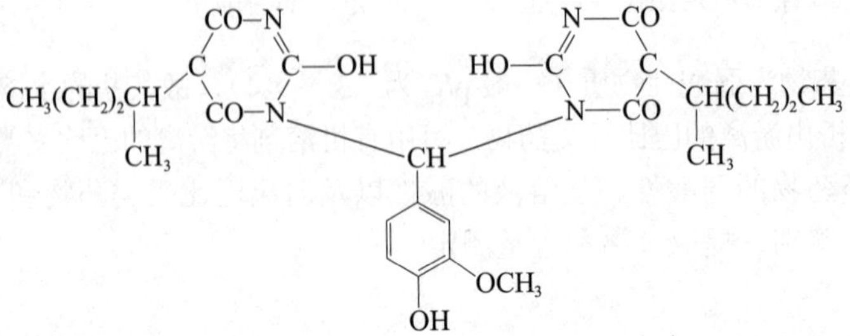

5. 紫外吸收光谱特征

巴比妥类药物在碱性溶液中，电离为具有共轭体系的结构，而产生明显的紫外吸收，其吸收光谱随其电离级数的不同而变化。

6. 薄层色谱行为特征

巴比妥类药物的结构不同，其薄层色谱行为也自然不同，可借以进行鉴别。其方法为：取巴比妥类药物约 50μg，点于硅胶 $60F_{254}$ 薄层板上，以氯仿-丙酮（4∶1）混合液作流动相，展开后，薄层板用温热空气流进行干燥，然后喷洒 2% 的氯化汞-乙醇溶液，继之再喷洒 2% 的 1，5-苯卡巴腙-乙醇溶液。此时则在紫色的背景上观察到巴比妥类药物的白色斑点。

7. 显微结晶

大部分巴比妥类药物本身与某种试剂的反应产物，具有特殊的晶形，因此可根据结晶体形状进行鉴别。

8. 衍生物的制备

鉴别巴比妥类药物时，除了应用上述化学特性外，采用制备特殊衍生物的方法也可用于巴比妥类药物的鉴别。BP 用以鉴别丁巴比妥的方法为：取丁巴比妥 0.5g，加 1mol/L 碳酸钠溶液 5mL 使溶解，加 4.5%（W/V）对硝基氯苄的乙醇溶液 10mL，在水浴上加热回流 30min，放置 1h 后，滤过，所得沉淀用 96% 的乙醇进行重结晶后，在 100～105℃干燥，测定衍生物的熔点，应为 150℃左右。丁巴比妥衍生物的制备反应为：

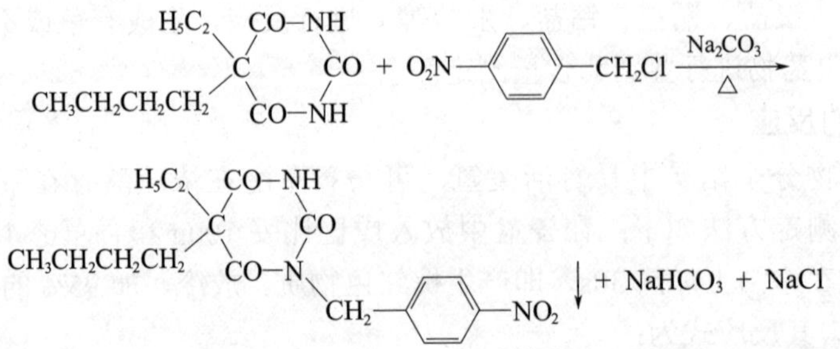

三、鉴别试验

1. 与重金属离子的反应

> **课堂互动**
> 如何区别硫喷妥钠、苯巴比妥、司可巴比妥和异戊巴比妥？

（1）**与钴盐的反应** 巴比妥类药物在碱性溶液中可与钴盐反应生成紫堇色配位化合物，可用于鉴别和含量测定。其反应式如下：

$$\begin{array}{c} R^1\text{CO—NH} \\ C CO \\ R^2\text{CO—NH} \end{array} + Co^{2+} + 4(CH_3)_2CHNH_2 \longrightarrow$$

$$\begin{array}{c} R^1\text{CO—NH} \\ C CO—N \\ R^2\text{CO—N} \\ C CO—N \\ R^1\text{CO—N} \\ C CO \\ R^2\text{CO—NH} \end{array} \begin{array}{c} \text{NHCH(CH}_3)_2 \\ Co \\ \text{NHCH(CH}_3)_2 \end{array} + 2(CH_3)_2CHN^+H_3$$

紫堇色

巴比妥类药物的性质与鉴别

本反应在无水条件下比较灵敏，而且生成的有色产物也较稳定。因此，所用试剂应不含水分。常用试剂为无水甲醇或乙醇。所用钴盐为醋酸钴、硝酸钴或氧化钴。所用碱以有机碱为好，一般采用异丙胺。

（2）**与铜盐的反应** 巴比妥类药物于吡啶溶液中可与铜盐反应，生成紫堇色或难溶性紫色物质；含硫巴比妥类药物显绿色。因此，可用这一反应区别或鉴别巴比妥类药物和硫代巴比妥类药物。其反应式如下：

$$\begin{array}{c} R^1\text{CO—NH} \\ C C=O \\ R^2\text{CO—NH} \end{array} \xrightleftharpoons{\text{水-吡啶}} \begin{array}{c} R^1\text{CO—N} \\ C C—OH \\ R^2\text{CO—NH} \end{array} \xrightleftharpoons{\text{部分质子化}} \left[\begin{array}{c} R^1\text{CO—N} \\ C C—O \\ R^2\text{CO—NH} \end{array} \right]^- + H^+$$

$$2 \bigcirc\!\!\!\!\text{N} + CuSO_4 \rightleftharpoons \left[\begin{array}{c} \text{N} \\ \text{N} \end{array} Cu \right]^{2+} + SO_4^{2-}$$

$$2\left[\begin{array}{c} R^1\text{CO—N} \\ C C—O \\ R^2\text{CO—NH} \end{array} \right]^- + \left[\begin{array}{c} \text{N} \\ \text{N} \end{array} Cu \right]^{2+} \longrightarrow \begin{array}{c} R^1\text{CO—N} \\ C C—O \\ R^2\text{CO—NH} \\ Cu \\ R^1\text{CO—N} \\ C C—O \\ R^2\text{CO—NH} \end{array} \begin{array}{c} \text{N} \\ \\ \text{N} \end{array}$$

紫堇色

在不同的pH值溶液中，5,5-取代基不同的巴比妥类药物与铜盐生成的紫堇色物质，于氯仿中的溶解度则不同。在pH值较高的溶液中，5,5-取代基的亲脂性越强，与铜盐生成的紫色物质越容易溶于氯仿中。

（3）**与银盐的反应** 巴比妥类药物的基本结构中含有酰亚胺基团，故在适宜的碱性溶液中，可与银盐溶液反应，首先生成可溶性白色的一银盐；若继续加入银盐溶液，则生成白色难溶性二银盐沉淀。这一反应可用于巴比妥类药物的鉴别和含量测定。其反应式为：

$$\underset{R^2}{\overset{R^1}{\diagdown}}C\underset{CO-NH}{\overset{CO-N}{\diagdown}}C-ONa + AgNO_3 + Na_2CO_3 \longrightarrow \underset{R^2}{\overset{R^1}{\diagdown}}C\underset{CO-N}{\overset{CO-N}{\diagdown}}\underset{Ag}{C-ONa} + NaHCO_3 + NaNO_3$$

$$\underset{R^2}{\overset{R^1}{\diagdown}}C\underset{CO-N}{\overset{CO-N}{\diagdown}}\underset{Ag}{C-ONa} + AgNO_3 \longrightarrow \underset{R^2}{\overset{R^1}{\diagdown}}C\underset{CO-N}{\overset{CO-N}{\diagdown}}\underset{Ag}{\overset{Ag}{C=O\downarrow}} + NaNO_3$$

（4）与汞盐的反应　巴比妥类药物与硝酸汞或氯化汞试液反应，可生成白色汞盐沉淀，沉淀能溶于氨试液中。其反应式为：

$$\underset{R^2}{\overset{R^1}{\diagdown}}C\underset{CO-NH}{\overset{CO-NH}{\diagdown}}CO \xrightarrow{Hg(NO_3)_2} \underset{R^2}{\overset{R^1}{\diagdown}}C\underset{CO-N}{\overset{CO-NH}{\diagdown}}\underset{HgNO_3}{CO} \rightleftharpoons \underset{R^2}{\overset{R^1}{\diagdown}}C\underset{CO-N}{\overset{CO-N}{\diagdown}}\underset{HgNO_3}{C-OH}\downarrow$$

$$\underset{R^2}{\overset{R^1}{\diagdown}}C\underset{CO-N}{\overset{CO-N}{\diagdown}}\underset{HgNO_3}{C-OH} + NH_3 + H_2O \longrightarrow \underset{R^2}{\overset{R^1}{\diagdown}}C\underset{CO-N}{\overset{CO-N}{\diagdown}}\underset{HgOH}{C-O^-NH_4^+} + HNO_3$$

2. 呈色反应

（1）芳环的反应　含芳环取代基的巴比妥类药物，可发生硫酸-亚硝酸钠的反应，还可发生甲醛-硫酸的反应。巴比妥和其他无苯基取代的巴比妥类药物无此反应，可供区别。

（2）含不饱和取代基的反应

① 与碘或溴试液的反应。含有不饱和取代基的巴比妥类药物，分子中含有丙烯基，可与碘（或溴）试液发生加成反应，使碘（或溴）的颜色消退。其反应式为：

$$\underset{\underset{CH_3}{CH_3}}{\overset{CH_2=CHCH_2}{\diagdown}}C\underset{CO-N}{\overset{CO-NH}{\diagdown}}C-ONa + I_2 \longrightarrow \underset{\underset{CH_3}{C_3H_7-CH}}{\overset{\overset{I}{|}CH_2=\overset{I}{|}CHCH_2}{\diagdown}}C\underset{CO-N}{\overset{CO-NH}{\diagdown}}C-ONa$$

《中国药典》（2020）收载的司可巴比妥钠的鉴别方法：取本品 0.10g，加水 10mL 溶解后，加碘试液 2mL，所显棕黄色在 5min 内消失。

② 与高锰酸钾的反应。巴比妥类药物分子结构中含不饱和取代基时，具有还原性。可在碱性溶液中与高锰酸钾反应，由于不饱和键被氧化断裂，使紫色的高锰酸钾还原为棕色的二氧化锰。反应式为：

$$3\underset{\underset{CH_3}{C_3H_7-CH}}{\overset{CH_2=CHCH_2}{\diagdown}}C\underset{CO-NH}{\overset{CO-NH}{\diagdown}}C=O + 2KMnO_4 + 4H_2O \longrightarrow 3\underset{\underset{CH_3}{C_3H_7-CH}}{\overset{\overset{OH\ OH}{|\ \ |}CH_2-CHCH_2}{\diagdown}}C\underset{CO-NH}{\overset{CO-NH}{\diagdown}}C=O + 2MnO_2 + 2KOH$$

《中国药典》（2020）收载的方法：取本品 0.1g，加水 10mL 溶解后，加碘试液 2mL，所显棕黄色在 5min 内消失。

3. 显微结晶

（1）药物本身的晶形　取1滴温热的1%巴比妥类药物的酸性水溶液，放置在载玻片上，则即刻析出固定形状的结晶，可在显微镜下进行观察。

如供试药物为钠盐，可取3~4滴5%的水溶液，置于载玻片上，在其液滴边缘上加1滴稀硫酸，即生成其相应巴比妥类药物的特殊结晶。巴比妥为长方形；苯巴比妥在开始时呈球形，然后变成花瓣状的结晶，如图11-1所示。

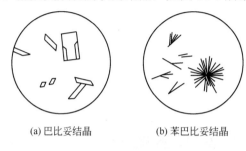

(a) 巴比妥结晶　　(b) 苯巴比妥结晶

图11-1　巴比妥与苯巴比妥的纤维结晶示意图

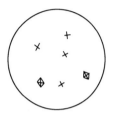

图11-2　巴比妥铜-吡啶结晶示意图

（2）反应产物的晶形　某些巴比妥类药物可与重金属离子反应，生成具有特殊晶型的沉淀。因此，可根据这一特性进行鉴别。例如，巴比妥可与硫酸铜-吡啶试液进行反应，生成具有十字形的紫色结晶，如图11-2所示；苯巴比妥反应后，则生成细小不规则或似菱形的浅紫色结晶；其他巴比妥类药物不能形成结晶。因此，可利用这一特性来区别它们。

4. 紫外吸收光谱特征

5,5-取代及1,5,5-取代巴比妥类药物，在酸性溶液中不电离，故无明显的紫外吸收；在pH=10的碱性溶液中，发生一级电离，在240nm处有最大吸收，如图11-3所示。而硫代巴比妥类药物在酸性或碱性溶液中均有较明显的紫外吸收，如图11-4所示的硫代巴比妥的紫外吸收光谱，在盐酸溶液（0.1mol/L）中，两个吸收峰分别在290nm和239nm处，而在氢氧化钠溶液（0.1mol/L）中，在305nm和255nm处有吸收峰。

在强碱性溶液（pH=13）中，则发生二级电离：5,5-取代巴比妥类药物的最大吸收红移至255nm；1,5,5-取代巴比妥类药物的最大吸收仍在240nm处；硫代巴比妥类药物在255nm处吸收峰消失，只有一个吸收峰（305nm）。

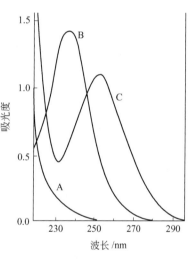

图11-3　巴比妥类药物的紫外吸收光谱（2.5mg/100mL）

A—H_2SO_4液（0.05mol/L，未电离）；B—pH=9.9缓冲溶液（一级电离）；C—NaOH（0.1mol/L，pH=13，二级电离）

根据巴比妥类药物在不同pH值溶液的紫外吸收光谱发生的变化，可用于该类药物的鉴别及含量测定。

5. 色谱行为特征

常见的巴比妥类药物的R_f值列于表11-2中。

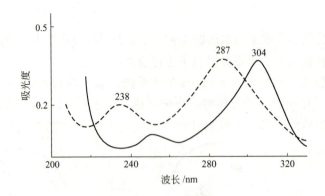

图 11-4 硫代巴比妥的紫外吸收光谱

表 11-2 常见的巴比妥类药物在 TLC 上的 R_f 值

药 物	R_f 值	药 物	R_f 值
巴比妥	0.59	苯巴比妥	0.59
环己烯巴比妥	0.65	硫喷妥	0.92
戊巴比妥	0.74		

TLC 法亦适用于临床巴比妥类药物中毒急救时的检验,方法如下。

(1) 胃液分析

① 供试品制备。临床巴比妥类药物中毒时所得到的生物检材,一般为尿液、胃液或洗胃液。胃液或洗胃液需经提取、分离后,得到含巴比妥类药物的供试品。常用的方法是：取洗胃液约 10mL 置于分液漏斗中,首先进行酸化或碱化(视药物的性质而定),使检材中的药物游离,然后用有机溶剂(常用氯仿或乙醚)提取 2~3 次,合并提取液;将此提取液通过装有无水硫酸钠的干燥漏斗,再用少量有机溶剂洗涤漏斗,合并滤液和洗涤液,于水浴上挥干,残渣用氯仿(或乙醚)少许溶解,备用。

② 薄层系统。薄层板：用硅胶 G 或硅胶 CMC 板;展开剂：苯-二氧六环-二乙胺(7:2:1)、苯-丙酮(8:2)、氯仿-无水乙醇(36:1)、苯-乙酸乙酯(7:3)、石油醚-乙醚(2:1)、苯-醋酸(9:1)等;显色剂：硫酸汞液(2.5g 氧化汞溶于 100mL 稀硫酸中)、0.2% 二苯偶氮碳酰肼液(0.2g 二苯偶氮碳酰肼溶于 100mL 乙醇中,储于棕色瓶中,避光保存)、硝酸银丙酮液(1g 硝酸银,用加有 10% 水的丙酮液溶解,取其上清饱和液使用,避光储存)。

③ 操作方法。当薄层展开后取出薄层板晾干,先喷硫酸汞溶液或硝酸银丙酮液,则巴比妥类药物显白色斑点,再喷二苯偶氮碳酰肼,则白色斑点变为紫堇色或蓝色;在紫外光照射下,喷硝酸银丙酮液的薄板背景较暗,斑点更明显。

(2) 尿液分析 巴比妥类药物中毒者的尿液分析,用薄层色谱法更为简便、快速。由于尿中药物含量较高,样品不需提取纯化等操作手续,直接点样展开即可。

方法为：采用 180~200 目的硅胶干板(用前临时铺制),展开剂为氯仿-丙酮(9:1),显色剂为 1% 硝酸亚汞水溶液。以"上行法"展开后,取出薄层板,将其侧向置入硝酸亚汞试液中。随着硝酸亚汞试液的上行,如有巴比妥类药物存在,则可看到透明硅胶板上出现白色不透明的斑点,有时还可能出现药物代谢物的斑点。为了确证,可同时用已知巴比妥类药物对照。本法半小时即可得到结果,检出灵敏度为 30μg。

四、特殊杂质的检查

根据巴比妥类药物的合成工艺，产品中的特殊杂质主要是合成中产生的中间体以及副反应产物，通过检查酸度及中性或碱性物质等来加以控制。

五、含量测定

巴比妥类药物的含量测定方法较多，有银量法、溴量法、提取质量法、酸量法、紫外分光光度法、比色法及色谱法等。银量法详见第二节，溴量法详见第四节，本节将简单介绍下列几种测定方法。

（一）提取质量法

《美国药典》利用巴比妥钠盐易溶于水，而巴比妥本身水溶性差的特点，测定异戊巴比妥钠的含量。

测定方法：准确称量异戊巴比妥钠 500mg 于一含水 15mL 的分液漏斗中，加入 2mL 盐酸，振摇，连续用 25mL 氯仿完全提取游离异戊巴比妥，合并氯仿溶液，空气流下蒸去溶剂；105℃下烘干 30min，称重，所得质量乘以 1.097，即得异戊巴比妥钠的含量。1.097 是将异戊巴比妥的量转换为异戊巴比妥钠的量的转换系数，它等于异戊巴比妥钠的摩尔质量除以异戊巴比妥的摩尔质量。

（二）非水滴定法

基于巴比妥类药物的弱酸性，在非水溶液中可以作为一元酸直接以标准碱溶液滴定。巴比妥类药物在非水溶液中的酸性增强，当用碱性滴定液滴定时，终点较为明显，可得到比较满意的结果。最常用的有机溶剂有二甲基甲酰胺，其次为甲醇、氯仿、丙酮、无水乙醇、苯、吡啶、甲醇-苯（15∶85）、乙醇-氯仿（1∶10）等。常用的滴定液有甲醇钾（钠）的甲醇或乙醇溶液、氢氧化四丁基铵的氯苯溶液等。常用的指示剂为麝香草酚蓝等，也可用玻璃-甘汞电极电位法指示终点。

异戊巴比妥的含量测定　取供试品约 0.5g，精密称定，加二甲基甲酰胺 60mL 使之溶解后，加麝香草酚蓝指示液 4 滴，在隔绝二氧化碳的条件下，以电磁搅拌器搅拌，用甲醇钠滴定液（0.1mol/L）滴定，并将滴定结果用空白试验进行校正，以麝香草酚酞为指示剂，滴定至淡蓝色为终点。每 1mL 甲醇钠滴定液（0.1mol/L）相当于 22.63mg 的异戊巴比妥（$C_{11}H_{18}N_2O_3$）。

含量测定结果的计算公式为：

$$C_{11}H_{18}N_2O_3\% = \frac{(V-V_0) \times \dfrac{C}{0.1} \times 22.63 \times 10^{-3}}{W} \times 100\%$$

式中　V_0——空白试验消耗甲醇钠滴定液的体积，mL；

V——滴定时所消耗甲醇钠滴定液的体积，mL；

C——甲醇钠滴定液的实际浓度，mol/L；

0.1——滴定度中规定的甲醇钠滴定液的浓度,mol/L;

W——待测药物的称样量,g。

(三) 溴量法

凡取代基中含有双键的巴比妥类药物,如司可巴妥,其不饱和键可与溴定量地发生加成反应,故可采用溴量法进行测定。测定原理:

司可巴比妥钠 + Br₂(过量已知) ⟶ （溴加成产物）

$Br_2 + 2KI \longrightarrow 2KBr + I_2$（剩余）

$I_2 + 2Na_2SO_3 \longrightarrow 2NaI + Na_2S_2O_3$

滴定在适宜的酸性条件下进行,首先加入一定量的过量溴滴定液,反应完全后,用过量碘化钾与剩余的溴作用,生成等量的碘,用硫代硫酸钠回滴。通过计算实际消耗溴滴定液的量计算药物含量。

《中国药典》(2020)中测定司可巴比妥钠的方法为:取本品约0.1g,精密称定,置于250mL碘容量瓶中,加水10mL,振摇使之溶解,精密加溴滴定液(0.1mol/L)25mL,再加盐酸5mL,立即密塞并振摇1min,在暗处静置15min后,注意微开瓶塞,加碘化钾试液(碘化钾16.5g,加水使之溶解成100mL)10mL,立即密塞,振摇均匀后,用硫代硫酸钠滴定液(0.1mol/L)滴定,至近终点时,加淀粉指示液,继续滴定至蓝色消失,并将滴定结果用空白试验校正,即得。每1mL溴滴定液(0.1mol/L)相当于13.01mg的$C_{12}H_{17}N_2NaO_3$(司可巴妥钠分子量为260.27)。

含量测定结果的计算公式为:

$$含量(\%)=\frac{(V_0-V)\times \dfrac{C}{0.1}\times 13.01\times 10^{-3}}{W}\times 100\%$$

式中 V_0——空白试验消耗硫代硫酸钠滴定液的体积,mL;

V——回滴时所消耗硫代硫酸钠滴定液的体积,mL;

C——硫代硫酸钠滴定液的实际浓度,mol/L;

0.1——滴定度中规定的硫代硫酸钠滴定液的浓度,mol/L;

W——待测药物的称样量,g。

注意事项如下:

(1) 操作中要防止溴和碘的逸失。

(2) 平行条件进行空白试验可以减少溴和碘逸失带来的误差。

(3) 溴滴定液的配制:取溴酸钾3.0g与溴化钾15g,加水适量使之溶解成1000mL,摇匀。

(四) 紫外吸收光谱法

基于巴比妥类药物的分子具有紫外吸收的性质,因而可采用紫外分光光度法测定其含量。本法灵敏度高、专属性强，被广泛应用于巴比妥类药物及其制剂的测定。对于含有干扰性物质的样品，需用提取分离法将干扰物质除去后，再进行测定。巴比妥类药物紫外吸收的有关数据列于表 11-3 中。

表 11-3　某些巴比妥类药物紫外吸收的有关数据

药物	λ_{max}/nm	$E_{1cm}^{1\%}$	溶剂
异戊巴比妥	238	440	pH=9.4 硼酸盐缓冲液
戊巴比妥	239	420	HCl 液（0.1mol/L）
司可巴比妥	240	330	pH=9.4 硼酸盐缓冲液
苯巴比妥	253	320	NaOH 液（0.1mol/L）
戊巴比妥	240	310	pH=9.4 硼酸盐缓冲液
硫喷妥	305	930	pH=9.4 硼酸盐缓冲液

1. 经提取分离后的紫外分光光度法

本法可用于消除干扰物质的影响并对巴比妥类药物进行测定。

（1）分离除去干扰物质后的紫外分光光度法　取巴比妥类药物适量并使其溶解，加酸酸化后，用氯仿提取巴比妥类药物，氯仿提取液加 pH 为 7.2～7.5 的缓冲溶液 [水 10～15mL，加碳酸氢钠 1g，盐酸液（10%）3～4 滴]，振摇，分离除去缓冲液的水层，再用氢氧化钠溶液（0.45mol/L）自氯仿中提取巴比妥类药物，将碱提取液的 pH 值调节至适宜程度，然后选用相应的 λ_{max}（nm）进行测定。

（2）巴比妥类钠盐药物的紫外分光光度法测定　取苯巴比妥钠约 50mg，精密称定，置盛有 15mL 水的分离器中，加盐酸 2mL，振摇使其溶解后，用氯仿提取游离出的苯巴比妥，共提取 4 次，每次用氯仿 25mL，合并氯仿提取液，用棉花或其他的滤器滤过，并将滤过的氯仿提取液收集在 250mL 量瓶中，用少量氯仿洗涤分离器和滤器，洗涤液也并入量瓶中，加氯仿稀释至刻度，摇匀。精密量取氯仿液 5.0mL，置于烧杯中，在蒸汽浴上蒸去氯仿至近干，残渣先用乙醇，后用 pH=9.6 的硼酸盐缓冲液转移至 100mL 容量瓶中，再用硼酸盐缓冲液稀释至刻度，摇匀。另取苯巴比妥对照品适量，精密称定，置于盛有 5mL 乙醇的 100mL 量瓶中，加 pH=9.6 的硼酸盐缓冲液至刻度，摇匀。如有必要，同法稀释至每 1mL 中含有苯巴比妥对照品 10μg 的溶液。随即在 240nm 波长处，用 1cm 吸收池，测定以上两种溶液的吸收度，以每 100mL pH=9.6 的硼酸盐缓冲液中含有乙醇 5mL 的溶液作为空白液。测定结果用下式计算：

$$苯巴比妥钠的质量（mg）= \frac{5 \times 1.095 \times c \times A_u}{A_S}$$

式中　c——对照品溶液的浓度，μg/mL；

　　　A_u——被测溶液的吸收度；

　　　A_S——对照品溶液的吸收度；

　　　5——稀释倍数；

1.095——苯巴比妥钠和苯巴比妥的分子量比值。

2. 直接紫外分光光度法

本法是将样品溶解后，根据溶液的 pH 值选用其相应的 λ_{max} 处进行直接测定。如硫喷妥钠的含量测定：取硫喷妥钠约 100mg，精密称定，置于 200mL 容量瓶中，加氢氧化钠溶液（1→250）使之溶解，并稀释至刻度，摇匀。精密量取该溶液 5mL 移入 500mL 容量瓶中，加氢氧化钠溶液（1→250）并稀释至刻度，摇匀。另取硫喷妥对照品适量，精密称定，加氢氧化钠溶液（1→250）溶解，并定量稀释至浓度约为 5μg/mL 的对照品溶液。随即以 1cm 吸收池，于大约 304nm 波长处分别测定以上两种溶液的吸光度，以氢氧化钠溶液（1→250）作空白。测定结果用下式计算。

$$\text{硫喷妥钠（mg）} = \frac{20 \times c \times 1.091 \times A_\text{u}}{A_\text{S}}$$

式中　c——对照品溶液的浓度，μg/mL；
　　　A_u——被测溶液的吸光度；
　　　A_S——对照品溶液的吸光度；
　　　20——稀释倍数；
　　　1.091——硫喷妥钠和硫喷妥的分子量比值。

3. 差示紫外分光光度法

本法是利用巴比妥类药物在不同 pH 值溶液中的电离级数不同，从而产生紫外吸收情况不同（见图 11-3），以此设计的测定方法，一般有以下两种测定形式：

（1）于波长 240nm 处，测定 pH=10 和 pH=2 两种溶液的吸光度之差（ΔA 值）。

因巴比妥类药物在 pH=2 的溶液中不电离，故在 240nm 处几乎无吸收，如这时有吸收则为杂质吸收。因此，可利用巴比妥类药物在两种 pH 值溶液中的吸光度之差消除杂质吸收的干扰。

（2）于波长 260nm 处，测定 pH=10 和强碱溶液的吸光度之差（由于两种溶液在 260nm 处的吸收度的差值最大，灵敏度高，故不采用 255nm 波长处的吸收度之差）。pH=10 的溶液可用硼酸盐缓冲液或碳酸盐缓冲液或 0.1%～1% 的氨试液配制。pH=2 的溶液可用盐酸或硫酸配制。

被测巴比妥类药物溶液的浓度，在两种不同 pH 值溶液中必须相同，应为 1～2.5mg/100mL。

第二节　苯巴比妥原料药的分析

本品为 5-乙基-5-苯基-2，4，6（1H，3H，5H）-嘧啶三酮。按干燥品计算，含 $C_{12}H_{12}N_2O_3$ 不得少于 98.5%。

一、性状

本品为白色有光泽的结晶性粉末；无臭，味微苦；饱和水溶液显酸性反应。本品在乙醇或乙醚中溶解，在三氯甲烷中略溶，在水中极微溶解；在氢氧化钠或碳酸钠溶液中溶解；本品的熔点 [《中国药典》（2020）通则 0612] 为 174.5～178℃。

> **课堂互动**
>
> 请同学们依据《中国药典》（2020）完成对苯巴比妥原料药的检验，并填写检验记录和检验报告单。

二、鉴别

1. 与硫酸-亚硝酸钠的反应

含芳环取代基的巴比妥类药物，可与硫酸-亚硝酸钠作用，在苯环上发生亚硝基化反应，显橙黄色，随即变为橙红色。取本品约 10mg，加硫酸 2 滴与亚硝酸钠约 5mg，混合，即显橙黄色，随即转橙红色。

2. 与甲醛-硫酸的反应

具有芳环取代基的巴比妥类药物，与甲醛-硫酸反应，生成玫瑰红色产物。巴比妥和其他无苯基取代的巴比妥类药物无此反应，可供区别。

取本品约 50mg 置于试管中，加甲醛试液 1mL，加热煮沸，冷却，沿管壁缓缓加硫酸 0.5mL，使成两液层，置于水浴中加热。接界面显玫瑰红色。

3. 图谱

本品的红外光吸收图谱应与对照的图谱（光谱集 227 图）一致。

4. 丙二酰脲类的鉴别反应 [《中国药典》（2020）通则 0301]

① 取供试品约 0.1g，加碳酸钠试液 1mL 与水 10mL，振摇 2min，滤过，滤液中逐滴加入硝酸银试液，即生成白色沉淀，振摇，沉淀即溶解；继续滴加过量的硝酸银试液，沉淀不再溶解。

② 取供试品约 50mg，加吡啶溶液（1→10）5mL，溶解后，加铜吡啶试液 1mL，即显紫色或生成紫色沉淀。

三、检查

根据苯巴比妥的合成工艺，产品中的特殊杂质主要是合成中产生的中间体以及副反应产物，通过检查以下各项来加以控制。

1. 酸度

酸度的检查主要是控制副产物苯基丙二酰脲。苯基丙二酰脲是由于中间体的乙基化反应不完全而产生的，其分子中 5 位碳原子上的氢受相邻两羰基的影响，酸性较苯巴比妥强，能使甲基橙指示剂显红色。检查方法为：取本品 0.20g，加水 10mL，煮沸搅拌 1min，放冷，滤过，取滤液 5mL，加甲基橙指示液 1 滴，不得显红色。

2. 乙醇溶液的澄清度

主要是检查中间体乙醇中的不溶物。检查方法为：取本品 1.0g，加乙醇 5mL，加热回流 3min，溶液应澄清。

3. 有关物质

取本品，用流动相溶解并稀释制成每 1mL 中含 1mg 的溶液，作为供试品溶液；精密量取 1mL，置于 200mL 容量瓶中，加流动相稀释至刻度，摇匀，作为对照溶液。照高效液相色谱法 [《中国药典》（2020）通则 0512] 测定，用辛烷基硅烷键合硅胶为填充剂；以乙腈-水（25∶75）为流动相，检测波长为 220nm；理论板数按苯巴比妥峰计算不低于 2500，苯巴比妥峰与相邻杂质峰的分离度应符合要求。取对照溶液 5μL 注入液相色谱仪，调节检测灵敏度，使主成分色谱峰的峰高为满量程的 10%～15%；精密量取供试品溶液与对照溶液各 5μL，分别注入液相色谱仪，记录色谱图至主成分峰保留时间的 3 倍，供试品溶液的色谱图中如有杂质峰，其峰面积均不得大于对照溶液的主峰面积（0.5%），各杂质峰面积的和不得大于对照溶液主峰面积的 2 倍（1.0%）。

4. 中性或碱性物质

中性或碱性物质是指中间体形成的 2-苯基丁酰胺、2-苯基丁酰脲或分解产物等杂质，它们不溶于氢氧化钠试液但溶于乙醚；而苯巴比妥具有酸性，溶于氢氧化钠试液，所以采用提取质量法测定其含量。具体方法是：取本品 1.0g，置于分液漏斗中，加氢氧化钠试液 10mL 溶解后，加水 5mL 与乙醚 25mL，振摇 1min，分取醚层，用水振摇洗涤三次，每次 5mL，取醚层经干燥滤纸滤过，滤液置于 105℃恒重的蒸发皿中，蒸干，在 105℃干燥至恒重，遗留残渣不得超过 3mg。

5. 干燥失重

取本品，在 105℃干燥至恒重，减失质量不得超过 1.0%[《中国药典》（2020）通则 0831]。

6. 炽灼残渣

不得超过 0.1%[《中国药典》（2020）通则 0841]。

四、含量测定

1. 原理

将供试品溶于碳酸钠溶液中，保持温度在 15～20℃，用硝酸银直接滴定，在滴定过程中，首先形成可溶性一银盐，当被滴定的巴比妥类药物完全形成一银盐后，继续用硝酸银溶液滴定，稍过量的银离子就和巴比妥类药物形成难溶性的二银盐沉淀，使溶液变为浑浊，以此指示终点。

> **知识拓展**
>
> **苯巴比妥含量测定（USP）**
>
> 采用高效液相色谱法。所用流动相：甲醇-醋酸盐缓冲液（pH=4.5，2∶3），流速：2mL/min；色谱柱：C_{18} 柱（250mm×4.0mm i.d.）；内标：咖啡因；检测波长：254nm。系统适用性：苯巴比妥与内标咖啡因分离度应大于 1.2；两物质拖尾因子不得大于 2.0；重复进样相对标准偏差小于 2.0%。

《中国药典》（2020）规定采用银量法测定苯巴比妥及其钠盐、异戊巴比妥及其钠盐以及它们制剂的含量。

2. 测定法

取本品约 0.2g，精密称定，加甲醇 40mL 使之溶解，再加新鲜配制的 3% 无水碳酸钠溶液 15mL，采用电位滴定法[《中国药典》（2020）通则 0701]，以硝酸银滴定液（0.1mol/L）滴定，即得。每 1mL 硝酸银滴定液（0.1mol/L）相当于 23.22mg 的 $C_{12}H_{12}N_2O_3$。

3. 注意事项

① 测定中使用的无水碳酸钠溶液需临用时新鲜配制，因为碳酸钠会吸收空气中的 CO_2，导致测试时溶液碱度不足。

② 银电极在使用前需要使用稀硝酸浸洗 1～2min，再用水冲洗干净后使用。

③ 硝酸银滴定液应新鲜配制。

4. 含量测定结果的计算

公式为

$$含量 = \frac{V \times T \times F \times 10^{-3}}{W} \times 100\%$$

式中　V——消耗硝酸银滴定液的体积，mL；

T——滴定度，mg/mL；

F——滴定液浓度校正因子，$F=C_{AgNO_3}/0.1$；

W——待测药物的称样量，g。

【实例解析】

例如，测定时称取苯巴比妥供试品 0.2005g，按以上方法测定，消耗硝酸银滴定液的体积为 7.65mL，硝酸银滴定液的实际浓度为 0.1122mol/L，每 1mL 硝酸银滴定液（0.1mol/L）相当于 23.22mg 的 $C_{12}H_{12}N_2O_3$，则含量为：

$$C_{12}H_{12}N_2O_3\% = \frac{7.65 \times 23.22 \times \frac{0.1122}{0.1} \times 10^{-3}}{0.2005} \times 100\% = 99.4\%$$

课外实训项目

请同学们依据《中国药典》（2020）完成苯巴比妥片的含量测定

（1）色谱条件与系统适用性试验　十八烷基硅键合硅胶为填充剂；甲醇－磷酸盐（40：60）缓冲液（取磷酸二氢钾 6.8g，加三乙胺 4mL，加水至 1000mL）为流动相；检测波长为 215nm。理论板数按苯巴比妥峰计算不低于 2000。

（2）测定法　取本品 20 片，精密称定，研细，精密称取适量（约相当于苯巴比妥 30mg），置于 100mL 容量瓶中，加 40% 甲醇溶液适量，超声处理 10min 使苯巴比妥溶解，加 40% 甲醇稀释至刻度，摇匀，滤过，精密量取续滤液 5mL，置于 50mL 容量瓶中，加 40% 甲醇稀释至刻度，摇匀，精密量取 20μL 注入液相色谱仪，记录色谱图。另取苯巴比妥对照品适量，精密称定，用 40% 甲醇溶解并稀释制成每 1mL 中约含苯巴比妥 30μg 的溶液，同法测定，按外标法以峰面积计算，即得。

第三节　注射用苯巴比妥钠分析

知识拓展

苯巴比妥钠为 5-乙基-5-苯基-2，4，6（1H，3H，5H）-嘧啶三酮一钠盐。本品为白色结晶性颗粒或粉末；无臭，味苦；有引湿性。在水中极易溶解，在乙醇中溶解，在三氯甲烷或乙醚中几乎不溶。

注射用苯巴比妥钠为苯巴比妥钠的灭菌结晶或粉末。按干燥品计算，含 $C_{12}H_{11}N_2NaO_3$ 不得少于 98.5%；按平均装量计算，含苯巴比妥钠（$C_{12}H_{11}N_2NaO_3$）应为标示量的

93.0% ～ 107.0%。

 课堂互动

请同学们查阅苯巴比妥钠的质量标准，并比较与注射用苯巴比妥钠有何异同？

一、性状

本品为白色结晶性颗粒或粉末。

二、鉴别

① 取本品约 0.5g，加水 5mL 溶解后，加稍过量的稀盐酸，即析出白色结晶性沉淀，滤过；沉淀用水洗净，在 105℃干燥后，依法测定 [《中国药典》(2020) 通则 0612]，熔点为 174 ～ 178℃。剩余的沉淀照苯巴比妥项下的鉴别试验，显相同的反应。

② 本品的红外光吸收图谱应与对照的图谱（光谱集 228 图）一致。

③ 本品显钠盐的鉴别反应（通则 0301）。

三、检查

1. 碱度

取本品 1.0g，加水 20mL 溶解后，依法测定 [《中国药典》(2020) 通则 0631]，pH 值应为 9.5 ～ 10.5。

2. 有关物质

取本品约 10mg，置于 10mL 容量瓶中，加流动相溶解并稀释至刻度，摇匀，作为供试品溶液；精密量取 1mL，置于 200mL 容量瓶中，用流动相稀释至刻度，摇匀，作为对照溶液。照高效液相色谱法测定，用辛烷基硅烷键合硅胶为填充剂；以乙腈-水（25∶75）为流动相，检测波长为 220nm；理论板数按苯巴比妥峰计算不低于 2500，苯巴比妥峰与相邻杂质峰的分离度应符合要求。取对照溶液 5µL 注入液相色谱仪，调节检测灵敏度，使主成分色谱峰的峰高为满量程的 10% ～ 15%；精密量取供试品溶液与对照溶液各 5µL，分别注入液相色谱仪，记录色谱图至主成分峰保留时间的 3 倍，供试品溶液的色谱图中如有杂质峰，其峰面积均不得大于对照溶液的主峰面积（0.5%），各杂质峰面积的和不得大于对照溶液主峰面积的 2 倍（1.0%）。

3. 干燥失重

取本品，在 150℃干燥至恒重，减失质量不得超过 7.0%[《中国药典》(2020) 通则 0831]。

4. 细菌内毒素

取本品依法检查 [《中国药典》(2020) 通则 1143]，每 1mg 苯巴比妥钠中含内毒素的量应小于 0.50EU。

5. 无菌

取本品，分别加灭菌水制成每 1mL 中含 50mg 的溶液，依法检查 [《中国药典》(2020) 通则 1101]，应符合规定。

6. 其他

应符合注射剂项下有关的各项规定 [《中国药典》(2020) 通则 0102]。

四、含量测定

取装量差异项下的内容物，照苯巴比妥项下的方法测定。每1mL硝酸银滴定液（0.1mol/L）相当于25.42mg的$C_{12}H_{11}N_2NaO_3$。

第四节　司可巴比妥钠原料药的分析

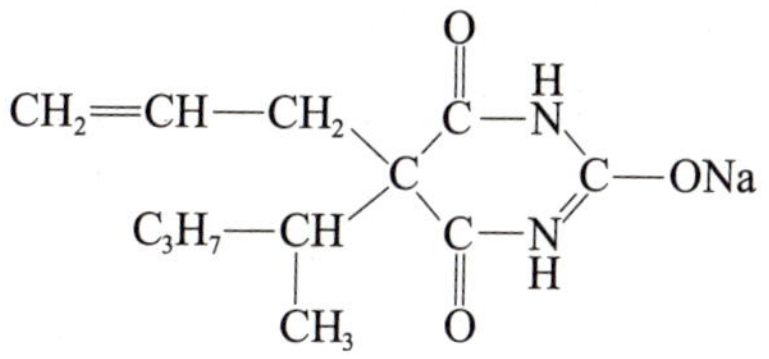

司可巴比妥钠

本品为5-（1-甲基丁基）-5-（2-丙烯基）-2，4，6-（1H，3H，5H）-嘧啶三酮的钠盐。按干燥品计算，含$C_{12}H_{17}N_2NaO_3$不得少于98.5%。

一、性状

本品为白色粉末；无臭，味苦；有引湿性；本品在水中极易溶解，在乙醇中溶解，在乙醚中不溶。

二、鉴别

① 取本品1g，加水100mL溶解后，加稀醋酸5mL强力搅拌，再加水200mL，加热煮沸使溶解成澄清溶液（液面无油状物），放冷，静置待析出结晶，滤过，结晶在70℃干燥后，依法测定，熔点约为97℃。

② 含不饱和取代基的反应

a. 与碘或溴试液的反应。含有不饱和取代基的巴比妥类药物，分子中含有丙烯基可与碘（或溴）试液发生加成反应，使碘（或溴）的颜色消退。其反应式为：

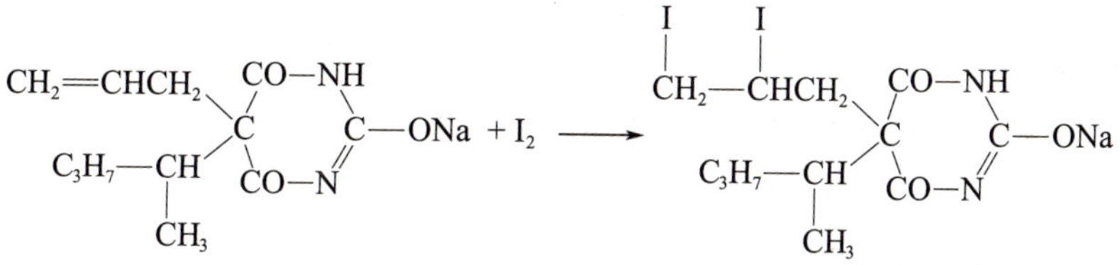

《中国药典》（2020）收载的司可巴比妥钠的鉴别方法：取本品0.10g，加水10mL溶解后，加碘试液2mL，所显棕黄色在5min内消失。

b. 与高锰酸钾的反应。巴比妥类药物分子结构中含不饱和取代基时，具有还原性。可在碱性溶液中与高锰酸钾反应，由于不饱和键被氧化断裂，使紫色的高锰酸钾还原为棕色的二氧化锰。反应式为：

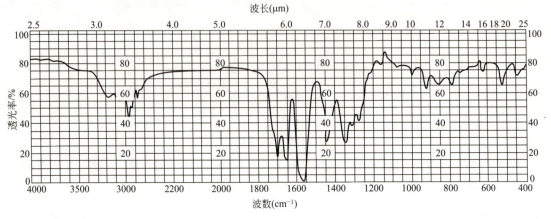

药典方法：取本品 0.1g，加水 10mL 溶解后，加碘试液 2mL，所显棕黄色在 5min 内消失。

③ 本品的红外光吸收图谱应与对照的图谱（光谱集 137 图）一致。

④ 本品显丙二酰脲类的鉴别反应 [《中国药典》（2020）通则 0301]。

三、检查

1. 溶液的澄清度

司可巴比妥钠在水中极易溶解，水溶液应澄清，否则表明含有水不溶性杂质。因本品的水溶液易与空气中的二氧化碳作用，析出母体药物司可巴比妥，故进行该项目检查时，溶解样品的水应新沸放冷以消除水中二氧化碳的干扰。具体方法是：取本品 1.0g，加新沸过的冷水 10mL 溶解后，溶液应澄清。

2. 中性或碱性物质

中性或碱性物质是合成过程中产生的中性或碱性副产物以及司可巴比妥钠的分解产物，如酰脲和酰胺类化合物。这些物质不溶于氢氧化钠试液而溶于乙醚，可于碱性条件下用乙醚提取后，称重，控制其限量。检查方法与苯巴比妥相同。

3. 干燥失重

取本品，在 105℃干燥至恒重，减失重量不得过 3.0%[《中国药典》（2020）通则 0831]。

4. 重金属

取本品 1.0g，依法检查 [《中国药典》（2020）通则 0821 第三法]，含重金属不得过百万分之二十。

四、含量测定

凡取代基中含有双键的巴比妥类药物，如司可巴比妥，其不饱和键可与溴定量地发生加成反应，故可采用溴量法进行测定。

测定原理:

$$CH_2=CHCH_2-\underset{C_3H_7\underset{CH_3}{CH}}{\overset{}{C}}\underset{CO-NH}{\overset{CO-N}{<}}C-ONa + Br_2 \text{(过量已知)} \longrightarrow BrCH_2-CHBrCH_2-\underset{C_3H_7\underset{CH_3}{CH}}{\overset{}{C}}\underset{CO-NH}{\overset{CO-N}{<}}C-ONa$$

(司可巴比妥钠)

$$Br_2 + 2KI \longrightarrow 2KI + I_2$$
（剩余）
$$I_2 + 2NaS_2O_3 \longrightarrow 2NaI + Na_2S_2O_3$$

滴定在适宜的酸性条件下进行，首先加入一定量的过量溴滴定液，反应完全后，用过量碘化钾与剩余的溴作用，生成等量的碘，用硫代硫酸钠回滴。通过计算实际消耗溴滴定液的量计算药物含量。

《中国药典》(2020) 中测定司可巴比妥钠的方法为: 取本品约 0.1g, 精密称定, 置 250mL 碘量瓶中, 加水 10mL, 振摇使溶解, 精密加溴滴定液 (0.1mol/L) 25mL, 再加盐酸 5mL, 立即密塞并振摇 1min, 在暗处静置 15min 后, 注意微开瓶塞, 加碘化钾试液 (碘化钾 16.5g, 加水使溶解成 100mL) 10mL, 立即密塞, 振摇均匀后, 用硫代硫酸钠滴定液 (0.1mol/L) 滴定, 至近终点时, 加淀粉指示液, 继续滴定至蓝色消失, 并将滴定结果用空白试验校正, 即得。每 1mL 溴滴定液 (0.1mol/L) 相当于 13.01mg 的 $C_{12}H_{17}N_2NaO_3$（司可巴比妥钠分子量为 260.27）。

计算公式:

$$含量\% = \frac{(V_0 - V) \times \frac{c}{0.1} \times 13.01 \times 10^{-3}}{W} \times 100\%$$

式中　V_0——空白试验消耗硫代硫酸钠滴定液的体积, mL;

　　　V——回滴时所消耗硫代硫酸钠滴定液的体积, mL;

　　　c——硫代硫酸钠滴定液的实际浓度, mol/L;

　　　0.1——滴定度中规定的硫代硫酸钠滴定液的浓度, mol/L;

　　　W——待测药物的称样量, g。

注意事项如下。

① 操作中要防止溴和碘的逸失。

② 平行条件进行空白试验可以减少溴和碘逸失带来的误差。

③ 溴滴定液的配制: 取溴酸钾 3.0g 与溴化钾 15g, 加水适量使之溶解成 1000mL, 摇匀。

学习小结

本章概述了巴比妥类药物的结构、性质和分析方法，重点介绍了巴比妥类典型药物及制剂如苯巴比妥、注射用苯巴比妥钠、司可巴比妥钠等的分析方法。

项目	鉴别试验	检查	含量测定
巴比妥类药物	丙二酰脲类鉴别试验 显微结晶 紫外吸收光谱特征 色谱行为特征	特殊杂质主要是合成中产生的中间体以及副反应产物	银量法、溴量法、提取质量法、酸量法、紫外分光光度法、比色法及色谱法
苯巴比妥	与硫酸-亚硝酸钠的反应 与甲醛-硫酸的反应	酸度、乙醇溶液的澄清度、有关物质、中性或碱性物质	银量法
注射用苯巴比妥钠	同苯巴比妥的鉴别反应 钠盐的鉴别	碱度、有关物质、注射剂项下有关的各项规定	银量法
司可巴比妥钠	与碘或溴试液的反应 与高锰酸钾的反应	溶液的澄清度、中性或碱性物质	溴量法

目标检测

一、选择题

[A 型题]

1. 苯巴比妥中检查的特殊杂质是（　　）。
A. 巴比妥　　B. 间氨基酚　　C. 水杨酸　　D. 中性或碱性物质　　E. 氨基酚

2. 司可巴比妥钠《中国药典》规定的含量测定方法为（　　）。
A. 中和法　　B. 溴量法　　C. 碘量法　　D. 紫外分光法　　E. 高锰酸钾法

[B 型题]

A. 与碘试液的加成反应　　B. 亚硝酸钠-硫酸反应　　C. 硫元素反应
D. 水解后重氮化-偶合反应　　E. 重氮化-偶合反应

1. 司可巴比妥钠（　　）。
2. 苯巴比妥（　　）。
3. 硫喷妥钠（　　）。
4. 对乙酰氨基酚（　　）。

A. 溴量法　　B. 紫外分光光度法　　C. 亚硝酸钠滴定法
D. 银量法　　E. 非水滴定法

5. 司可巴比妥钠（　　）。
6. 注射用硫喷妥钠（　　）。
7. 盐酸普鲁卡因（　　）。
8. 苯巴比妥（　　）。

[X 型题]

1. 直接能与硫酸铜产生颜色反应的药物有（　　）。
A. 苯巴比妥钠　　B. 司可巴比妥钠　　C. 硫喷妥钠　　D. 盐酸利多卡因　　E. 盐酸丁卡因

2. 可用溴量法测定含量的药物有（　　）。
A. 盐酸丁卡因　　B. 司可巴比妥钠　　C. 硫喷妥钠
D. 苯巴比妥钠　　E. 盐酸去氧肾上腺素

二、计算题

1. 司可巴比妥钠胶囊含量测定：精密称取内容物 0.1385g，置碘量瓶中，加水 10mL，振摇使溶解，精密加溴滴定液（0.1mol/L）25mL，再加盐酸 5mL，立即密塞并振摇 1min，暗处静置 15min 后，加碘化钾试液 10mL，立即密塞，摇匀，用硫代硫酸钠滴定液（0.1mol/L，F=0.992）滴定，至近终点时加淀粉指示液，继续滴定至蓝色消失，并将滴定结果用空白试验校正。已知：样品消耗硫代硫酸钠滴定液（0.1mol/L）17.05mL，空白试验消耗 25.22mL，每 1mL 溴滴定液（0.1mol/L）相当于 13.01mg 的司可巴比妥钠。问：

（1）溴滴定液是如何配制的？在本方法中需要标定吗？在滴定反应中，加盐酸后溴滴定液起了怎样的化学反应？

（2）空白试验在本方法中起什么作用？

（3）为什么要待近终点时加入淀粉指示液？

（4）计算本品相当于标示量的百分含量（规格 0.1g，20 粒胶囊内容物重 2.7506g）。

2. 异戊巴比妥钠的取样量为 0.2052g，依法用硝酸银滴定液（0.1010mol/L）滴定，消耗 8.10mL，每 1mL 硝酸银滴定液（0.1mol/L）相当于 24.83mg 的异戊巴比妥钠，试计算异戊巴比妥钠的含量。

第十二章
头孢菌素类药物的质量分析

学习目标

通过本章的学习，掌握头孢拉定原料药及其制剂的质量分析方法。

知识要求

头孢拉定的结构性质及理化特点；
头孢菌素类药物及其制剂常用鉴别、检查、含量测定方法和原理；
胶囊剂、注射剂的常规检查方法及注意事项。

能力要求

能依据药典熟练完成头孢拉定原料药及其制剂的检验，填写检验报告和检验记录。熟悉头孢类抗生素的共性特点；
能够灵活应用高效液相色谱法完成药品的鉴别、检查和含量测定。

抗生素类药物是临床上常用的一类重要药物，临床上使用的抗生素主要由生物合成，经过发酵和提纯两步制得；也有少数是利用合成或半合成方法制得。《中国药典》（2020）共收载抗生素类原料药及其制剂近 300 个品种。本章重点讨论头孢菌素类抗生素及其制剂的质量分析与检测问题。

第一节 概述

头孢菌素（Cephalosporins）系由冠头孢菌的培养液中分离出的头孢菌素 C（Cephalosporin C），经半合成制得的一类具有头孢烯母核的 β- 内酰胺抗生素。头孢菌素类抗生素是临床上最常用的抗生素之一，主要来源于生物发酵、半合成。由于生物发酵的生产技术比较复杂、异物污染的可能性较大，同其他类抗生素一样，产品虽然经过精制提纯，成品中仍不可避免含有杂质，如无机盐、脂肪、各种蛋白及其降解产物以及色素、热源、毒性物质等，为保证临床用药的安全和有效,根据抗生素的性质以及生产方法的特殊性和复杂性,各国药典均对包括头孢菌素在内的抗生素类药物制定了严格的质量控制内容。如"检查"项下除规定了水分、溶液的澄清度与颜色、酸碱度、硫酸盐、炽灼残渣、重金属等常规分析项目外,还要对异常毒性、细菌内毒素、降压物质、无菌等进行检查。

一、结构及理化性质

1. 化学结构

头孢菌素类分子结构中含有 β-内酰胺环,与分子中的氢化噻嗪环构成其基本母核,成为7-氨基头孢烷酸(7-aminocephalosporanic acid,7-ACA)。头孢菌素分子中含有两个手性碳原子(C6,C7)。R 和 R^1 取代基的不同,构成了不同的头孢菌素,主要有头孢氨苄、头孢克洛、头孢拉定、头孢羟氨苄以及头孢他啶等。《中国药典》(2020)收载的部分头孢菌素类药物见表12-1。

A—β-内酰胺环;B—氢化噻嗪环

表12-1 《中国药典》(2020)收载的部分头孢菌素类药物

药　物	R基	R^1基
头孢拉定(cefradine)	(氨基-环己烯基甲基)	H
头孢氨苄(cefalixin)	(氨基-苯基甲基)	H
头孢羟氨苄(cefadroxil)	(氨基-对羟苯基甲基)	H
头孢噻吩钠(cefalotin sodium)	—CH₂-(噻吩基)	—OCOCH₃
头孢噻肟钠(cefotaxime sodium)	(甲氧亚氨基-氨基噻唑基)	—OCOCH₃

2. 主要理化性质

(1)**性状** 头孢菌素类药物均为白色、类白色或微黄色结晶性粉末,其分子中的游离羧基具有较强的酸性,能与无机碱或某些有机碱作用成盐,如头孢哌酮钠、头孢曲松钠等。其碱金属盐易溶于水,其有机碱盐难溶于水,易溶于甲醇等有机溶剂。

(2)**旋光性** 头孢菌素类药物分子中含有两个手性碳原子,有旋光性。利用这一特点,可对本类药物进行定性和定量分析。

(3)**紫外吸收** 头孢菌素类母核部分具有 O=C—N—C=C 结构,故有紫外吸收。如头孢曲松钠鉴别:取本品,精密称定,加水溶解并定量稀释制成每1mL约含10μg的溶液,照紫外-可见分光光度法,在 241nm 的波长处测定吸收度,吸收系数为 495～545。

(4) β-内酰胺的不稳定性　β-内酰胺环是该类抗生素的结构活性中心,同时也是结构中最不稳定的部分,其稳定性与含水量和纯度有很大关系。头孢菌素类抗生素干燥粉末于 25℃ 密封保存,可储存 3 年以上,但其水溶液于 25℃ 放置 24h 约损失活性 8%。此外,酸、碱、β-内酰胺酶、胺类(包括胺、氨基酸、羟胺等)均能促使药物降解。

二、鉴别试验

1. 钠盐的火焰反应

头孢菌素族药物多是制成钠盐供临床使用,因而可利用其火焰反应进行鉴别。鉴别方法:取铂丝,用盐酸湿润后蘸取供试品,在无色火焰中燃烧,火焰即显鲜黄色。

2. 呈色反应

(1) 羟肟酸铁反应　头孢菌素在碱性中与羟胺作用,β-内酰胺环破裂生成羟肟酸,在稀酸中与高铁离子呈色。如头孢氨苄呈红褐色至褐色,头孢噻吩钠呈红褐色,头孢唑啉钠和头孢哌酮呈红棕色。

(2) 茚三酮反应　本类药物中侧链取代基含有 α-氨基结构的可显茚三酮反应。如头孢氨苄、头孢羟氨苄、头孢拉定、头孢克洛的侧链均为氨苄基,《中国药典》(2020)采用 TLC 法,以茚三酮为显色剂,鉴别头孢拉定、头孢克洛原料及其制剂。

(3) 其他呈色反应　头孢菌素族 C7 位侧链含有—C_6H_5—OH 基团时,能与重氮苯磺酸试液产生偶合反应,显橙黄色。头孢菌素能与硫酸-硝酸反应后呈色。如头孢噻吩钠呈红棕色,头孢氨苄呈黄色,头孢噻肟钠呈亮黄色。有些国外药典也采用此法鉴别。

3. 紫外分光光度法(最大吸收波长鉴别法)

将供试品配成适当浓度的水溶液,直接进行紫外分光光度法检测,根据其吸收光谱的最大吸收波长进行鉴别。《中国药典》(2020)收载的头孢唑啉钠采用此法鉴别。取本品适量,加水制成每 1mL 中约含 16μg 的溶液,照分光光度法 [《中国药典》(2020)通则 0401] 测定,在 272nm 的波长处有最大吸收。

4. 红外光谱法

红外光谱反映了分子的结构特征,该法具有专属性高的特点,各国药典对收载的 β-内酰胺类抗生素几乎均采用了本法进行鉴别,《中国药典》(2020)也用于头孢菌素类药物的鉴别。

5. 色谱法

高效液相色谱法(HPLC)和薄层色谱法(TLC)被广泛应用于本类药物的鉴别。利用比较供试品和对照品主峰的保留时间(t_R)或斑点的比移值(R_f)是否一致进行鉴别。《中国药典》（2020）收载的头孢菌素类抗生素均采用 HPLC 法进行鉴别。如头孢地秦钠规定，在含量测定项下记录的色谱图中，供试品主峰的保留时间应与对照品溶液主峰的保留时间一致。

此外，部分药物还采用薄层色谱法进行鉴别。《中国药典》（2020）对头孢孟多酯钠的鉴别：取本品与头孢孟多酯钠对照品，分别加展开剂制成每 1mL 中含 2mg 的溶液，作为供试品溶液与对照品溶液，照薄层色谱法（通则 0502）试验，吸取上述两种溶液各 5μL，分别点于同一硅胶 GF254 薄层板上，以乙酸乙酯 - 丙酮 - 冰醋酸 - 水（5：2：1：1）为展开剂，展开，晾干，置于紫外光灯（254nm）下检视，供试品所显斑点的颜色和位置应与对照品溶液的主斑点相同。

三、检查

头孢菌素类抗生素生产工艺复杂，生产工艺不易控制，异物污染可能性较大。同时，本类药物结构复杂，导致同系物、异构体多，以及 β- 内酰胺环本身的不稳定性，导致本类药物中易引入较多杂质，特殊杂质检查项目主要有高分子聚合物、有关物质、异构体等，此外，还包括残留溶剂、水分、炽灼残渣、重金属、可见异物、不溶性微粒、细菌内毒素、无菌等常规检查和安全性检查。

（一）特殊杂质的检查

1. 高分子聚合物的检查

抗生素类药物临床上最常见的不良反应就是过敏反应。引发 β- 内酰胺类抗生素过敏反应是其中存在的高分子聚合物。高分子聚合物是指分子量大于药物本身的杂质总称，按其来源通常分为外源性杂质（蛋白、多肽类杂质）和内源性杂质（聚合物类）。外源性杂质一般来源于发酵工艺，随着现代生产工艺的不断改进和提高，外源性杂质日趋减少，因此对内源性杂质的控制是当前抗生素高分子杂质质量控制的重点。内源性杂质是抗生素药物自身聚合产物，由生产过程、储存或在用药时使用不当产生。

> **思想加油站**
>
> **β- 内酰胺类抗生素的过敏反应**
>
> β- 内酰胺类抗生素最大的不良反应就是过敏，主要表现为皮疹甚至休克、死亡，其中青霉素的过敏反应发生率是头孢菌素的 4 倍。引发 β- 内酰胺类抗生素过敏反应的并非药物本身，而是药物中的一类特殊杂质——高分子聚合物。
>
> 青霉素的过敏反应可致人死亡，严重危及人民用药安全。药品的安全关系到我们每一个人、每一个家庭的幸福。作为药学工作人员，要时刻牢记药品质量控制的重要意义，牢记身上肩负的责任和使命，强化职业责任感，不负重托，严把质量关。同学们，作为药品质检人员，请大家结合专业所学，讨论如何对 β- 内酰胺类抗生素进行质量控制，从而保障药品安全。

《中国药典》（2020）采用分子排阻色谱法，以自身对照外标法控制某些 β- 内酰胺类抗生素品种中高分子杂质的含量。分子排阻色谱法的分离原理为凝胶色谱柱的分子筛机制。色谱柱多以亲水硅胶、凝胶或经修饰凝胶如葡聚糖凝胶 Sephadex 和聚丙烯酰胺凝胶 Sepherose 等为填充剂，这些填充剂表面分布着不同尺寸的孔径，药物分子进入色谱柱后，它们中的不同组分按其大小进入相应的孔径内，大小大于所有孔径的分子不能进入填充剂颗粒内部，在色谱过程中不被保留，最早被流动相洗脱至柱外，表现为保留时间较短；大小小于所有孔径的分子能自由进入填充剂表面的所有孔径，在柱子中滞留时间较长，表现为保留时间较长；其余分子则按分子大小依次被洗脱。《中国药典》（2020）规定头孢他啶、头孢曲松、头孢呋辛钠等多个品种进行聚合物检查。

2. 有关物质和异构体的检查

本类药物多采用半合成方法制备，在生产中容易引入原料、中间体、副产物等杂质，统称有关物质。有些药物在生产过程中还可能发生空间立体结构的改变，生成异构体等。《中国药典》（2020）规定检查方法全部采用灵敏度较高的 HPLC 法。

头孢丙烯中容易引入异构体头孢丙烯（E），《中国药典》（2020）规定头孢丙烯中头孢丙烯（E）异构体比率：在含量测定项下记录的供试品溶液色谱图中，头孢丙烯（E）异构体的含量与头孢丙烯（Z）、（E）异构体含量和之比应为 0.06～0.11。

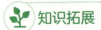

头孢氨苄中有关物质的检查

精密称取本品适量，加流动相 A 溶解并稀释制成每 1mL 中含 1.0mg 的溶液，作为供试品溶液，精密量取 1mL，置 100mL 量瓶中，用流动相 A 稀释至刻度，摇匀，作为对照溶液；取 7-氨基去乙酰氧基头孢烷酸对照品和 α-苯甘氨酸对照品各约 10mg，精密称定，置同一 100mL 量瓶中，先加 pH7.0 磷酸盐缓冲液约 20mL 超声使溶解，再加流动相 A 稀释至刻度，摇匀。精密量取 2.0mL，置 20mL 量瓶中，用流动相 A 稀释至刻度，摇匀，作为杂质对照品溶液。照高效液相色谱法（通则 0512）测定，用十八烷基硅烷键合硅胶为填充剂；流动相 A 为 pH5.0 磷酸盐缓冲液（取 0.2mol/L 磷酸二氢钠溶液一定量，用氢氧化钠试液调节 pH 值至 5.0），流动相 B 为甲醇，流速为每分钟 1.0mL，线性梯度洗脱；检测波长为 220nm，取杂质对照品溶液 20μL，注入液相色谱仪，记录色谱图，7-氨基去乙酰氧基头孢烷酸峰与 α-苯甘氨酸峰的分离度应符合要求。取对照溶液 20μL，注入液相色谱仪，调节检测灵敏度，使主成分色谱峰的峰高约为满量程的 20%～25%。精密量取供试品溶液、对照溶液及杂质对照品溶液各 20μL，分别注入液相色谱仪，记录色谱图至供试品溶液主峰保留时间的 2 倍。供试品溶液色谱图中如有杂质峰，含 7-氨基去乙酰氧基头孢烷酸峰与 α-苯甘氨酸峰按外标以峰面积计算，均不得过 1.0%；除 7-氨基去乙酰氧基头孢烷酸峰与 α-苯甘氨酸峰外，其他单个杂质的峰面积不得大于对照溶液主峰面积的 1.5 倍（1.5%），其他各杂质峰面积的和不得大于对照溶液主峰面积的 2.5 倍（2.5%）。（供试品溶液中任何小于对照溶液主峰面积 0.05 倍的峰可忽略不计）。

（二）安全性检查

1. 可见异物及不溶性微粒

可见异物是指存在于注射剂、滴眼剂中，在规定条件下目视可以观测到的任何不溶性物质，其粒径或长度通常大于 50μm，检查方法常采用灯检法。可见异物检查一般检出 50μm 以上的微粒，《中国药典》（2020）还规定头孢菌素类抗生素进行不溶性微粒检查。如头孢曲松钠中可见异物的检查：取本品 5 份，每份各 2g，用微粒检查用水溶解，依法检查（通则 0904），应符合规定。不溶性微粒的检查：取本品 3 份，加微粒检查用水制成每 1mL 中含 50mg 的溶液，依法检查（通则 0903），每 1g 样品中，含 10μm 以上的微粒不得过 6000 粒，含 25μm 以上的微粒不得过 600 粒。

2. 细菌内毒素

细菌内毒素是细菌细胞壁的组分，由脂多糖组成。细菌内毒素是对人和实验动物制热性最强的一种生物活性物质，是热源的主要成分。因此，细菌内毒素检查是抗生素质量控制中的一项重要指标。内毒素的量用内毒素单位（EU）表示。《中国药典》（2020）利用鲎试剂来检测或量化有革兰阴性菌产生的细菌内毒素，以判断供试品中细菌内毒素的含量是否符合规定。如《中国药典》（2020）规定，头孢替唑钠应检查细菌内毒素，方法为：取本品依法检查（通则1143），每1mg头孢替唑中含内毒素的量应小于0.075EU。

3. 无菌

无菌检查法系用于确定要求无菌的药品、医疗器具、原料、辅料及要求无菌的其他品种是否无菌的一种方法。若供试品符合无菌检查法的规定，仅表明了供试品在该检验条件下未发现微生物污染。用微生物发酵工艺提取的头孢菌素类抗生素容易引入细菌，为保证用药安全，《中国药典》（2020）规定头孢菌素类抗生素原料药及注射用制剂进行无菌检查。如头孢曲松钠的无菌检查，方法为：取本品，加0.9%无菌氯化钠溶液500mL使之溶解，用薄膜过滤法处理，冲洗液用量不少于400mL/膜，分次冲洗后，在硫乙醇酸盐流体培养基中加青霉素酶约600万单位，以金黄色葡萄球菌为阳性对照菌。依法检查（通则1101），应符合规定。

四、含量测定

《中国药典》（2020）收载的本类药物及其制剂有60多种，含量测定方法均采用高效液相色谱法。高效液相色谱法能较好地分离供试品中可能存在的降解产物、未除尽的原料及中间体等杂质，并能准确定量，具有快速、高效、选择性强、重现性好等特点，受到各国药典的重视。以头孢唑啉钠的含量测定为例，条件和方法如下。

1. 色谱条件与系统适用性试验

用十八烷基硅烷键合硅胶为填充剂；以磷酸氢二钠、枸橼酸溶液（取无水磷酸氢二钠1.33g与枸橼酸1.12g，加水溶解并稀释成1000mL）-乙腈（88∶12）为流动相；检测波长为254nm，头孢唑啉的保留时间约为7.5min。

2. 测定方法

取供试品适量，精密称定，加流动相溶解并稀释成每1mL中约含0.1mg的溶液，摇匀，取10μL注入液相色谱仪，记录色谱图；另取头孢唑啉对照品适量，加磷酸盐冲液（pH=7.0）5mL溶解后，再加流动相稀释，同法测定。按外标法以峰面积计算出供试品中$C_{14}H_{14}N_8O_4S_3$的含量。

第二节 头孢拉定原料药的分析

头孢拉定为半合成的第一代头孢菌素，制品为一水合物，其游离酸供口服用。临床广泛应用于敏感菌所致的急性咽炎、扁桃体炎、中耳炎、支气管炎和肺炎等呼吸道感染、泌尿生殖道感染及皮肤软组织感染等。常用剂型包括胶囊、片剂、颗粒剂、干混悬剂及注射剂。

> **知识拓展**
>
> **头孢拉定** 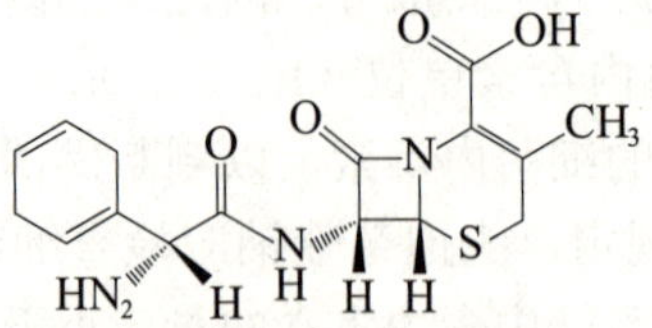
>
>
>
> 化学名为(6R,7R)-7-[(R)-2-氨基-2-(1,4-环己烯基)乙酰氨基]-3-甲基-8-氧代-5-硫杂-1-氮杂双环[4,2,0]辛-2-烯-2-羧酸。分子式：$C_{16}H_{19}N_3O_4S$；分子量349.40。

一、性状

头孢拉定为白色或类白色结晶性粉末，微臭，按无水物计算，含 $C_{16}H_{19}N_3O_4S$ 不得少于90.0%。在水中略溶，在乙醇、氯仿或乙醚中几乎不溶。

头孢拉定含有两个手性碳原子，有旋光性。《中国药典》（2020）规定比旋度的检查，方法为：取本品精密称定，加醋酸盐缓冲液（取醋酸钠1.36g，加水约50mL溶解，用冰醋酸调节pH值至4.6，加水稀释至100mL）溶解并制成每1mL中含10mg的溶液。依法测定 [《中国药典》（2020）通则0621]，比旋度为+80°～+90°。

二、鉴别

《中国药典》（2020）共收载了三种鉴别方法，其中前两项选做一项。

1. TLC 法

取本品和头孢拉定对照品各适量，分别加水制成每1mL中含6mg的溶液。照薄层色谱法[《中国药典》（2020）通则0502]试验，吸取上述两种溶液各3μL，分别点于同一硅胶G薄层板[经105℃活化1h后，置5%（体积分数）正十四烷的正己烷溶液中，展开至薄层板的顶部，晾干]上，以0.1mol/L枸橼酸溶液-0.2mol/L磷酸氢二钠溶液-丙酮（60∶40∶1.5）为展开剂，展开后，于105℃加热5min，取出，立即喷以用展开剂制成的0.1%茚三酮溶液，在105℃加热15min检视。供试品溶液所显主斑点的位置和颜色应与对照品溶液所显主斑点的位置和颜色相同。

2. 含量测定法

在含量测定项下记录的色谱图中，供试品溶液主峰的保留时间应与对照品溶液主峰的保留时间一致。

3. 红外分光光度法

取本品适量溶于甲醇，于室温挥发至干，取残渣照红外分光光度法 [《中国药典》（2020）通则0402] 测定，本品的红外光吸收图谱应与对照的图谱（光谱集722图）一致。

三、检查

（一）一般性检查

1. 结晶性

取本品少许，依法检查 [《中国药典》（2020）通则0981]，应符合规定。

2. 酸度

取本品加水制成每 1mL 中含 10mg 的溶液，依法测定 [《中国药典》（2020）通则 0631]，pH 值应为 3.5 ～ 6.0。

3. 溶液的澄清度与颜色

取本品 5 份，每一份各 0.55g，分别加碳酸钠 0.15g 和水 5mL 溶解后，溶液应澄清无色；如显浑浊，与 1 号浊度标准液 [《中国药典》（2020）通则 0902 第一法] 比较，均不得更浓；如显色，与黄色或黄绿色 5 号标准比色液 [《中国药典》（2020）通则 0901 第一法] 比较，均不得更深（供注射用）。

4. 水分

取本品，照水分测定法 [《中国药典》（2020）通则 0832 第一法] 测定，含水分不得超过 6.0%。

5. 炽灼残渣

取本品 1.0g，依法检查 [《中国药典》（2020）通则 0841]，遗留残渣不得超过 0.2%。

6. 重金属

取炽灼残渣项下遗留的残渣，依法检查 [《中国药典》（2020）通则 0821 第二法]，含重金属不得超过 20mg/L。

（二）特殊杂质的检查

头孢拉定一般以 7-ADCA 为原料，经成盐保护、缩合、水解、结晶等过程制得，产品中可能含有未反应的原料、副产物及中间体。《中国药典》（2020）规定本品检查结晶性、酸度、有关物质、高分子聚合物等。含量测定采用 HPLC 法测定。

1. 头孢氨苄

照含量测定项下的方法制备供试品溶液；另取头孢氨苄对照品约 20mg，精密称定，置于 50mL 容量瓶中，加流动相约 30mL，置于超声波浴中使之溶解，再加流动相稀释至刻度，摇匀作为储备液，精密量取 5mL，置于 50mL 容量瓶中，加流动相稀释至刻度，摇匀，作为对照液。照含量测定项下的色谱条件，取对照品溶液 10μL，注入液相色谱仪，调节检测灵敏度，使对照品溶液主成分色谱峰的峰高为满量程的 20% ～ 25%。精密量取供试品溶液和对照品溶液各 10μL，分别注入液相色谱仪，记录色谱图，按外标法以峰面积计算，含头孢氨苄不得超过 5.0%（以无水物计）。

2. 有关物质

精密称取本品适量，加流动相溶解并稀释制成每 1mL 中含 1mg 的溶液，作为供试品溶液；精密量取适量，用流动相定量稀释制成每 1mL 中含 5μg 的溶液，作为对照溶液；另精密称取头孢氨苄、双氢苯甘氨酸和 7- 氨基去乙酰氧基头孢烷酸对照品各适量，置于同一容量瓶中，用对照溶液溶解并稀释制成每 1mL 中含上述 3 种杂质对照品各 10μg 的混合溶液，作为杂质对照品溶液。照含量测定项下色谱条件，取杂质对照品溶液 20μL，注入液相色谱仪，以 220nm 为检测波长，洗脱顺序依次为：7- 氨基去乙酰氧基头孢烷酸、双氢苯甘氨酸、头孢氨苄和头孢拉定，各峰之间的分离度均应符合要求。精密量取对照溶液 20μL，注入色谱仪，以 254nm 为检测波长，调节检测灵敏度，使主成分峰的峰高为满量程的 20% ～ 25%。再分别精密量取供试品溶液、杂质对照品溶液和对照溶液各 20μL，注入液相色谱仪，先以 254nm 为检测波长测定，再以 220nm 为检测波长重新进样，分别记录色谱图至主成分峰保留时间的 2.5 倍，供试品溶液色谱图中如有杂质峰，除头孢氨苄外，含双氢苯甘氨酸（220nm

检测）和 7-氨基去乙酰氧基头孢烷酸（254nm 检测），按外标法以峰面积计算，不得超过 1.0%；其他单个杂质（254nm 检测）峰面积不得大于对照溶液主峰面积的 4 倍（2.0%），其他各杂质（254nm 检测）峰面积的和不得大于对照溶液主峰面积的 5 倍（2.5%）。

3. 头孢拉定聚合物

《中国药典》（2020）采用分子排阻色谱法（通则 0514），以自身对照外标法控制头孢拉定中头孢拉定聚合物的含量。分子排阻色谱法的分离原理为凝胶色谱柱的分子筛机制。利用凝胶色谱柱的分子筛机制，让药物分子自由进入凝胶颗粒内部，而让高分子杂质被排阻。由于分子大小的差异，色谱过程中凝胶的药物的吸附作用大于对高分子杂质的吸附作用，从而使药物和高分子杂质分离。在特定的条件下，药物可以缔合成与高分子杂质有相似色谱行为的缔合物，得到单一的色谱峰，以药物自身为对照品，测定其在该特定条件下的峰相应指标；再改变色谱条件，测定供试品中高分子杂质和药物分离后，相应位置高分子杂质的峰相应指标；按外标法计算，即得供试品中高分子杂质相当药物本身的相对含量。检查方法如下。

（1）色谱条件与系统适用性试验　用葡聚糖凝胶 G-10（40～120μm）为填充剂，玻璃柱内径 1.0～1.6cm，柱高度 30～45cm。以 pH 值为 8.0 的 0.2mol/L 磷酸盐缓冲液 [0.2mol/L 磷酸氢二钠溶液-0.2mol/L 磷酸二氢钠溶液（95∶5）] 为流动相 A，以水为流动相 B，流速为每分钟 1.0～1.5mL，检测波长为 254nm。量取 0.2mg/mL 蓝色葡聚糖 2000 溶液 100μL，注入液相色谱仪，分别以流动相 A、B 进行测定，记录色谱图。按蓝色葡聚糖 2000 峰计算理论板数均不低于 400，拖尾因子均应小于 2.0。在两种流动相系统中蓝色葡聚糖 2000 峰的保留时间比值应在 0.93～1.07 之间，对照溶液主峰与供试品溶液中聚合物峰与相应色谱系统中蓝色葡聚糖 2000 峰的保留时间的比值均应在 0.93～1.07 之间。称取头孢拉定约 0.2g 置于 10mL 容量瓶中，加 2% 无水碳酸钠溶液 4mL 使之溶解后，加 0.6mg/mL 的蓝色葡聚糖 2000 溶液 5mL，用水稀释至刻度，摇匀。量取 100μL 注入液相色谱仪，用流动相 A 进行测定，记录色谱图。高聚体的峰高与单体和高聚体之间的谷高比应大于 2.0。另以流动相 B 为流动相，精密量取对照溶液 100μL，连续进样 5 次，峰面积的相对标准偏差应不大于 5.0%（对照溶液进行测定前，先用含 0.2mol/L 氢氧化钠与 0.5mol/L 氯化钠的混合溶液 150～200mL 冲洗凝胶柱，再用水冲洗至中性）。

（2）对照溶液的制备　取头孢拉定对照品适量，精密称定，加水溶解并定量制成每 1mL 中约含头孢拉定 10μg 的溶液。

（3）测定法　取本品约 0.2g，精密称定，置于 10mL 容量瓶中，加 2% 无水碳酸钠溶液 4mL，使之溶解后，用水稀释至刻度，摇匀。立即精密量取 100μL 注入液相色谱仪，以流动相 A 为流动相进行测定，记录色谱图。另精密量取对照溶液 100μL 注入液相色谱仪，以流动相 B 为流动相进行测定，记录色谱图。按外标法以峰面积计算，含头孢拉定聚合物以头孢拉定计不得超过 0.05%。

（三）安全性检查

1. 细菌内毒素

取本品，加碳酸钠溶液（称取经 170℃加热 4h 以上的碳酸钠 2.56g，加注射用水溶解并稀释至 100mL）使之溶解，依法检查 [《中国药典》（2020）通则 1143]，每 1mg 头孢拉定中含内毒素的量应小于 0.20EU（供注射用）。

2. 无菌

取本品，用 2.6% 无菌碳酸钠溶液溶解后，转移至不少于 500mL 的 0.9% 无菌氯化钠溶液中，用薄膜过滤法处理后，依法检查 [《中国药典》（2020）通则 1101]，应符合规定（供注射用）。

3. 可见异物

取本品 5 份，每份各 2g，加微粒检查，用水制成每 1mL 中含 0.1g 的溶液，依法检查 [《中国药典》（2020）通则 0904]，应符合规定。

4. 不溶性微粒

取本品 3 份，加微粒检查，用水制成每 1mL 中含 40mg 的溶液，依法检查 [《中国药典》（2020）通则 0903]，每 1g 样品中，含 10μm 以上的微粒不得超过 6000 粒，含 25μm 以上的微粒不得超过 600 粒。

四、含量测定

照高效液相色谱法测定 [《中国药典》（2020）通则 0512]。

（1）色谱条件与系统适用性试验　用十八烷基硅烷键合硅胶为填充剂；水 - 甲醇 -3.86% 醋酸钠溶液 -4% 醋酸溶液（1564：400：30：6）为流动相；流速为 0.7～0.9mL/min；检测波长为 254nm。取头孢拉定对照品溶液 10 份和头孢氨苄对照品储备液（0.4mg/mL）1 份，混匀，取 10μL 注入液相色谱仪测定，头孢拉定峰和头孢氨苄峰的分离度应符合要求。理论板数按头孢拉定峰计算不低于 2500。

（2）测定法　取本品约 70mg，精密称定，置于 100mL 容量瓶中，加流动相约 70mL，超声使之溶解，再用流动相稀释至刻度，摇匀，精密量取 10μL 注入液相色谱仪，记录色谱图；另取头孢拉定对照品溶液，同法测定。按外标法以峰面积计算，即得。

【实例解析】头孢拉定原料药的含量测定

按无水物计算，含 $C_{16}H_{19}N_3O_4S$ 不得少于 90.0%。

测定法：照高效液相色谱法测定 [《中国药典》（2020）通则 0512]HPLC 法。取本品约 70mg，精密称定，置于 100mL 容量瓶中，加流动相约 70mL，置于超声波浴中使之溶解，再加流动相稀释至刻度，摇匀，取 10μL 注入液相色谱仪，记录色谱图；另取头孢拉定对照品溶液，同法测定。按外标法，以峰面积计算供试品中 $C_{16}H_{19}N_3O_4S$ 的含量。

色谱仪：Agilent 色谱仪

色谱柱：Luna C_{18}（2）5μm 150mm×4.6mm

流动相：水 - 甲醇 -3.86% 醋酸钠溶液 -4% 醋酸溶液（1564：400：30：6）

流速：1.0mL/min

进样体积：10μL

检测波长：254nm

实验数据：供试品取样量 0.0722g，供试品含水分 5.0%，头孢拉定对照品溶液 0.7mg/mL。头孢拉定供试品峰面积 9176681；头孢拉定对照品峰面积 9078644。

结果：头孢拉定含量（%）= $\dfrac{9078644 \times 0.7}{9732430 \times 0.722 \times (1-5\%)} \times 100\% = 95.2\%$

结论：符合规定。

第三节　头孢拉定胶囊的分析

头孢拉定胶囊为头孢拉定制成的供口服用的胶囊制剂，是最常用的口服制剂之一，内容物为白色至淡黄色粉末或颗粒，含头孢拉定应为标示量的 90.0%～110.0%。本品在酸性条件下稳定，空腹时服用吸收迅速，适用于敏感菌所致的急性咽炎、扁桃体炎、中耳炎、支气管炎和肺炎等呼吸道感染、泌尿生殖道感染及皮肤软组织感染等，不宜用于严重感染。本品需密封，在阴暗处保存，常用规格为 0.125g、0.25g 以及 0.5g。

一、鉴别

取本品的内容物，照头孢拉定项下的鉴别（1）或（2）项试验，显相同的结果。

二、检查

1. 头孢氨苄

精密称取本品适量，按含量测定项下的方法制备供试品溶液，照头孢拉定项下的方法测定，含头孢氨苄不得超过头孢拉定和头孢氨苄总量的 6.0%。

2. 有关物质

取装量差异项下的内容物，混合均匀，精密称取适量，加流动相溶解并稀释成每 1mL 中含头孢拉定 1mg 的溶液，作为供试品溶液。照头孢拉定项下的方法测定，检测波长为 254nm。供试品溶液色谱图中如有杂质峰，除头孢氨苄外，含 7- 氨基去乙酰氧基头孢烷酸，按外标法以峰面积计算，不得超过 1.0%；其他单个杂质峰面积不得大于对照溶液主峰面积的 5 倍（2.5%），其他各杂质峰面积的和不得大于对照溶液主峰面积的 6 倍（3.0%）。

3. 水分

取本品，照水分测定法 [《中国药典》（2020）通则 0832 第一法] 测定，含水分不得超过 7.0%。

4. 溶出度

取本品，照溶出度测定法 [《中国药典》（2020）通则 0931 第一法]，以 0.1mol/L 盐酸溶液 900mL 为溶出介质，转速为 100r/min，依法操作，45min 时，取溶液适量，滤过，精密量取续滤液适量，用溶出介质稀释成每 1mL 中约含 25μg 的溶液，照紫外 - 可见分光光度法（通则 0401），在 255nm 的波长处测定吸光度；另取装量差异项下的内容物，混合均匀，精密称取适量（相当于平均装量），按标示量加溶出介质制成每 1mL 中含 25μg 的溶液，滤过，同法测定，计算每粒的溶出量。限度为 80%，应符合规定。

5. 其他

应符合胶囊剂项下有关的各项规定 [《中国药典》（2020）通则 0103]。

三、含量测定

取装量差异项下的内容物，混合均匀，精密称取细粉适量（约相当于头孢拉定 70mg），置于 100mL 容量瓶中，加流动相 70mL，置超声波浴中 15min，再振摇 10min，使头孢拉定溶解，再加流动相稀释至刻度，摇匀，滤过，取续滤液，照头孢拉定项下的方法测定，即得。

第四节 注射用头孢拉定的分析

本品为头孢拉定加适量助溶剂制成的白色或类白色无菌粉末。按平均装量计算，含头孢拉定应为标示量的 95.0% ~ 115.0%。

一、鉴别

在含量测定项下记录的色谱图中，供试品溶液主峰的保留时间应与对照品溶液主峰的保留时间一致。

> **知识拓展**
>
> **注射用头孢拉定**
>
> 本品为白色或类白色粉末。肌内、静脉注射或静脉滴注。静脉滴注本品 0.5g，5min 后血药浓度为 46mg/L，肌内注射 0.5g 后平均 6mg/L 的血药峰浓度（C_{max}）于给药后 1 ~ 2h 到达。适用于敏感菌所致的急性咽炎、扁桃体炎、中耳炎、支气管炎和肺炎等呼吸道感染、泌尿生殖道感染及皮肤软组织感染等。静脉滴注、静脉注射或肌内注射，成人，一次 0.5 ~ 1.0g，每 6 小时 1 次，一日最高剂量为 8g。儿童（1 周岁以上）按体重一次 12.5 ~ 25mg/kg，每 6 小时 1 次。配制肌内注射用药时，将 2mL 注射用水加入 0.5g 装瓶内，须作深部肌内注射。配制静脉注射液时，将至少 10mL 注射用水或 5% 葡萄糖注射液分别注入 0.5g 装瓶内。于 5min 内注射完毕。配制静脉滴注液时，将适宜的稀释液 10mL 分别注入 0.5g 装瓶内，然后再以氯化钠注射液或 5% 葡萄糖液做进一步稀释。

二、检查

1. 碱度

取本品，加水制成每 1mL 中含头孢拉定 0.1g 的溶液，依法测定 [《中国药典》（2020）通则 0631]，pH 值应为 8.0 ~ 9.6。

2. 溶液的澄清度与颜色

取本品 5 瓶，分别按标示量加水制成每 1mL 中含头孢拉定 0.1g 的溶液，溶液应澄清无色；如显浑浊，与 1 号浊度标准液 [《中国药典》（2020）通则 0902 第一法] 比较，均不得更浓；如显色，与黄色或黄绿色 8 号标准比色液 [《中国药典》（2020）通则 0901 第一法] 比较，均不得更深。

3. 头孢氨苄

取本品，照头孢拉定项下的方法检查，含头孢氨苄不得超过头孢拉定和头孢氨苄总量的 6.0%。

4. 有关物质

取装量差异项下的内容物，混合均匀，精密称取适量，加流动相溶解并稀释成每 1mL

中含头孢拉定 1mg 的溶液,作为供试品溶液。照头孢拉定项下的方法测定,检测波长为 254nm。供试品溶液色谱图中如有杂质峰,除头孢氨苄外,含 7-氨基去乙酰氧基头孢烷酸按外标法以峰面积计算,不得超过 1.0%;其他单个杂质峰面积不得大于对照溶液主峰面积的 5 倍(2.5%),其他各杂质峰面积的和不得大于对照溶液主峰面积的 6 倍(3.0%)。

5. 水分

取本品(含精氨酸),照水分测定法 [《中国药典》(2020) 通则 0832 第一法] 测定,含水分不得超过 5.0%。

6. 细菌内毒素

取本品,依法检查 [《中国药典》(2020) 通则 1143],每 1mg 头孢拉定中含内毒素的量应小于 0.20EU。

7. 无菌

取本品,用适当溶剂溶解后转移至不少于 500mL 的 0.9% 无菌氯化钠溶液中,用薄膜过滤法处理后,依法检查 [《中国药典》(2020) 通则 1101],应符合规定。

8. 其他

应符合注射剂项下有关的各项规定 [《中国药典》(2020) 通则 0102]。

三、含量测定

取装量差异项下的内容物,混合均匀,精密称取适量(约相当于头孢拉定 70mg),置 100mL 量瓶中,加流动相约 70mL,使头孢拉定溶解,再加流动相稀释至刻度,摇匀,照头孢拉定项下的方法测定,即得。

学习小结

本章概述了头孢菌素类药物的结构、性质和分析方法,重点介绍了头孢拉定及其制剂的分析方法。

项目	鉴别试验	检查	含量测定
头孢菌素类药物	呈色反应 UV IR HPLC TLC	高分子聚合物 有关物质 异构体 安全性检查	HPLC 色谱条件与系统适用性试验、测定方法
头孢拉定原料	TLC IR	一般杂质检查:结晶性、酸度、溶液澄清度与颜色、水分、炽灼残渣、重金属 特殊杂质检查:头孢氨苄、有关物质、头孢拉定聚合物 安全性检查	应用 HPLC 测定头孢拉定含量并准确计算
头孢拉定胶囊	TLC 含量测定法	头孢氨苄、水分、有关物质、溶出度; 胶囊剂的常规检查; 装量差异检查法; 崩解时限检查法; 溶出度测定法	HPLC 的应用

续表

项目	鉴别试验	检查	含量测定
注射用头孢拉定	含量测定法	碱度、溶液的澄清度与颜色、头孢氨苄、有关物质；干燥失重、水分、无菌、细菌内毒素；注射剂的常规检查；装量差异检查法	HPLC 的应用

目标检测

1. 简述高效液相色谱法鉴别药物的原理及其操作方法。
2. 生物学法和物理化学法测定抗生素类药物的含量，各具有哪些优缺点？
3. β-内酰胺类抗生素的鉴别方法是根据其分子结构中的哪些基团的性质而拟定的？为什么很多头孢类抗生素的含量测定采用高效液相色谱法分析？

附录

附录一 《中国药典》(2020)凡例

总 则

一、《中华人民共和国药典》简称《中国药典》,依据《中华人民共和国药品管理法》组织制定和颁布实施。《中国药典》一经颁布实施,其同品种的上版标准或其原国家标准即同时停止使用。

《中国药典》由一部、二部、三部、四部及其增补本组成。一部收载中药,二部收载化学药品,三部收载生物制品,四部收载通则和药用辅料。除特别注明版次外,《中国药典》均指现行版《中国药典》。

二、国家药品标准由凡例与正文及其引用的通则共同构成。本部药典收载的凡例与四部收载的通则对未收载入本部药典但经国务院药品监督管理部门颁布的其他化学药品标准具同等效力。

三、凡例是正确使用《中国药典》进行药品质量检定的基本原则,是对《中国药典》正文、通则及与质量检定有关的共性问题的统一规定。

四、凡例和通则中采用"除另有规定外"这一用语,表示存在与凡例或通则有关规定不一致的情况时,则在正文中另作规定,并按此规定执行。

五、正文中引用的药品系指本版药典收载的品种,其质量应符合相应的规定。

六、正文所设各项规定是针对符合《药品生产质量管理规范》(Good Manufacturing Practices,GMP)的产品而言。任何违反GMP或有未经批准添加物质所生产的药品,即使符合《中国药典》或按照《中国药典》没有检出其添加物质或相关杂质,亦不能认为其符合规定。

七、《中国药典》的英文名称为Pharmacopoeia of The People's Republic of China;英文简称为Chinese Pharmacopoeia;英文缩写为ChP。

正 文

八、《中国药典》各品种项下收载的内容为标准正文。正文系根据药物自身的理化与生物学特性,按照批准的处方来源、生产工艺、贮藏运输条件等所制定的、用以检测药品质量是否达到用药要求并衡量其质量是否稳定均一的技术规定。

九、正文内容根据品种和剂型的不同,按顺序可分别列有:(1)品名(包括中文名、汉语拼音与英文名);(2)有机药物的结构式;(3)分子式与分子量;(4)来源或有机药物的化学名称；(5)含量或效价规定；(6)处方；(7)制法；(8)性状；(9)鉴别；(10)检查；(11)含量或效价测定；(12)类别；(13)规格；(14)贮藏；(15)制剂；(16)杂质信息等。

原料药与制剂中已知杂质的名称与结构式等信息一般均在原料药正文中列出，相应制剂正文直接引用。

复方制剂中活性成分相互作用产生的杂质，一般列在该品种正文项下。

通　则

十、通则主要收载制剂通则、通用检测方法和指导原则。制剂通则系按照药物剂型分类，针对剂型特点所规定的基本技术要求；通用检测方法系各正文品种进行相同检查项目的检测时所应采用的统一的设备、程序、方法及限度等；指导原则系为执行药典、考察药品质量、起草与复核药品标准等所制定的指导性规定。

名称与编排

十一、正文收载的药品中文名称通常按照《中国药品通用名称》收载的名称及其命名原则命名，《中国药典》收载的药品中文名称均为法定名称；本部药典收载的原料药英文名除另有规定外，均采用国际非专利药名（International onproprietary Names，INN）。

有机药物的化学名称系根据中国化学会编撰的《有机化学命名原则》命名，母体的选定与国际纯粹与应用化学联合会（International Union of Pure and Applied Chemistry，IUPAC）的命名系统一致。

十二、药品化学结构式按照世界卫生组织（World Health Organization，WHO）推荐的"药品化学结构式书写指南"书写。

十三、正文按药品中文名称笔画顺序排列，同笔画数的字按起笔笔形一丨丿、一的顺序排列；单方制剂排在其原料药后面；放射性药品集中编排；通则包括制剂通则、通用检测方法和指导原则，按分类编码；索引按汉语拼音顺序排序的中文索引、英文名和中文名对照索引排列。

项目与要求

十四、制法项下主要记载药品的重要工艺要求和质量管理要求。

（1）所有药品的生产工艺应经验证，并经国务院药品监督管理部门批准，生产过程均应符合《药品生产质量管理规范》的要求。

（2）来源于动物组织提取的药品，其所用动物种属要明确，所用脏器均应来自经检疫的健康动物，涉及牛源的应取自无牛海绵状脑病地区的健康牛群；来源于人尿提取的药品，均应取自健康人群。上述药品均应有明确的病毒灭活工艺要求以及质量管理要求。

（3）直接用于生产的菌种、毒种、来自人和动物的细胞、DNA重组工程菌及工程细胞，来源途径应经国务院药品监督管理部门批准并应符合国家有关的管理规范。

十五、性状项下记载药品的外观、臭、味、溶解度以及物理常数等。

（1）外观性状是对药品的色泽和外表感观的规定。

（2）溶解度是药品的一种物理性质。各品种项下选用的部分溶剂及其在该溶剂中的溶解性能，可供精制或制备溶液时参考；对在特定溶剂中的溶解性能需作质量控制时，在该品种检查项下另作具体规定。药品的近似溶解度以下列名词术语表示：

极易溶解　　　　　系指溶质1g（mL）能在溶剂不到1mL中溶解；
易溶　　　　　　　系指溶质1g（mL）能在溶剂1～不到10mL中溶解；
溶解　　　　　　　系指溶质1g（mL）能在溶剂10～不到30mL中溶解；

略溶	系指溶质 1g（mL）能在溶剂 30～不到 100mL 中溶解；
微溶	系指溶质 1g（mL）能在溶剂 100～不到 1000mL 中溶解；
极微溶解	系指溶质 1g（mL）能在溶剂 1000～不到 10000mL 中溶解；
几乎不溶或不溶	系指溶质 1g（mL）在溶剂 10000mL 中不能完全溶解。

试验法：除另有规定外，称取研成细粉的供试品或量取液体供试品，于 25℃±2℃一定容量的溶剂中，每隔 5 分钟强力振摇 30 秒钟；观察 30 分钟内的溶解情况，如无目视可见的溶质颗粒或液滴时，即视为完全溶解。

（3）物理常数包括相对密度、馏程、熔点、凝点、比旋度、折光率、黏度、吸收系数、碘值、皂化值和酸值等；其测定结果不仅对药品具有鉴别意义，也可反映药品的纯度，是评价药品质量的主要指标之一。

十六、鉴别项下规定的试验方法，系根据反映该药品某些物理、化学或生物学等特性所进行的药物鉴别试验，不完全代表对该药品化学结构的确证。

十七、检查项下包括反映药品的安全性与有效性的试验方法和限度、均一性与纯度等制备工艺要求等内容；对于规定中的各种杂质检查项目，系指该药品在按既定工艺进行生产和正常贮藏过程中可能含有或产生并需要控制的杂质（如残留溶剂、有关物质等）；改变生产工艺时需另考虑增修订有关项目。

对于生产过程中引入的有机溶剂，应在后续的生产环节予以有效去除。除正文已明确列有"残留溶剂"检查的品种必须对生产过程中引入的有机溶剂依法进行该项检查外，其他未在"残留溶剂"项下明确列出的有机溶剂或未在正文中列有此项检查的各品种，如生产过程中引入或产品中残留有机溶剂，均应按通则"残留溶剂测定法"检查并应符合相应溶剂的限度规定。

采用色谱法检测有关物质时，杂质峰（或斑点）不包括溶剂、辅料或原料药的非活性部分等产生的色谱峰（或斑点）。必要时，可采用适宜的方法对上述非杂质峰（或斑点）进行确认。

处方中含有抑菌剂的注射剂和眼用制剂，应建立适宜的检测方法对抑菌剂的含量进行控制。正文已明确列有抑菌剂检查的品种必须依法对产品中使用的抑菌剂进行该项检查，并应符合相应的限度规定。

供直接分装成注射用无菌粉末的原料药，应按照注射剂项下相应的要求进行检查，并应符合规定。

各类制剂，除另有规定外，均应符合各制剂通则项下有关的各项规定。

十八、含量测定项下规定的试验方法，用于测定原料药及制剂中有效成分的含量，一般可采用化学、仪器或生物测定方法。

十九、类别系按药品的主要作用与主要用途或学科的归属划分，不排除在临床实践的基础上作其他类别药物使用。

二十、制剂的规格，系指每一支、片或其他每一个单位制剂中含有主药的重量（或效价）或含量（%）或装量。注射液项下，如为"1mL：10mg"，系指 1mL 含有主药 10mg；对于列有处方或标有浓度的制剂，也可同时规定装量规格。

二十一、贮藏项下的规定，系为避免污染和降解而对药品贮存与保管的基本要求，以下列名词术语表：

遮光系指用不透光的容器包装，例如棕色容器或黑纸包裹的无色透明、半透明容器；
避光　　　　系指避免日光直射；
密闭　　　　系指将容器密闭，以防止尘土及异物进入；

密封　　　　　　　系指将容器密封以防止风化、吸潮、挥发或异物进入；
熔封或严封　　　　系指将容器熔封或用适宜的材料严封，以防止空气与水分的侵入并防止污染；
阴凉处　　　　　　系指不超过20℃；
凉暗处　　　　　　系指避光并不超过20℃；
冷处　　　　　　　系指2～10℃；
常温（室温）　　　系指10～30℃。

除另有规定外，贮藏项下未规定贮藏温度的一般系指常温。

二十二、制剂中使用的原料药和辅料，均应符合本版药典的规定；本版药典未收载者，必须制定符合药用要求的标准，并需经国务院药品监督管理部门批准。

同一原料药用于不同制剂（特别是给药途径不同的制剂）时，需根据临床用药要求制定相应的质量控制项目。

检验方法和限度

二十三、本版药典正文收载的所有品种，均应按规定的方法进行检验；采用本版药典规定的方法进行检验时，应对方法的适用性进行确认。如采用其他方法，应将该方法与规定的方法做比较试验，根据试验结果掌握使用，但在仲裁时仍以本版药典规定的方法为准。

二十四、本版药典中规定的各种纯度和限度数值以及制剂的重（装）量差异，系包括上限和下限两个数值本身及中间数值。规定的这些数值不论是百分数还是绝对数字，其最后一位数字都是有效位。

试验结果在运算过程中，可比规定的有效数字多保留一位数，而后根据有效数字的修约规则进舍至规定有效位。计算所得的最后数值或测定读数值均可按修约规则进舍至规定的有效位，取此数值与标准中规定的限度数值比较，以判断是否符合规定的限度。

二十五、原料药的含量（%），除另有注明者外，均按重量计。如规定上限为100%以上时，系指用本药典规定的分析方法测定时可能达到的数值，它为药典规定的限度或允许偏差，并非真实含有量；如未规定上限时，系指不超过101.0%。

制剂的含量限度范围，系根据主药含量的多少、测定方法误差、生产过程不可避免偏差和贮存期间可能产生降解的可接受程度而制定的，生产中应按标示量100%投料。如已知某一成分在生产或贮存期间含量会降低，生产时可适当增加投料量，以保证在有效期内含量能符合规定。

标准品与对照品

二十六、标准品与对照品系指用于鉴别、检查、含量或效价测定的标准物质。标准品系指用于生物检定或效价测定的标准物质，其特性量值一般按效价单位（或 μg）计，以国际标准物质进行标定；对照品系指采用理化方法进行鉴别、检查或含量测定时所用的标准物质，其特性量值一般按纯度（%）计。

标准品与对照品的建立或变更批号，应与国际标准物质或原批号标准品或对照品进行对比并经过协作标定，然后按照国家药品标准物质相应的工作程序进行技术审定，确认其质量能够满足既定用途后方可使用。

标准品与对照品均应附有使用说明书，一般应标明批号、特性量值、用途、使用方法、贮藏条件和装量等。

标准品与对照品均应按其标签或使用说明书所示的内容使用和贮藏。

计 量

二十七、试验用的计量仪器均应符合国务院质量技术监督部门的规定。

二十八、本版药典采用的计量单位

(1) 法定计量单位名称和单位符号如下：

长度　　米（m）分米（dm）厘米（cm）毫米（mm）微米（pm）纳米（nm）
体积　　升（L）毫升（mL）微升（M）
质（重）量　　千克（kg）克（g）毫克（mg）微克（μg）纳克（ng）皮克（pg）
物质的量　　摩尔（mol）毫摩尔（mmol）
压力　　兆帕（MPa）千帕（kPa）帕（Pa）
温度　　摄氏度（℃）
动力黏度　　帕秒（Pa·s）毫帕秒（mPa·s）
运动黏度　　平方米每秒（m^2/s）平方毫米每秒（mm^2/s）
波数　　厘米的倒数（cm^{-1}）
密度　　千克每立方米（kg/m^3）克每立方厘米（g/cm^3）
放射性活度　　吉贝可（GBq）兆贝可（MBq）千贝可（kBq）贝可（Bq）

(2) 本版药典使用的滴定液和试液的浓度，以 mol/L（摩尔/升）表示者，其浓度要求精密标定的滴定液用"XXX滴定液（YYY mol/L）"表示；作其他用途不需精密标定其浓度时，用"YYY mol/L XXX 溶液"表示，以示区别。

(3) 有关的温度描述，一般以下列名词术语表示：

水浴温度　　　　除另有规定外，均指 98～100℃
热水　　　　　　系指 70～80℃
微温或温水　　　系指 40～50℃
室温（常温）　　系指 10～30℃
冷水　　　　　　系指 2～10℃
冰浴　　　　　　系指约 0℃
放冷　　　　　　系指放冷至室温

(4) 符号"%"表示百分比，系指重量的比例；但溶液的百分比，除另有规定外，系指溶液 100mL 中含有溶质若干克；乙醇的百分比，系指在 20℃时容量的比例。此外，根据需要可采用下列符号：

%（g/g）　　　　表示溶液 100g 中含有溶质若干克；
%（mL/mL）　　　表示溶液 100mL 中含有溶质若干毫升；
%（mL/g）　　　　表示溶液 100g 中含有溶质若干毫升；
%（g/mL）　　　　表示溶液 100mL 中含有溶质若干克。

(5) 缩写"ppm"表示百万分比，系指重量或体积的比例。

(6) 缩写"ppb"表示十亿分比，系指重量或体积的比例。

(7) 液体的滴，系在 20℃时，以 1.0mL 水为 20 滴进行换算。

(8) 溶液后标示的"（1→10）"等符号，系指固体溶质 1.0g 或液体溶质 1.0mL 加溶剂使成 10mL 的溶液；未指明用何种溶剂时，均系指水溶液；两种或两种以上液体的混合物，名称间用半字线"-"隔开，其后括号内所示的"："符号，系指各液体混合时的体积（重量）比例。

（9）本版药典所用药筛，选用国家标准的 R40/3 系列，分等如下：

筛号筛孔内径（平均值）目号

筛号	筛孔内径（平均值）	目号
一号筛	2000μm±70μm	10目
二号筛	850μm±29μm	24目
三号筛	355μm±13μm	50目
四号筛	250μm±9.9μm	65目
五号筛	180μm±7.6μm	80目
六号筛	150μm±6.6μm	100目
七号筛	125μm±5.8μm	120目
八号筛	90μm±4.6μm	150目
九号筛	75μm±4.1μm	200目

粉末分等如下：

最粗粉	指能全部通过一号筛，但混有能通过三号筛不超过20%的粉末；
粗粉	指能全部通过二号筛，但混有能通过四号筛不超过40%的粉末；
中粉	指能全部通过四号筛，但混有能通过五号筛不超过60%的粉末；
细粉	指能全部通过五号筛，并含能通过六号筛不少于95%的粉末；
最细粉	指能全部通过六号筛，并含能通过七号筛不少于95%的粉末；
极细粉	指能全部通过八号筛，并含能通过九号筛不少于95%的粉末。

（10）乙醇未指明浓度时，均系指95%（mL/mL）的乙醇。

二十九、计算分子量以及换算因子等使用的原子量均按最新国际原子量表推荐的原子量。

精确度

三十、本版药典规定取样量的准确度和试验精密度。

（1）试验中供试品与试药等"称重"或"量取"的量，均以阿拉伯数码表示，其精确度可根据数值的有效数位来确定，如称取"0.1g"系指称取重量可为0.06～0.14g；称取"2g"，系指称取重量可为1.5～2.5g；称取"2.0g"，系指称取重量可为1.95～2.05g；称取"2.00g"，系指称取重量可为1.995～2.005g。

"精密称定"系指称取重量应准确至所取重量的千分之一；"称定"系指称取重量应准确至所取重量的百分之一；"精密量取"系指量取体积的准确度应符合国家标准中对该体积移液管的精确度要求；"量取"系指可用量筒或按照量取体积的有效数位选用量具。取用量为"约"若干时，系指取用量不得超过规定量的±10%。

（2）恒重，除另有规定外，系指供试品连续两次干燥或炽灼后称重的差异在0.3mg以下的重量；干燥至恒重的第二次及以后各次称重均应在规定条件下继续干燥1小时后进行；炽灼至恒重的第二次称重应在继续炽灼30分钟后进行。

（3）试验中规定"按干燥品（或无水物，或无溶剂）计算"时，除另有规定外，应取未经干燥（或未去水、或未去溶剂）的供试品进行试验，并将计算中的取用量按检查项下测得的干燥失重（或水分、或溶剂）扣除。

（4）试验中的"空白试验"，系指在不加供试品或以等量溶剂替代供试液的情况下，按同法操作所得的结果；含量测定中的"并将滴定的结果用空白试验校正"，系指按供试品所耗滴定液的量（mL）与空白试验中所耗滴定液量（mL）之差进行计算。

(5) 试验时的温度,未注明者,系指在室温下进行;温度高低对试验结果有显著影响者,除另有规定外,应以 25℃ ±2℃ 为准。

试药、试液、指示剂

三十一、试验用的试药,除另有规定外,均应根据通则试药项下的规定,选用不同等级并符合国家标准或国务院有关行政主管部门规定的试剂标准。试液、缓冲液、指示剂与指示液、滴定液等,均应符合通则的规定或按照通则的规定制备。

三十二、试验用水,除另有规定外,均系指纯化水。酸碱度检查所用的水,均系指新沸并放冷至室温的水。

三十三、酸碱性试验时,如未指明用何种指示剂,均系指石蕊试纸。

动物试验

三十四、动物试验所使用的动物应为健康动物,其管理应按国务院有关行政主管部门颁布的规定执行。

动物品系、年龄、性别、体重等应符合药品检定要求。

随着药品纯度的提高,凡是有准确的化学和物理方法或细胞学方法能取代动物试验进行药品质量检测的,应尽量采用,以减少动物试验。

说明书、包装与标签

三十五、药品说明书应符合《中华人民共和国药品管理法》及国务院药品监督管理部门对说明书的规定。

三十六、直接接触药品的包装材料和容器应符合国务院药品监督管理部门的有关规定,均应无毒、洁净,与内容药品应不发生化学反应,并不得影响内容药品的质量。

三十七、药品标签应符合《中华人民共和国药品管理法》及国务院药品监督管理部门对包装标签的规定,不同包装标签其内容应根据上述规定印制,并应尽可能多地包含药品信息。

三十八、麻醉药品、精神药品、医疗用毒性药品、放射性药品、外用药品和非处方药品的说明书和包装标签,必须印有规定的标识。

附录二 物料取样 SOP

一、目的

建立一个物料取样操作 SOP，使取到的样品更具代表性严格保证物料质量。

二、范围

适用于所有原、辅料。

三、职责

1. 库管员

及时填写请验通知单，协助取样员完成取样工作。

2.QC（QA）人员

严格按该 SOP 对物料进行取样。

四、内容

（一）有关定义

（1）取样系指从一批产品中，按取样规则抽取一定数量，并具有代表性的样品。

（2）样品系指为了检验药品的质量，从整批产品中采用足够检验用量的部分。

（二）取样前准备工作

（1）取样工具：不锈钢取样针、不锈钢取样勺、不锈钢刀或剪刀、采样器等，取样工具必须做到清洁、干燥。

（2）包装容器的准备：三角瓶、塑料袋。包装容器必须保持清洁干燥。

（3）取样工具和包装容器的洗涤：先用肥皂水洗刷，水冲洗干净后，再用蒸馏水冲洗三次后，干燥。

（4）注意使用和放置过程中防止受潮和异物混入。

（5）取样用各种原始记录：取样证、取样记录。

（三）取样条件

（1）初次取样由供应部用书面请验单提出申请取样。

（2）复试取样由检验员填写书面请验单申请取样，否则不予取样。复试取样应扩大取样面加倍取样。

（3）特殊情况取样时须经 QC 主管书面通知，否则不予取样。

（四）取样步骤

1. 取样件数的确定

（1）辅料按批取样：设每批件数为 n，当 $n \leqslant 3$ 时，每件取样；当 $3 < n \leqslant 300$ 时，取样件数为 $n+1$；当 $n > 300$ 时，取样件数为 $(n/2)+1$。

（2）原药材是从同批次药材包件中抽取检定用供试品。药材总包件在 100 件以下的，取样 5 件；100～1000 件，按 5% 取样。超过 1000 件，超过部分按 1% 取样，不足 5 件的逐件取样。贵重药材，不论包件多少均逐件取样。对破碎的、粉末状的或大小在 1cm 以下的药材，可以用采样器（探子）抽取供试品，每一包件至少在不同部位抽取 2～3 份供试品，包件少的抽取总量应不少于实验用量的 3 倍；包件多的，每一包件的取样量一般按下列规定：一般药材

100～500g；粉末状药材25g；贵重药材5～10g；个体大的药材，根据实际情况抽取代表性的供试品。如药材的个体较大时，可在包件不同部位（包件大的应从10cm以下的深处）分别抽取。

2. 具体操作

（1）麻袋、布袋、塑料袋包装物取样：按规定取样件数将堆放不同部位的包装袋，开启包装袋后，取上、中、下三个部位的样品放入干净的塑料布上。将所取样品混合均匀后（若药材个体较大可经一定处理后再混合），用四分法缩减样品到规定取样量时，装入容器内送检。

（2）易吸湿样品应及时取样，分装，送检。所取样品应密闭，以防吸潮。

（3）液体物料取样：

① 槽车、罐内取样：如有搅拌装置，应先开动搅拌装置，使样品搅拌均匀后再取样。如无搅拌装置时，应取上、中、下三部位样品，装入具塞瓶内，混合均匀后再送检。

② 玻璃瓶包装取样：大包装取样按取样件数开启瓶盖，用取样管搅拌均匀后，取中部样品放于瓶内，混合均匀后送检。小包装取样同固体瓶装和小袋包装物的取样。

③ 易挥发物应及时取样，送检，所取样品应密闭，以防样品挥发。

（五）取样结束后，取样人员将被取样包件封口并填写取样证贴于被取样包件上；填写取样记录并将样品存放与指定地点。

附件：××××药业有限公司原辅料取样记录

编号： 制定依据：

日期	样品名称	生产单位	编码	总件数	取样数	取样量	取样人	备注

第　页

附录三 中间品、半成品、成品取样标准操作 SOP

一、目的：建立中间品、半成品、成品取样标准操作程序，使取到的样品更具有代表性，确保取样标准化。

二、范围：所有中间品、半成品、成品（包括成品留样样品）。

三、责任：车间各工序长及时填写请验通知单。

经 QC 培训合格的授权取样员（一般为 QA 人员）：严格按取样标准操作程序取样。

四、操作步骤：

1. 取样前准备工作

1.1 QA 接到半成品（中间品）请验单后，做好取样准备，依据请验单的品名、批号、数量（中间品、半成品的质量和包件数）等计算取样件数，一般取样量为 100g。成品取样依据批包装指令中半成品饮片质量与每袋质量之差计算理论包件数，从而根据取样原则确定该批成品取样件数。

1.2 准备洁净的取样器、样品盛装容器和辅助工具（手套、取样袋、纸、笔）。

1.3 取样器：不锈钢剪刀或钢刀、不锈钢探子、不锈钢取样勺等。

1.4 样品盛装容器：塑料袋。

1.5 按取样原则抽取样品：设每批包件数为 n，当 $n \leqslant 3$ 时，每件取样；当 $3 < n \leqslant 300$ 时，取样件数为 $n+1$；当 $n > 300$ 时，取样件数为 $(n/2)+1$。

1.6 取样。

1.7 取样地点：中间品、半成品在车间中间站取样，成品在包装取样。

1.8 取样量：

1.8.1 半成品、中间品取样量为 100g（净度检查、水分检查、色泽与火候由 QA 现场检测，因检测过程在车间进行，从而避免污染，检测后的样品退回相关工序）。

1.8.2 成品取样量为 200g。

2 取样过程

2.1 QA 人员收到半成品（中间体）请验单后，携带取样工具到中间站取样，取样前核对状态标记，应为黄色待检标志，核对请验单内容与实物标记相符，核对品名、批号、包件数等，核对无误后方可取样。

2.2 将包件数一分为三，第一部分称"B"（开始），第二部分称"M"（中间），第三部分称"E"（末了），然后每个部分随机抽样。

2.3 用采样器自上而下插至容量上、中、下三个部位取样（不得少于 3 个取样点），将样品放在干净的自封袋中，依次抽取其他各件。要求每件取样量均等，等量对角翻动数次混匀。按取样量称取样品，置于取样袋（将多余的样品放回）标签上应填写品名、批号、取样人、取样日期等。

2.4 成品取样过程：QA 根据计算的取样件数和理论包件数确定在生产过程中每隔几件取样一次直至生产结束后，当样品混合均匀后将留样量称重后按相关要求包装形成留样包装单元，应包括单独的标签、合格证等内容。

2.5 取样结束后取样人员在请验单上签名，样品交于 QC 并监督其在请验单上填写收样人和收样日期，负责将请验单（车间联）退回车间。
2.6 取样员填写取样记录包括品名、批号、数量、取样量、取样人、取样日期等。
3 取样器具的清洗、储存
3.1 不锈钢器具的清洗：将其用适宜的毛刷沾洗涤剂反复刷洗，再用饮用水冲净泡沫，最后用纯水冲洗三遍。洗涤后的不锈钢器具一般自然干燥，急用时可将容器中的水倒净，放在 105～110℃电烘箱中烘干。
3.2 干燥后的洁具包好存放于专用柜或盒中保存。
4 QC 人员随机抽取 QA 抽取的取样量

附录四　××××药业有限公司成品检验报告书

编号：××××

名　　称		批　　号	
规　　格		批　　量	
包　　装		取样日期	
请验单位		报告日期	
标准依据		有效期至	

检验项目　　　　　标准规定　　　　检验结果

【性　　状】

【鉴　　别】

【检　　查】

【含量测定】

结论：

附录五 ××××药业有限公司药品检验记录管理规程

文件编号	药品检验记录管理规程	颁发部门
总页数		执行日期
编制者	审核者	批准者
编制日期	审核日期	批准日期

1 目的:建立药品检验操作、记录应遵守的规则,使 QC 实验室工作走上正规、统一的轨道。

2 范围:QC 化验室。

3 责任:QC 化验员。

4 内容:

4.1 QC 化验员应仔细检查请验单所填写样品的名称、批号(或流水号)、数量、规格是否相符。

4.2 仔细阅读、理解掌握所检验样品的检验标准。

4.3 样品检验操作程序:

4.3.1 【性状】仔细观察并记录药品外观性状是否符合规定,符合规定后进行下一步操作。

4.3.2 【鉴别】简述操作方法,必要时写出化学反应式,通过实验得出结论(呈正反应或负反应)。

4.3.3 【检查】简述操作方法,依法操作,根据标准要求的限度下结论(符合规定或不符合规定)。

4.3.4 【含量测定】简述操作方法,平行测定两份样品,计算其相对偏差应符合规定,再根据含量限度要求下结论(符合规定或不符合规定)。

4.3.5 记录内容包括品名、规格、批号(流水号)、数量、来源、检验依据、取样日期、报告日期、检验项目等。

4.3.6 实验所得的原始数据必须真实,直接记录在检验记录。分析数据与计算结果中的有效数位应符合"有效数字和数值的修订及其运算"中的规定。

4.4 检验结果复核和审核:

4.4.1 检验原始记录和检验报告,除检验人自查外,还必须经第二人进行复核。检验报告还必须交质监部主任或由其委托指定的人员进行审核。

4.4.2 复核人主要复核原始记录和检验报告的结果是否一致,双平行实验结果是否在允许误差范围内。压限和不合格指标是否已经复验、指标有否漏检、有否异常数据、判断结果是否准确等。

4.4.3 复核、审核接受后,复核人、审核人均应该在原始记录或检验报告上签字,并对复核和审核结果负全部责任。凡属计算错误等,应由复核者负责;凡属判断错误等,应由审核人负责。凡属原始数据错误等，由检验本人负责。

4.4.4 对原始记录和检验报告上查出的差错，由复核人、审核人提出，告知检验者本人，并由更正人签章。

4.4.5 检验报告经检验人、复核人、审核人三级签章，并由审核人加盖质量监督部章后，方可外报。

4.5 复验：

4.5.1 凡符合以下情况之一者，必须由检验人进行复验：

4.5.1.1 平行实验结果误差超过规定的允许范围内的；

4.5.1.2 检验结果指标压限或不合格的；

4.5.1.3 复核人或审核人提出有必要对某项指标进行复验的；

4.5.1.4 技术标准中有复验要求的；

4.5.1.5 原辅料超过储存期限的。

4.5.2 对抽样检验的品种，复验时应加大一倍取样数重新抽样检验。

4.5.3 如原样检验和复验结果不一致时，除技术标准中另有规定外，应查找原因，排除客观因素，使原检验人与复验人的结果在误差允许范围内，以二人（或多人）的平均值为最终结论。

4.5.4 对4.5.1.1条中平行试验结果的误差允许范围，规定如下：

4.5.4.1 直接容量法、中和法、碘量法、EDTA法、非水滴定法、相对偏差不得超过0.3%。

4.5.4.2 直接重量法相对偏差不得超过0.5%。

4.5.4.3 比色法、分光光度法、高效液相法，相对偏差不得超过1.5%。

4.6 检验报告单：

4.6.1 质监报告单内容：物料名称、规格、流水号或批号、数量、生产单位、取样日期、检验日期、检验依据、检验人、复核人、内容中包括检验结果、质监部主任签字，确定本批物料是否符合标准，写上报告日期。

4.6.2 检验报告书是对药品质量检验定论，判断明确、肯定，有依据。

4.6.3 检验报告单上必须有检验者、复核者、部门主任签字或签章以及质监部章方可有效。

4.6.4 检验报告书结果中有效数字与法定标准规定一致。

4.7 书写要求：字迹清晰，色调一致。

4.7.1 书写正确，对要改正的错误画一条直线，写上正确数字并盖章。

4.7.2 记录完整，无缺页损角。

附录六　××××药业有限公司检验原始记录、检验报告书管理规定 SOP

项目		颁发部门			
检验原始记录、检验报告书管理规定		接收部门			
		生效日期			
操作标准——质量		制定人		制定日期	
文件编号		审核人		审核日期	
文件页数	共2页	批准人		批准日期	
分发部门					

1　目的　明确检验原始记录的书写、检验报告单的填写及存档和保管的标准操作规程。
2　范围　适用于质监科化验室检验原始记录、检验报告书的管理。
3　责任　质检科有关人员。
4　内容
4.1　检验人员应按规定做好检验记录，根据检验结果出具检验报告单。
4.2　检验原始记录是检验人员对其检验工作的全面记载，是产品质量信息的主要来源，因此一定要保持它的正确性、严密性、全面性和可靠性。
4.3　检验记录要按规定内容逐项进行填写，记载检验过程的一切原始数据和现象，其中包括鉴别试验、测试数据及演算过程、结论意见、化验员签章、化验室负责人复核并签章。
4.4　检验报告单要以检验原始记录为依据，是决定物料、中间产品是否流入下道工序，成品是否出厂的依据。因此填写检验报告单时，检验依据必须明确，检验结论必须清楚，并有化验员签章、化验室负责人复核签章、质监科科长审查和部门签章。
4.5　检验记录、检验报告书必须按品种分类、以批号顺序装订，同时检验报告单还需编号，建立检验台账，并归档专人专柜保存。不得外借，内部查阅要登记并及时归还保管人。
4.6　成品检验报告书为一式3份、中间体为2份、物料为2份，分别交仓库或车间，另一份质监科存档，仓库、车间也要设专人保存检验报告。
4.7　检验原始记录、检验报告书须按批号保存三年或药品有效期后一年，方可销毁。
5　记录

记录名称	保存部门	保存时间
中间产品检验记录	质监科	三年
中间产品检验报告单	质监科	三年
检验原始记录	质监科	三年
检验报告单	质监科	三年
物料检验台账	质监科	三年
成品检验台账	质监科	三年

附录七 药典正文品种实例

一、布洛芬的质量标准

布洛芬

Buluofen

Ibuprofen

本品为 α-甲基-4-(2-甲基丙基)苯乙酸。按干燥品计算,含 $C_{13}H_{18}O_2$ 不得少于 98.5%。

【性状】本品为白色结晶性粉末;稍有特异臭。

本品在乙醇、丙酮、三氯甲烷或乙醚中易溶,在水中几乎不溶;在氢氧化钠或碳酸钠试液中易溶。

熔点 本品的熔点(通则 0612 第一法)为 74.5~77.5℃。

【鉴别】(1)取本品,加 0.4% 氢氧化钠溶液制成每 1mL 中约含 0.25mg 的溶液,照紫外-可见分光光度法(通则 0401)测定,在 265nm 与 273nm 的波长处有最大吸收,在 245mn 与 271nm 的波长处有最小吸收,在 259mn 的波长处有一肩峰。

(2)本品的红外光吸收图谱应与对照的图谱(光谱集 943 图)一致。

【检查】氯化物 取本品 1.0g,加水 50mL,振摇 5 分钟,滤过,取续滤液 25mL,依法检查(通则 0801),与标准氯化钠溶液 5.0mL 制成的对照液比较,不得更浓(0.010%)。

有关物质 取本品,用三氯甲烷制成每 1mL 中含 100mg 的溶液,作为供试品溶液;精密量取适量,用三氯甲烷定量稀释制成每 1mL 中含 1mg 的溶液,作为对照溶液。照薄层色谱法(通则 0502)试验,吸取上述两种溶液各 5μL,分别点于同一硅胶 G 薄层板上,以正己烷-乙酸乙酯-冰醋酸(15∶5∶1)为展开剂,展开,晾干,喷以 1% 高锰酸钾的稀硫酸溶液,在 120℃加热 20min,置紫外光灯(365mn)下检视。供试品溶液如显杂质斑点,与对照溶液的主斑点比较,不得更深。

干燥失重 取本品,以五氧化二磷为干燥剂,在 60℃减压干燥至恒重,减失重量不得过 0.5%(通则 0831)。

炽灼残渣 不得过 0.1%(通则 0841)。

重金属 取本品 1.0g,加乙醇 22mL 溶解后,加醋酸盐缓冲液(pH3.5)2mL 与水适量使成 25mL,依法检查(通则 0821 第一法),含重金属不得过百万分之十。

【含量测定】 取本品约 0.5g,精密称定,加中性乙醇(对酚酞指示液显中性)50mL 溶解后,加酚酞指示液 3 滴,用氢氧化钠滴定液(0.1mol/L)滴定。每 1mL 氢氧化钠滴定液(0.1mol/L)相当于 20.63mg 的 $C_{13}H_{18}O_2$。

【类别】 解热镇痛、非甾体抗炎药。

【贮藏】 密封保存。

【制剂】(1)布洛芬口服溶液;(2)布洛芬片;(3)布洛芬胶囊;(4)布洛芬混悬滴剂;(5)布洛芬缓释胶囊;(6)布洛芬糖浆。

二、布洛芬片的质量标准

布洛芬片

Buluofen　Pian

Ibuprofen　Tablets

本品含布洛芬（$C_{13}H_{18}O_2$）应为标示量的 95.0% ～ 105.0%。

【性状】 本品为糖衣片或薄膜衣片，除去包衣后显白色。

【鉴别】 （1）取本品的细粉适量，加 0.4% 氢氧化钠溶液溶解并稀释制成每 1mL 中约含布洛芬 0.25mg 的溶液，滤过，取续滤液，照布洛芬项下的鉴别（1）项试验，显相同的结果。

（2）取本品 5 片，研细，加丙酮 20mL 使布洛芬溶解，滤过，取滤液挥干，真空干燥后测定。本品的红外光吸收图谱应与对照的图谱（光谱集 943 图）一致。

（3）在含量测定项下记录的色谱图中，供试品溶液主峰的保留时间应与对照品溶液主峰的保留时间一致。

【检查】 溶出度 取本品，照溶出度与释放度测定法（通则 0931 第一法），以磷酸盐缓冲液（pH7.2）900mL 为溶出介质，转速为 100r/min，依法操作，经 30min 时，取溶液 10mL，滤过，精密量取续滤液适量，用溶出介质定量稀释制成每 1mL 中约含布洛芬 0.1mg 的溶液，作为供试品溶液；另取布洛芬对照品，精密称定，加甲醇适量溶解并用溶出介质定量稀释制成每 1mL 中约含 0.1mg 的溶液，作为对照品溶液。取上述两种溶液，照含量测定项下的方法测定，计算每片的溶出量。限度为标示量的 75%，应符合规定。

其他应符合片剂项下有关的各项规定（通则 0101）。

【含量测定】 照高效液相色谱法（通则 0512）测定。

色谱条件与系统适用性试验 用十八烷基硅烷键合硅胶为填充剂；以醋酸钠缓冲液（取醋酸钠 6.13g，加水 750mL 使溶解，用冰醋酸调节 pH 值至 2.5）- 乙腈（40：60）为流动相；检测波长为 263nm。理论板数按布洛芬峰计算不低于 2500。

测定法 取本品 20 片（糖衣片应除去包衣），精密称定，研细，精密称取适量（约相当于布洛芬 50mg），置 100mL 量瓶中，加甲醇适量，振摇使布洛芬溶解，用甲醇稀释至刻度，摇匀，滤过，取续滤液作为供试品溶液，精密量取 20μL 注入液相色谱仪，记录色谱图；另取布洛芬对照品 25mg，精密称定，置 50mL 量瓶中，加甲醇 2mL 使溶解，用甲醇稀释至刻度，摇匀，同法测定。按外标法以峰面积计算，即得。

【类别】 同布洛芬。

【规格】（1）0.1g （2）0.2g （3）0.4g

【贮藏】 密封保存。

参考文献

[1] 国家食品药品监督管理总局 执业药师资格认证中心．药学专业知识（一）．2016年7版．北京：中国医药科技出版社，2016．

[2] 国家药典委员会．中华人民共和国药典．2020年版二部．北京：中国医药科技出版社，2020．

[3] 国家药典委员会．中华人民共和国药典．2020年版四部．北京：中国医药科技出版社，2020．

[4] 中国药品生物制品检定所．2010年版中国药品检验标准操作规范和药品检验仪器操作规程．北京：中国医药科技出版社，2010．

[5] 杭太俊．药物分析．8版．北京：人民卫生出版社，2016．

[6] 王炳强，张正兢．药物分析．3版．北京：化学工业出版社，2016．

[7] 王金香．药物检测技术．2版．北京：人民卫生出版社，2013．

[8] 梁颖．药物检验技术．北京：化学工业出版社，2010．

[9] 宋粉云，傅强．药物分析．北京：科学出版社，2010．

[10] 霍燕兰．药物分析技术．北京：化学工业出版社，2006．